CB121274

# CANNABIS MEDICINAL

ANANDAMIDA
INSTITUTO

# CANNABIS MEDICINAL

## GUIA DE PRESCRIÇÃO

**Editores**
Victor Vilhena Barroso
Carlos José Zimmer Junior
Pedro da Costa Mello Neto

**Organizadores**
Adriano de Oliveira Carneiro
Carlos José Zimmer Junior
Fernando Edson Cerqueira Filho
Pedro da Costa Mello Neto
Renata Monteiro Dantas
Victor Vilhena Barroso

manole
editora

*Copyright* © Editora Manole Ltda., 2023 por meio de contrato com o Instituto Anandamida.

Produção editorial: Retroflexo Serviços Editoriais
Projeto gráfico: Departamento Editorial da Editora Manole
Diagramação: Elisabeth Miyuki Fucuda
Ilustrações: Luargraf Serviços Gráficos
Imagens da página 43: istock
Capa: Frederico Sartorello
Imagem da capa: istock

**CIP-BRASIL. CATALOGAÇÃO NA PUBLICAÇÃO**
**SINDICATO NACIONAL DOS EDITORES DE LIVROS, RJ**

C228
Cannabis medicinal : guia de prescrição / editores Victor Vilhena Barroso, Carlos José Zimmer Junior, Pedro da Costa Mello Neto ; organizadores Adriano de Oliveira Carneiro ... [et al.]. - 1. ed. - Santana de Parnaíba [SP] : Manole, 2023.

ISBN 9786555768213

1. Maconha - Uso terapêutico. I. Barroso, Victor Vilhena. II. Zimmer Junior, Carlos José. III. Mello Neto, Pedro da Costa. IV. Carneiro, Adriano de Oliveira.

CDD: 615.7827
22-81025 CDU: 615.322

Meri Gleice Rodrigues de Souza - Bibliotecária - CRB-7/6439

Todos os direitos reservados.
Nenhuma parte desta obra poderá ser reproduzida,
por qualquer processo, sem a permissão expressa dos editores.
É proibida a reprodução por fotocópia.

A Editora Manole é filiada à ABDR – Associação Brasileira de Direitos Reprográficos.

1ª edição – 2023

Editora Manole Ltda.
Alameda América, 876
Tamboré – Santana de Parnaíba – SP – Brasil
CEP: 06543-315
Fone: (11) 4196-6000
www.manole.com.br | https://atendimento.manole.com.br/

Impresso no Brasil
*Printed in Brazil*

# Editores

**Victor Vilhena Barroso**
Médico Especialista em Medicina de Família e Comunidade (AMB). Membro da International Cannabinoid Research Society (ICRS). Conselheiro do Instituto Anandamida. Professor da Universidade Federal de Sergipe (UFS).

**Carlos José Zimmer Junior**
Médico graduado pela Escola Latino-Americana de Medicina (ELAM). Médico de Família e Comunidade. Membro da International Cannabinoid Research Society (ICRS). Conselheiro do Instituto Anandamida.

**Pedro da Costa Mello Neto**
Médico Acupunturista, pós-graduado em Dor. Especialista em Neurociência Aplicada à Clínica pela Universidade Federal de Pernambuco (UFPE). Mestrando em Neurociência pelo Instituto do Cérebro da Universidade Federal do Rio Grande do Norte (UFRN). Diretor-Executivo do Instituto Anandamida.

# Organizadores

**Adriano de Oliveira Carneiro**
Médico de Família e Comunidade. Mestre em Saúde Global pela Universidade de Barcelona. Conselheiro do Instituto Anandamida.

**Carlos José Zimmer Junior**
Médico graduado pela Escola Latino-Americana de Medicina (ELAM). Médico de Família e Comunidade. Membro da International Cannabinoid Research Society (ICRS). Conselheiro do Instituto Anandamida.

**Fernando Edson Cerqueira Filho**
Médico graduado pela Escola Latino-Americana de Medicina (ELAM). Médico de Família e Comunidade. Mestre em Saúde da Família pela Fepecs/DF. Conselheiro do Instituto Anandamida.

**Pedro da Costa Mello Neto**
Médico Acupunturista, pós-graduado em Dor. Especialista em Neurociência Aplicada à Clínica pela Universidade Federal de Pernambuco (UFPE). Mestrando em Neurociência pelo Instituto do Cérebro da Universidade Federal do Rio Grande do Norte (UFRN). Diretor-Executivo do Instituto Anandamida.

**Renata Monteiro Dantas**
Farmacêutica pós-graduada em *Cannabis* Medicinal pela Unileya. Especialista em Ciências Psicodélicas pela Universidade Federal de São Paulo (Unifesp). Membro da Comissão de Práticas Integrativas e Complementares (CRF/SP). Vice-Diretora do Instituto Anandamida.

**Victor Vilhena Barroso**
Médico Especialista em Medicina de Família e Comunidade (AMB). Membro da International Cannabinoid Research Society (ICRS). Conselheiro do Instituto Anandamida. Professor da Universidade Federal de Sergipe (UFS).

A Medicina é uma área do conhecimento em constante evolução. Os protocolos de segurança devem ser seguidos, porém novas pesquisas e testes clínicos podem merecer análises e revisões, inclusive de regulação, normas técnicas e regras do órgão de classe, como códigos de ética, aplicáveis à matéria. Alterações em tratamentos medicamentosos ou decorrentes de procedimentos tornam-se necessárias e adequadas. Os leitores, profissionais da saúde que se sirvam desta obra como apoio ao conhecimento, são aconselhados a conferir as informações fornecidas pelo fabricante de cada medicamento a ser administrado, verificando as condições clínicas e de saúde do paciente, dose recomendada, o modo e a duração da administração, bem como as contraindicações e os efeitos adversos. Da mesma forma, são aconselhados a verificar também as informações fornecidas sobre a utilização de equipamentos médicos e/ou a interpretação de seus resultados em respectivos manuais do fabricante. É responsabilidade do médico, com base na sua experiência e na avaliação clínica do paciente e de suas condições de saúde e de eventuais comorbidades, determinar as dosagens e o melhor tratamento aplicável a cada situação. As linhas de pesquisa ou de argumentação do autor, assim como suas opiniões, não são necessariamente as da Editora.

Esta obra serve apenas de apoio complementar a estudantes e à prática médica, mas não substitui a avaliação clínica e de saúde de pacientes, sendo do leitor – estudante ou profissional da saúde – a responsabilidade pelo uso da obra como instrumento complementar à sua experiência e ao seu conhecimento próprio e individual.

Do mesmo modo, foram empregados todos os esforços para garantir a proteção dos direitos de autor envolvidos na obra, inclusive quanto às obras de terceiros e imagens e ilustrações aqui reproduzidas. Caso algum autor se sinta prejudicado, favor entrar em contato com a Editora.

Finalmente, cabe orientar o leitor que a citação de passagens desta obra com o objetivo de debate ou exemplificação ou ainda a reprodução de pequenos trechos desta obra para uso privado, sem intuito comercial e desde que não prejudique a normal exploração da obra, são, por um lado, permitidas pela Lei de Direitos Autorais, art. 46, incisos II e III. Por outro, a mesma Lei de Direitos Autorais, no art. 29, incisos I, VI e VII, proíbe a reprodução parcial ou integral desta obra, sem prévia autorização, para uso coletivo, bem como o compartilhamento indiscriminado de cópias não autorizadas, inclusive em grupos de grande audiência em redes sociais e aplicativos de mensagens instantâneas. Essa prática prejudica a normal exploração da obra pelo seu autor, ameaçando a edição técnica e universitária de livros científicos e didáticos e a produção de novas obras de qualquer autor.

# Autores

**Alessandro Gonçalves Campolina**

Médico e psicoterapeuta. Especialista em Geriatria pela Sociedade Brasileira de Geriatria e Gerontologia (SBGG) e em Nutrologia pela Associação Brasileira de Nutrologia (Abran). Certificação Internacional em Medicina Canabinoide pela *Green Flower*. Mestre em Ciências pela Universidade Federal de São Paulo (Unifesp). Doutor em Saúde Pública pela Universidade de São Paulo (USP). Pós-Doutor em Medicina Preventiva pela USP. Pesquisador e professor no Instituto do Câncer do Estado de São Paulo (FMUSP).

**Alexandre Sales Brito**

Médico Ginecologista e Obstetra. Título de Especialista em Ginecologia e Obstetrícia. Médico de Família e Comunidade.

**Ana G. Hounie**

Médica graduada pela Universidade Federal de Pernambuco (UFPE). Especialista em Psiquiatria (ABP). Doutorado e Pós-Doutorado pela Faculdade de Medicina da Universidade de São Paulo (FMUSP). Sócia fundadora da Associação Pan-Americana de Medicina Canabinoide. Representante do Brasil no Conselho Consultivo da APMC. Professora na Pós-Graduação de *Cannabis* Medicinal no Grupo Anima/Inspirali. Pesquisadora associada do Grupo de Pesquisa de *Cannabis* no Parkinson (GPeCaP) – UFRJ.

**Carlos José Zimmer Junior**

Médico graduado pela Escola Latino-Americana de Medicina (ELAM). Médico de Família e Comunidade. Membro da International Cannabinoid Research Society (ICRS). Conselheiro do Instituto Anandamida.

**Carolina Teixeira Nocetti**
Médica. Coordenadora Internacional da Academia Americana de Medicina Canabinoide.

**Claudio Marcos Queiroz**
Graduado em Ciências Biológicas – Modalidade Médica pela Universidade Federal de São Paulo (Unifesp). Mestre em Farmacologia e Doutor em Neurologia ambos pela Unifesp, com Pós-Doutorado na Universidade de Amsterdam (UvA, Holanda). Professor Associado do Instituto do Cérebro da Universidade Federal do Rio Grande do Norte (UFRN).

**Danielle Macêdo Gaspar**
Farmacêutica, Mestre e Doutora em Farmacologia. Professora Associada de Fisiologia da Faculdade de Medicina da Universidade Federal do Ceará (UFC).

**Dartiu Xavier da Silveira**
Médico Psiquiatra e Psicoterapeuta. Mestre e Doutor pelo Departamento de Psiquiatria da Universidade Federal de São Paulo (Unifesp). Professor Livre-Docente do Departamento de Psiquiatria da Unifesp. Coordenador-geral do Programa de Orientação e Assistência a Dependentes do Departamento de Psiquiatria da Unifesp (Proad). Especializado em Dependências Químicas pelo Centre Medical Marmottan, Paris.

**Eduardo Aliende Perin**
Psiquiatra e Mestrando pela Universidade Federal de São Paulo (Unifesp). Associado e Coordenador da Comissão Temática de Saúde Mental da Sociedade Brasileira de Estudos da *Cannabis* (SBEC). Membro da Associação Pan-Americana de Medicina Canabinoide (APMC).

**Fernanda K. M. S. Pinto**
Médica de Família e Comunidade pela Escola de Saúde Pública (ESP) de Florianópolis. Graduada em Medicina pela Universidade Federal de Goiás (UFG). Preceptora do R3 em Gestão do Programa de Residência em Medicina de Família e Comunidade da Secretaria Municipal de Saúde (PRMFC/SMS) de Florianópolis. Líder de *Guideline* e Treinamento PACK Adulto Brasil.

**Fernando Edson Cerqueira Filho**
Médico graduado pela Escola Latino-Americana de Medicina (ELAM). Médico de Família e Comunidade. Mestre em Saúde da Família pela Fepecs/DF. Conselheiro do Instituto Anandamida.

**Francisney P. Nascimento**
Doutor em Farmacologia pela Universidade Federal de Santa Catarina (UFSC). Pós-Doutorado em Neurofarmacologia pela McGill University, Canadá. Professor e Coordenador do Laboratório de *Cannabis* Medicinal e Ciência Psicodélica da Universidade Federal da Integração Latino-Americana (Unila).

**Gessica Destro**
Psicóloga Clínica. Pós-graduada em Terapia Cognitivo-Comportamental e Pós-graduada em Avaliação Psicológica. Mestranda em Biociência pela Universidade Federal da Integração Latino-Americana (Unila).

**Gustavo Vieira Dias**
Médico de Família e Comunidade. Docente de Medicina do Centro Universitário de João Pessoa (Unipê). Pós-graduado em Psicanálise e Medicina Tradicional Chinesa.

**Joel Porfirio Pinto**
Médico Psiquiatra. Preceptor da Universidade de Fortaleza e da Residência Médica do Hospital de Saúde Mental Professor Frota Pinto.

**Juan Carlos O. Moreno**
Graduando em Medicina e Mestrando em Biociência pela Universidade Federal da Integração Latino-Americana (Unila).

**Julio Antonio Mella Cobas**
Médico Especialista em Medicina de Família e Comunidade (Sociedade Brasileira de Medicina de Família e Comunidade – SBMFC). Pesquisador do Departamento de Psiquiatria da Universidade Federal de São Paulo (Unifesp).

**Katy Lísias Gondim Dias de Albuquerque**
Graduada em Farmácia. Doutora em Farmacologia de Produtos Naturais e Sintéticos Bioativos. Professora Associada do Departamento de Fisiologia e

Patologia da Universidade Federal da Paraíba (UFPB). Membro da Sociedade Brasileira de Estudos da *Cannabis* (SBEC). Fundadora do Grupo de Pesquisa e Extensão em *Cannabis* Medicinal da UFPB (Pexcannabis).

**Luiz Marcelo Chiarotto Pierro**
Médico Especialista em Clínica Médica pelo Hospital Brigadeiro. Especialista em Hematologia e Hemoterapia pela Faculdade de Medicina do ABC. Mestre em Gestão em Sistema de Saúde da Universidade de Georgetown, EUA. Docente do curso de Medicina da Universidade Nove de Julho. Coordenador Médico da Hematologia e Hemoterapia no Hospital Municipal Dr. Radamés Nardini.

**Marcio Wellington**
Médico Psiquiatra Geral, Forense e Acupunturista do Serviço de Interconsulta no Hospital da Beneficência Portuguesa de São Paulo, Centro de Atenção Psicossocial (CAPS) Álcool e Drogas Campo Limpo, Instituto Israelita de Responsabilidade Social/Programa de Apoio ao Desenvolvimento Institucional do Sistema Único de Saúde (Proadi). Pós-graduado em *Cannabis* Medicinal pela Inspirali e em Gestão em Saúde pelo Instituto Israelita de Ensino e Pesquisa Albert Einstein.

**Marcos Filipe Rodrigues Bosquiero**
Médico de Família e Comunidade. Terapeuta Familiar Sistêmico. Especialista em *Cannabis* Medicinal pelo grupo Anima/Inspirali. Professor da Faculdade de Ciências Médicas da Paraíba, Afya.

**Marília Gomes**
Médica graduada pelo Centro Universitário de João Pessoa (Unipê). Pós-graduanda em Artepsicoterapia e Terapia Familiar com Intervenções Sistêmicas.

**Paulo Cesar Trevisol Bittencourt**
Neurologista e Professor do curso de Medicina da Universidade Federal de Santa Catarina (UFSC).**Paulo Rogério Morais**
Doutor em Psiquiatria e Psicologia Médica. Professor do Departamento de Psicologia e do Programa de Pós-Graduação da Universidade Federal de Rondônia (UNIR).

**Pedro Antonio Pierro Neto**

Médico, Neurocirurgião Funcional. Especialista em Dor, Transtornos de Movimentos, Epilepsia e Doenças Psiquiátricas Tratadas cirurgicamente. Membro da Sociedade Brasileira de Neurocirurgia (SBN) e da Sociedade Brasileira para Estudo de Dor (SBED).

**Pedro da Costa Mello Neto**

Médico Acupunturista, pós-graduado em Dor. Especialista em Neurociência Aplicada à Clínica pela Universidade Federal de Pernambuco (UFPE). Mestrando em Neurociência pelo Instituto do Cérebro da Universidade Federal do Rio Grande do Norte (UFRN). Diretor-Executivo do Instituto Anandamida.

**Renata Monteiro Dantas**

Farmacêutica pós-graduada em *Cannabis* Medicinal pela Unileya. Especialista em Ciências Psicodélicas pela Universidade Federal de São Paulo (Unifesp). Membro da Comissão de Práticas Integrativas e Complementares (CRF/SP). Vice-Diretora do Instituto Anandamida.

**Ricardo Ferreira de Oliveira e Silva**

Médico com área de atuação em Cirurgia da Coluna Vertebral e Manejo da Dor. MBA Executivo em Gestão de Saúde. Mestre em Clínica Cirúrgica pela Universidade Federal do Rio de Janeiro (UFRJ).

**Rodrigo Macedo Pacheco**

Médico de Família e Comunidade. Mestre em Saúde Pública pela Escola Nacional de Saúde Pública Sérgio Arouca (ENSP).

**Ronaldo Zonta**

Médico de Família e Comunidade pelo Serviço de Saúde Comunitária do Grupo Hospitalar Conceição (SSC/GHC) em Porto Alegre. Graduado em Medicina pela Universidade Federal de Santa Catarina (UFSC). Preceptor do R3 em Gestão do Programa de Residência em Medicina de Família e Comunidade da Secretaria Municipal de Saúde (PRMFC/SMS) de Florianópolis. Chefe do Departamento de Gestão da Clínica da SMS de Florianópolis. Líder de *Guideline* e Treinamento PACK Adulto Brasil. Pesquisador do Projeto ImPrEP Brasil.

**Sérgio Arthuro Mota Rolim**
Médico. Mestre e Doutor em Neurociências. Pós-doutorando no Instituto do Cérebro e no Hospital Universitário Onofre Lopes – Universidade Federal do Rio Grande do Norte (UFRN).

**Victor Vilhena Barroso**
Médico Especialista em Medicina de Família e Comunidade (AMB). Membro da International Cannabinoid Research Society (ICRS). Conselheiro do Instituto Anandamida. Professor da Universidade Federal de Sergipe (UFS).

**Vinicius de D. S. Barbosa**
Médico Psiquiatra com *Fellow* em Pedopsiquiatria com ênfase em Autismo e Esquizofrenias Precoces no Pole de Psychiatrie Infanto-Juvenile de Ville-Evrard, Aubervilliers, Paris, França. Coordenador do Núcleo de *Cannabis* Medicinal do Hospital Sírio-Libanês.

**Wilson da Silva Lessa Júnior**
Médico Psiquiatra Geral e Forense. Professor do Curso de Medicina da Universidade Federal da Paraíba (UFPB). Membro da Society of Cannabis Clinicians. Membro da International Cannabinoids Research Society. Membro da Associação Pan-Americana de Medicina Canabinoide (APMC).

# Sumário

# Considerações iniciais

Segundo a legislação atual, a *Cannabis* medicinal não é considerada tratamento de eleição para qualquer indicação, embora um número crescente de publicações demonstre a importância da planta como alternativa terapêutica promissora em inúmeras aplicações. O principal objetivo deste guia é organizar o conhecimento científico que ampara a tomada de decisão no processo terapêutico, fornecendo orientações sobre o potencial medicinal da *Cannabis sativa* L. Para tanto, o Instituto Anandamida consultou importantes bancos de dados, além de reunir informações dos principais manuais, diretrizes, protocolos e guias internacionais sobre o assunto. A qualidade das evidências e a força das recomendações disponíveis são variadas, o que torna imprescindível a realização de mais estudos sobre o tema.

Nos termos do inciso II dos Princípios Fundamentais do Código de Ética Médica, o alvo de toda a atenção do médico é a saúde do ser humano, em benefício da qual deverá agir com o máximo de zelo e o melhor de sua capacidade profissional. Pacientes com doenças graves, nos quais os fármacos disponíveis produzem efeitos colaterais sérios e pouca ou nenhuma resposta terapêutica, poderiam ser beneficiados com o uso dos fitocanabinoides. Os médicos devem, portanto, exercer seu julgamento clínico para determinar se essa opção poderá trazer vantagens aos seus pacientes.

Todos os dias novos produtos de *Cannabis* chegam às farmácias aprovados pela Agência Nacional de Vigilância Sanitária (Anvisa), e dessa forma profissionais médicos podem ser requeridos por seus pacientes a prescrevê-los. A Anvisa é o órgão responsável pela aprovação de produtos e serviços relacionados ao uso medicinal da *Cannabis*. Nesse sentido, a Resolução de Diretoria Colegiada (RDC) n. 327/2019 autoriza a venda de produtos de *Cannabis* nas farmácias e drogarias brasileiras, dispondo sobre os requisitos de prescrição, dispensação, monitoramento e fiscalização, e também sobre os procedimentos necessários para que empresas possam importar, fabricar e comercializar esses produtos. Por sua vez, a RDC n. 660/2022 define os critérios para que os pacientes possam importar produtos derivados de *Cannabis* regularizados em outros países, mediante receita médica e autorização de importação.

A flexibilização regulatória tem acontecido globalmente, o que demonstra a consolidação da indústria da *Cannabis* no mundo. O Projeto de Lei n. 399/2015 tem o objetivo de viabilizar um novo marco regulatório da *Cannabis* no país, regulamentando diversos produtos e atividades não contemplados atualmente. Também se pretende autorizar seu cultivo em território nacional, no intuito de suprir a demanda de matéria-prima para indústrias emergentes, assim como regulamentar a atividade de associações de pacientes.

As informações contidas neste guia não devem ser interpretadas como um endosso ao uso de produtos derivados de *Cannabis* sem indicação terapêutica. A *Cannabis sativa* pode causar efeitos colaterais e interações medicamentosas aos pacientes caso não seja utilizada corretamente, por isso é indispensável o acompanhamento profissional contínuo e qualificado.

**Instituto Anandamida**

# Apresentação

## Por que um guia terapêutico de *Cannabis* medicinal?

Os debates públicos relacionados à *Cannabis* vêm aumentando exponencialmente nos últimos anos em todo o mundo. Em um fenômeno considerado "disruptivo", têm levado muitos países – principalmente os economicamente desenvolvidos – a superarem o preconceito e o proibicionismo e modernizarem suas legislações, regulamentando os diversos usos da planta, com consequentes benefícios às suas populações e economias locais.

A produção científica nesse campo exige um esforço singular, decorrente das barreiras legais que limitam o avanço da pesquisa e da inovação. Ainda assim, é crescente o número de evidências que sugerem benefícios no uso da *Cannabis sativa* L. e seus derivados em um amplo conjunto de condições, despertando o interesse não somente da comunidade científica mas da população em geral. É comum o relato de médicos que se deparam com questionamentos de pacientes acerca das vantagens e riscos do uso dos derivados da planta, à procura de alívio para seus males e de melhora em suas vidas, resultando em uma crescente demanda de qualificação na área.

A necessidade de um material que sirva de base para as tomadas de decisões conjuntas entre profissionais e pacientes torna-se imperativa diante desse cenário. Como resultado, tem-se em mãos – ou na tela de um dispositivo eletrônico – este material inovador, que integra amplo conhecimento teórico com experimentada prática clínica de profissionais dedicados ao tema, facilitando o acesso ao que se projeta uma nova fronteira da medicina.

## Panorama atual

Há décadas, coletivos, governos, organismos internacionais e personalidades sinalizam preocupação com o modelo de desenvolvimento da sociedade contemporânea e com os impactos da atual crise ambiental. Iniciativas como a *Agenda 2030* da Organização das Nações Unidas, a busca por uma transição energética que substitua os combustíveis fósseis por energia limpa, as pesquisas biológicas no intuito de superar os agrotóxicos e a promoção de questões referentes à igualdade social, racial e de gênero são exemplos de ações e medidas que buscam mitigar os impactos destes processos e tornar a condição de nossa espécie e nosso habitat mais equânimes.

A crescente aceitação social da *Cannabis sativa*, uma planta polivalente, portadora de ampla variedade genética, com potencial para oferecer milhares de novos princípios ativos e produtos sustentáveis, emerge em meio aos desafios contemporâneos com a perspectiva de impulsionar um avançado modelo de mercado, capaz de proporcionar desenvolvimento social e econômico sem agredir o meio ambiente e de promover saúde e bem-estar, alinhado a uma agenda de políticas públicas comprometidas com a redução das desigualdades, o consumo responsável, a reparação histórica das comunidades afetadas pela guerra às drogas e a justiça social.

Diante deste contexto, com a crescente relevância da *Cannabis* na área da saúde, vale ressaltar: (i) a importância de construir uma capacidade sustentável para pesquisa relacionada à planta no Brasil; (ii) ampliar o acesso aos produtos com qualidade; (iii) expandir e fortalecer os canais de informação e educação para a população; (iv) incluir o tema na grade curricular dos cursos da área de saúde; (v) pensar um modelo de regulamentação que tenha em seu centro o benefício aos pacientes e um potencial de produção com capacidade para diversificar a matriz econômica, em sintonia com uma agenda de desenvolvimento nacional, que priorize a necessária consciência social, ecológica e ambiental que requer o nosso tempo.

## Visão geral do guia

Este guia, pioneiro do gênero no Brasil, foi organizado de modo a permitir que médicos tenham acesso às informações atualizadas e concisas sobre a terapêutica canabinoide, facilitando sua aplicação na prática clínica diária.

O guia, ademais, oferece informações essenciais para que outros profissionais de saúde, estudantes, pesquisadores e tomadores de decisões, possam embasar teoricamente suas atividades.

A obra foi dividida em três partes. A primeira discorre sobre o sistema endocanabinoide, dividida em dois capítulos, que demonstram sua importância e seu envolvimento em funções fisiológicas normais e da homeostase corporal, evidenciando que a ruptura desse equilíbrio está relacionada a uma série de processos patológicos que podem ser modulados pelos endocanabinoides e pelos canabinoides exógenos.

A segunda parte, com dois capítulos, analisa os aspectos farmacológicos da *Cannabis sativa* L., ressaltando suas propriedades terapêuticas e aplicações, vias de administração e posologias, além dos efeitos adversos, interações medicamentosas e contraindicações. Esses capítulos oferecem as ferramentas básicas para a compreensão dos aspectos relacionados à planta, e como ela pode influir nos processos fisiopatológicos do nosso organismo. A terceira e última parte, composta por 20 capítulos, é dedicada à terapêutica e aborda os problemas de saúde mais prevalentes na prática clínica canabinoide. Os conteúdos referentes à fisiopatologia dos agravos explicam concisamente os mecanismos e não têm o propósito de substituir os livros-texto de medicina.

O livro, além de servir como referência para a tomada de decisão do médico, pode ser usado em cursos de graduação, pós-graduação e educação continuada na área da saúde, com o objetivo de introduzir o tema em suas grades curriculares. Pode ser empregado também como material de consulta para grupos de discussão e como material auxiliar na pesquisa.

Apesar das constantes transformações da medicina, da incorporação de tecnologias e metodologias e do fenômeno da super especialização, muitos desafios ainda permeiam o horizonte deste campo, como o limitado espectro de substâncias e compostos, que parte da academia e da indústria farmacêutica tem buscado amenizar com crescentes investimentos na área dos imunobiológicos e da *Cannabis*. A terapêutica canabinoide ressurge como uma oportunidade de resgatar valores de atenção e cuidado em uma abordagem individualizada e longitudinal, desafiando os profissionais da saúde e fortalecendo a relação médico-paciente.

Esperamos que esta publicação da Editora Manole em parceria com o Instituto Anandamida ofereça os fundamentos necessários para guiar médicos, profissionais de saúde e estudantes nesta nova alameda que se abre nas ciências da saúde e que as informações aqui contidas, as reflexões apresentadas e as ações propostas possam auxiliar nas discussões, contribuindo assim para o objetivo final da ciência, que é impactar vidas humanas, oferecendo melhor qualidade de vida e dignidade a nossos pacientes.

**Adriano de Oliveira Carneiro**
Instituto Anandamida

# Prefácio

A *Cannabis* foi uma das primeiras plantas a serem domesticadas após o final da última glaciação. Há indícios de que começou a ser selecionada e cultivada com diferentes propósitos há cerca de 12 mil anos, com provável uso terapêutico há pelo menos 4 mil anos. A despeito das múltiplas indicações da planta e de seus constituintes nas farmacopeias mais antigas da Ásia, o século XX foi marcado pela perseguição a seus usuários, estudiosos e prescritores, resultando em imenso prejuízo social, lastimável atraso científico e quase completa interdição do debate sobre a *Cannabis* no âmbito da medicina ocidental.

Felizmente, no século XXI essa situação anômala vem sendo revertida, na medida em que a *Cannabis* e seus derivados regressam à farmacopeia planetária pela porta da frente da ciência médica. Os avanços na pesquisa básica, pré-clínica e clínica, iniciados já nos anos 1960 e grandemente aprofundados pela biologia molecular a partir dos anos 1990, resultaram na descoberta do sistema endocanabinoide e de seu papel central na regulação homeostática da inflamação, do sono, do apetite e da dor, entre outros processos fisiológicos essenciais.

Tamanha revolução conceitual explica por que países como Israel, Uruguai, Canadá, Estados Unidos e Alemanha hoje adotam amplamente o uso medicinal da *Cannabis* e de seus derivados, corrigindo um equívoco histórico que perdurou por quase um século e criando uma pujante indústria farmacêutica centrada nos canabinoides, terpenos e flavonoides da *Cannabis*.

No Brasil, apesar da persistência de preconceitos e de certa recusa ao conhecimento por parte de alguns profissionais da saúde, tem crescido vigorosamente o interesse público pelo assunto, em paralelo com a multiplicação de médicos prescritores e de associações de pacientes para a produção de medicamentos a baixo custo. Existe hoje uma grande demanda por profissionais da saúde capacitados a orientar uma terapêutica à base de *Cannabis*. É com o propósito de subsidiar e qualificar tais profissionais que se publica este valiosíssimo guia terapêutico de *Cannabis* medicinal, solidamente firmado na prática clínica e na revisão atualizada da literatura.

Bom proveito!

**Sidarta Ribeiro**
Professor Titular de Neurociências e Vice-Diretor do Instituto do Cérebro da Universidade Federal do Rio Grande do Norte (UFRN). Doutor em Comportamento Animal pela Universidade de Rockefeller com Pós-Doutorado em Neurofisiologia pela Universidade de Duke. Conselheiro Consultivo do Instituto Anandamida.

# Agradecimentos

Pioneiro em estudos sobre a maconha medicinal no Brasil, o médico e pesquisador Elisaldo Carlini (*in memoriam*) tornou-se referência mundial nos saberes sobre o potencial terapêutico da cânabis. Fundador do Centro Brasileiro de Informações sobre Drogas Psicotrópicas (Cebrid), dedicou-se por mais de cinco décadas aos estudos de substâncias que atuam sobre o sistema nervoso central. Seu pioneirismo influenciou gerações de cientistas e contribuiu para o avanço no conhecimento das propriedades medicinais da *Cannabis sativa* L. Subscrevemos a reivindicação de que o Projeto de Lei n. 399/2015 tenha o nome de *Lei Elisaldo Carlini*, prestando a devida homenagem ao maior especialista no uso medicinal e científico da cânabis no Brasil.

Marcante liderança religiosa, Antonio Luiz Marchioni (*in memoriam*), conhecido como Padre Ticão, pároco da Paróquia da São Francisco de Assis de Ermelino Matarazzo, foi uma liderança social com forte atuação nos movimentos por moradia. Nos últimos anos assumiu a defesa pelo uso medicinal da cânabis e, em parceria com a Unifesp, na presença do Cebrid, levou o curso sobre *Cannabis* medicinal para os salões da Paróquia São Francisco. O Padre Ticão lutou para democratizar o acesso à terapêutica canabinoide com a coragem e a determinação com as quais abraçava suas causas.

Legados como o do Professor Carlini e o do Padre Ticão abrem caminhos para que obras como esta possam se tornar realidade e contribuir para a conscientização sobre o uso medicinal da maconha. A ciência e a fé, unidas a serviço da vida, podem romper paradigmas e nos levar a enfrentar grandes desafios em busca da saúde como direito fundamental.

**Victor Vilhena Barroso**
Instituto Anandamida

# Siglas e abreviações

2AG: 2-araquidonoilglicerol
5-HT1A: Receptor 5-hidroxitriptamina 1A
ABHD: Alfa-beta hidrolase
AEA: N-araquidonoiletanolamina (anandamida)
AMP cíclico: Monofosfato cíclico de adenosina
ApoE 4: Apolipoproteína E 4
APS: Atenção primária à saúde
CB1: Receptor canabinoide tipo 1
CB2: Receptor canabinoide tipo 2
CBC: Canabicromeno
CBCA: Ácido canabicromênico
CBD: Canabidiol
CBDA: Ácido canabidiólico
CBDV: Canabidivarina
CBE: Canabielsoína
CBG: Canabigerol
CBGA: Ácido canabigerólico
CBGV: Canabigerivarina
CBGVA: Ácido canabigerivarínico
CBL: Canabiciclol
CBN: Canabinol
CBND: Canabinodiol
CBT: Canabitriol
CNR1: Receptor canabinoide tipo 1
CNR2: Receptor canabinoide tipo 2

COX: Cicloxigenase
CRH: Hormônio liberador de corticotrofina
CYP: Citocromo P
DA: Doença de Alzheimer
DAGL: Diacilglicerol lipase
DH: Doença de Huntington
DP: Doença de Parkinson
eCB: Endocanabinoide
EEG: Eletroencefalograma
EM: Esclerose múltipla
FAAH: Hidrolase amido de ácido graxo
GABA: Ácido gama-aminobutírico
GPR: Receptor acoplado à proteína G
HHA: Hipotálamo-hipófise-adrenal
ISRS: Inibidores seletivos da recaptação da serotonina
lysoPI: 2-araquidonoil-lisofosfolipídeo
MAGL: Monoacilglicerol lipase
NAPE: N-araquidonoil-fosfatidiletanolamina
NAPE-PLD: N-araquidonoil-fosfatidiletanolamina-fosfolipase D
NMDA: N-metil-D-aspartato
PKA: Proteína quinase do tipo A
PPAR: Receptores ativados por proliferador de peroxissoma
SEC: Sistema endocanabinoide
SN: Sistema nervoso
SNC: Sistema nervoso central
ST: Síndrome de Tourette
TDAH: Transtorno do déficit de atenção e hiperatividade
TEA: Transtorno do espectro do autismo
TEPT: Transtorno de estresse pós-traumático
TGO: Transaminase oxalacética
TGP: Transaminase pirúvica
THC: Tetra-hidrocanabinol
THCA: Ácido tetra-hidrocanabinólico
THCV: Tetra-hidrocanabivarina
THCVA: Ácido tetra-hidrocanabivarínico
TRM: Trauma raquimedular
TRPV1: Receptor de potencial transitório vaniloide tipo 1

# Parte I

# O sistema endocanabinoide

# 1

# A importância do sistema endocanabinoide

Paulo Rogério Morais

## A descoberta do sistema endocanabinoide

O cânhamo (*Cannabis sativa*) é uma planta usada pelos seres humanos para os mais diversos fins desde períodos bastante remotos da história. Descrições das propriedades terapêuticas de preparações obtidas a partir de diferentes partes da planta estão presentes em textos anteriores ao início da era comum, e essas preparações foram largamente empregadas como recurso médico até o início do século XX, quando os riscos associados ao uso da cânabis como substância psicoativa foram superestimados e a perseguição promovida contra grupos sociais que usavam a planta para fins religiosos, estéticos ou hedônicos também promoveu a criminalização do uso medicinal da cânabis e de seus derivados. Além de criminalizar o acesso a um recurso terapêutico milenar, as restrições legais impostas à planta durante o século passado também impactaram negativamente o progresso da compreensão científica acerca dos mecanismos de ação das substâncias sintetizadas pela cânabis e de seus efeitos sobre o organismo humano.

Os primeiros fitocanabinoides foram isolados no final do século XIX, e as estruturas químicas de alguns já haviam sido elucidadas ainda na primeira metade do século XX. Os resultados acerca da participação desses compostos na mediação química dos efeitos psicoativos da cânabis ainda eram inconclusivos, e as progressivas restrições legais impostas à *Cannabis sativa* L. durante quase todo o século XX resultaram em uma cruzada moral marcada pela geração de conhecimentos científicos e educação médica influenciados negativamente por esse ambiente.[1-3]

Ironicamente, parece que a expansão do uso voluntário da maconha e do haxixe como drogas recreativas por jovens adultos de países ocidentais, marcadamente no período pós-Segunda Guerra, foi o grande motivador para o expressivo aumento no número de pesquisas sobre a farmacologia dos canabinoides durante as décadas de 1960 e 1970 (período em que também se deram o processo de internacionalização da proibição da *Cannabis* e a instituição das políticas de "guerra às drogas") e do retorno da cânabis ao rol das alternativas terapêuticas.[1,4]

Mesmo com as limitações e constrangimentos impostos pelo ambiente proibicionista, a curiosidade, o rigor metodológico e a ousadia acadêmica de alguns pesquisadores foram cruciais para que uma série de avanços científicos pudesse levar à descoberta dos componentes moleculares, celulares e enzimáticos do sistema endocanabinoide – um complexo sistema orgânico, implicado na sinalização química de funções vitais e que era completamente ignorado pelas ciências biomédicas até poucas décadas atrás.[2,4]

No início do século XXI, o sistema endocanabinoide foi definido como o sistema orgânico formado por duas proteínas de membrana celular particularmente sensíveis à ação da principal molécula psicoativa da cânabis (os receptores canabinoides tipos 1 e 2 – CB1 e CB2), pelos dois principais ligantes endógenos que atuam sobre os receptores canabinoides (a anandamida [AEA] e o 2-araquidonoilglicerol [2-AG]) e pelas enzimas responsáveis pela síntese e degradação da AEA e do 2-AG.[5]

A partir de uma amostra de haxixe doada pela polícia israelense, os professores Raphael Mechoulam e Yechiel Gaoni conseguiram extrair o delta-9-tetra-hidrocanabinol (delta-9-THC) na forma pura e descrever sua estrutura molecular em 1964.[1,2] A identificação da principal substância responsável pelos efeitos psicotrópicos da cânabis possibilitou a síntese desse composto para uso em estudos controlados e estimulou o desenvolvimento de uma série de moléculas sintéticas semelhantes aos fitocanabinoides que passaram a ser usadas nas pesquisas básicas e clínicas.[6,7]

Na primeira metade da década de 1970, pesquisas que investigaram os mecanismos de ação do THC e outras moléculas sintéticas semelhantes apontaram a existência da interação droga-receptor. Cerca de uma década depois, a introdução de técnicas radiológicas no campo da farmacologia possibilitou que o grupo coordenado pela fisiologista Allin Howlett apresentasse evidências da alta afinidade de um agonista canabinoide sintético por sítios específicos de membranas celulares do tecido cerebral de camundongos usando ligantes com marcação radioativa. A confirmação da existência de receptores seletivos para os canabinoides ocorreu em 1990, com a clonagem do receptor CB1, e a posterior identificação e clonagem de um segundo receptor também acoplado à proteína G e seletivo para canabinoides, o CB2.[1,7]

De maneira semelhante ao que havia acontecido anos antes, quando a localização de receptores opioides motivou a busca e descoberta dos opioides endógenos, a identificação de receptores seletivos ao THC indicou a necessidade de estudos para verificar se o organismo de mamíferos era capaz de sintetizar alguma molécula que tivesse afinidade pelos receptores recém-identificados e que atuasse como agonista endógeno dos receptores canabinoides. No início da década de 1990, a cooperação entre Willian Devane (que participou dos estudos que levaram à identificação dos receptores canabinoides em mamíferos) e Raphael Mechoulam (um dos responsáveis pela elucidação da estrutura molecular do THC) possibilitou a identificação do primeiro endocanabinoide, a anandamida – um neologismo criado por Mechoulam e Devane para contemplar tanto aspectos da experiência subjetiva comumente associados ao uso da cânabis por humanos ("ananda", palavra que significa bem-aventurança em sânscrito) como a natureza química da substância (amida) no apelido dado à molécula N-araquidonoiletanolamina, de onde vem a sigla usada para a anandamida (AEA).[8]

Além dos receptores canabinoides acoplados à proteína G (CB1 e CB2, principais alvos moleculares do THC), existem canais iônicos dependentes de ligantes (p. ex., o receptor de potencial transitório vaniloide tipo 1 – TRPV1) e receptores nucleares intracelulares (da família dos receptores ativados por proliferador de peroxissoma – PPAR) que também são sensíveis a ação dos canabinoides.[9] A AEA e o 2-AG (segunda molécula claramente identificada como endocanabinoide) são os ligantes endógenos mais bem descritos do sistema endocanabinoide e apresentam especificidades metabólicas, de afinidade com os receptores CB1 e CB2, na modulação de funções biológicas, podendo agir em outros alvos celulares.[10,11] As principais enzimas que atuam na biossíntese e degradação da AEA (N-araquidonoil-fosfatidiletanolamina [NAPE] e hidrolase amido de ácido graxo [FAAH], respectivamente) e do 2-AG (enzima diacilglicerol lipase [DAGL] e monoacilglicerol lipase [MAGL], respectivamente) foram identificadas no final da década de 1990 e são apontadas como possíveis alvos de intervenções farmacoterapêuticas focadas no sistema endocanabinoide, particularmente em transtornos psiquiátricos relacionados.[11]

Em menos de seis décadas, pesquisas que investigaram o envolvimento do sistema endocanabinoide em funções fisiológicas normais e nas alterações fisiopatológicas de uma ampla variedade de quadros clínicos geraram resultados consistentes demonstrando que seus componentes estão amplamente distribuídos por todo o corpo e exercem papel fundamental nas vias de sinalização em diversas funções críticas para a manutenção do bom funcionamento do organismo,[9] tanto que a modulação da atividade do sistema endocanabinoide por meio de intervenções farmacológicas ou genéticas se tornou uma promessa terapêutica para ampla variedade de doenças.[9,11]

As evidências disponíveis apontam que os canabinoides podem ser efetivos e seguros no tratamento de condições clínicas com alta prevalência na população. O relatório de 2017 da Academia Nacional de Medicina dos EUA reconheceu evidências conclusivas ou substanciais da efetividade analgésica (com destaque para dores crônicas), antiemética (redução de náuseas e vômitos na quimioterapia) e para o controle dos sintomas de espasticidade da esclerose múltipla, tanto da cânabis *in natura* como de canabinoides isolados. São crescentes os resultados que apontam efeitos terapêuticos da modulação canabinoide para transtornos de ansiedade e humor, distúrbios da motricidade, dores neuropáticas, cânceres, doenças cardiovasculares, neurológicas, respiratórias, alterações metabólicas e muitos outros quadros em saúde, incluindo os transtornos por uso de álcool, nicotina, opiáceos e psicoestimulantes.[4,9,11]

Além da vasta distribuição do sistema endocanabinoide por todo o corpo, seu papel na modulação das respostas neurobiológicas aos eventos que desafiam ou excedem as capacidades de um organismo (estresse) é outro fator que ajuda a entender a abrangência, alcance e diversidade das aplicações da cânabis na saúde.

> Pesquisas translacionais e clínicas apontam que a ruptura na homeostasia corporal é um fator implicado no desenvolvimento, manutenção ou agravamento de muitas doenças orgânicas e transtornos mentais.[12]

## A resposta ao estresse e outras funções

A sobrevivência e o bem-estar dos animais são condicionados às respostas fisiológicas e comportamentais adequadas aos desafios ambientais e às ameaças à homeostasia do organismo. A exposição a estressores fisiológicos, psicológicos ou sociais produz a ativação coordenada de respostas autonômicas e neuroendócrinas promotoras de mudanças fisiológicas e comportamentais que favorecem a sobrevivência do indivíduo. Tais respostas são uma ocorrência fisiológica normal e necessária para a adaptação do indivíduo às mudanças que acontecem no ambiente, tanto interno como externo, mas a exposição ao estresse crônico tende a ter efeitos danosos sobre o organismo e a aumentar a frequência de comportamentos pouco adaptativos.[13]

A cascata de eventos bioquímicos que acontece em face das ameaças mobiliza uma diversidade de órgãos e sistemas para a emissão coordenada das reações necessárias ao reequilíbrio funcional e à adaptação do organismo aos agentes estressores. A divisão simpática do sistema nervoso autônomo e o eixo hipotálamo-hipófise-adrenal (HHA) são as principais estruturas envolvidas nas respostas autonômicas e neuroendócrinas ao estresse agudo, na manutenção da homeostasia durante a exposição a um estressor crônico e no restabelecimento do equilíbrio. A exposição a agentes estressores causa a liberação de adrenalina e noradrenalina pelos neurônios pós-ganglionares simpáticos e pelas células da medula da glândula suprarrenal, e essas substâncias promovem aumento na frequência cardíaca, vasoconstrição periférica, aumento da vigilância e outras respostas que favorecem comportamentos de enfrentamento ou fuga. Paralelamente, neurônios do núcleo paraventricular do hipotálamo secretam hormônios que estimulam a hipófise a secretar o hormônio adrenocorticotrófico, que estimula a síntese e a liberação de glicocorticoides pelo córtex adrenal, e estes promovem a liberação de glicose hepática e potencializam alguns dos efeitos mediados pela atividade simpática. A ativação da amígdala estimula a atividade do eixo HHA, mas parece ter pouca influência sobre a atividade simpática.[12]

Embora essas alterações sejam adaptativas para o enfrentamento ou fuga de uma ameaça imediata, a ação prolongada dos glicocorticoides e catecolaminas sobre os órgãos e sistemas orgânicos exerce impacto negativo sobre a saúde. Em condição de estresse agudo, os glicocorticoides liberados pela ativação do eixo HHA estimulam receptores de neurônios gabaérgicos do hipocampo que se projetam para o núcleo paraventricular do hipotálamo, o que resulta na inibição da atividade do eixo HHA. Dadas as interconexões entre o hipocampo, a amígdala e o córtex pré-frontal, este exerce importantes funções na iniciação da resposta ao estresse e de coordenação da reatividade fisiológica. A região medial do córtex pré-frontal inibe as respostas do eixo HHA a estressores psicológicos e atenua a atividade da amígdala.[12]

A presença do sistema endocanabinoide nos neurônios pré-ganglionares simpáticos, no eixo HHA, na amígdala, no hipocampo e no córtex pré-frontal aponta a importância das funções desse sistema como um elemento fundamental para o processo de modulação química das respostas ao estresse.[14]

As evidências geradas por estudos que investigaram a contribuição funcional e os mecanismos de sinalização endocanabinoide sobre os circuitos envolvidos nas respostas aguda e prolongada de estresse apontam o sistema endocanabinoide como principal responsável pela manutenção da homeostase, exercendo papel de regulador integral da resposta ao estresse.[9,15]

A redução do estresse percebido, menor sintomatologia de transtornos mentais associados ao estresse e aumento no relaxamento observados em populações que utilizam cânabis[16,17] somam-se à observação de que a inibição da sinalização endocanabinoide produz manifestações neurocomportamentais normalmente observadas em resposta ao estresse e também às mudanças observadas no sistema endocanabinoide após exposição a estressores (agudos e crônicos) no crescente corpo de evidências.[15]

A atividade basal da AEA sobre receptores CB1 no eixo HHA e no sistema nervoso autônomo promove a inibição tônica das respostas ao estresse nos momentos em que não há presença de um estressor. Em linhas gerais, a apresentação de estímulo estressor resulta no rápido aumento da degradação da AEA pela FAAH em estruturas subcorticais, o que resulta na redução no conteúdo de AEA tecidual na amígdala e no hipocampo.[15]

Os impactos da exposição ao estresse sobre o sistema endocanabinoide apresentam especificidades em relação ao agente estressor (tipo, tempo de exposição, cronicidade) e aos circuitos e componentes neurobiológicos envolvidos. Por exemplo, o estresse por choque elétrico nas patas de cobaias eleva os níveis de AEA na amígdala e no hipocampo, enquanto a exposição aguda a estresse por natação resulta na diminuição da AEA na região medial do córtex pré-frontal, mas outros tipos de estressores (restrição aguda, derrota social) não produzem mudanças sobre a AEA dessa região.[15] Diferentemente do que se observa com os níveis de AEA, a disponibilidade de 2-AG no hipocampo e no córtex se mostra elevada após exposição aguda ao estresse e não apresenta alterações na amígdala. Além disso, o aumento nos níveis de 2-AG é tardio, enquanto as mudanças na AEA são observadas logo após a exposição ao estresse agudo. A elevação dos níveis de 2-AG no hipocampo e no hipotálamo, e de AEA na amígdala, em resposta à ação da corticosterona sugere haver um processo de retroalimentação que aumenta a sinalização mediada por receptores CB1 e favorece o restabelecimento ao nível basal após a cessação do estresse.[14,15]

Com relação ao estresse crônico, os estudos apontam efeitos nos níveis de AEA e 2-AG que diferem em protocolos que usam a exposição repetida a um mesmo tipo de estressor (estímulo homotípico) dos que empregam diferentes tipos de estressores (estresse crônico heterotípico). São consistentes os resultados que apontam redução de AEA na amígdala, hipocampo, hipotálamo e na região medial do córtex pré-frontal decorrente do estresse homotípico. Em relação ao 2-AG, a exposição ao estresse crônico homotípico resulta em aumento robusto do endocanabinoide nas mesmas regiões onde se observa redução de AEA. Tanto a redução da AEA como a elevação da 2-AG parecem estar relacionadas com os efeitos da corticosterona sobre a atividade enzimática do sistema endocanabinoide – com aumento da degradação de AEA pela enzima FAAH e redução da expressão da enzima MAGL, responsável pela degradação da 2-AG.[15]

Estudos que avaliaram os efeitos de estressores heterotípicos têm gerado resultados menos consistentes, o que indica possível diferença da sinalização do hormônio liberador de corticotrofina (CRH) aos estressores homotípicos ou heterotípicos.[15] Além disso, o estresse crônico (homo ou heterotípico) provoca diminuição robusta na expressão de receptores CB1 em estruturas subcorticais, mas aumenta a expressão desse receptor na região medial do córtex pré-frontal. Em conjunto, as mudanças causadas pelo estresse crônico no sistema endocanabinoide resultam na menor atividade da retroalimentação inibitória deste sobre o eixo HHA e se relacionam com níveis elevados e contínuos de cortisol.[15,18]

O sistema endocanabinoide também está envolvido em processos cognitivos, emocionais e comportamentais relacionados ao estresse. Embora doses altas de THC possam produzir reações disfóricas ou ansiosas graves, sob condições e doses adequadas, o THC e análogos sintéticos que também agem nos receptores CB1 mostram efeitos ansiolíticos e antidepressivos, tanto em amostras clínicas como em indivíduos saudáveis.[11] Ansiedade e depressão são sintomas comumente observados em pessoas expostas a estressores, e as intervenções farmacológicas atualmente disponíveis para esses transtornos psiquiátricos envolvem sistemas de neurotransmissão modulados pelo sistema endocanabinoide. A alta densidade de receptores CB1 na amígdala, hipocampo e córtex frontal, regiões relacionadas à regulação de respostas de ansiedade, sugere a participação do sistema endocanabinoide no controle desse sintoma, e há evidências de que os receptores CB1 expressos em neurônios serotoninérgicos e glutamatérgicos do prosencéfalo são elementos críticos nos efeitos ansiolíticos dos canabinoides. Além disso, o aumento da atividade dos ligantes AEA e 2-AG atenua a ansiedade induzida pelo estresse.[15,18]

Um dos efeitos mais robustos observados em animais expostos ao estresse é um déficit na sensibilidade a estímulos reforçadores, e um dos sintomas mais conspícuos da depressão é a anedonia, que se caracteriza pela perda da capacidade de sentir prazer. Tanto a inibição das enzimas FAAH ou MAGL (que aumentam a disponibilidade de AEA e 2-AG, respectivamente) como a ativação de receptores CB1 por agonistas impedem o desenvolvimento de anedonia em modelos animais. Por outro lado, a interrupção da sinalização mediada pelos receptores CB1 potencializa e acelera o desenvolvimento da anedonia provocada pelo estresse crônico.[15]

A ativação da sinalização mediada por receptores CB1 resulta em efeitos autonômicos, endócrinos e comportamentais que mimetizam os efeitos dos antidepressivos convencionais.[18]

Outra importante função do sistema endocanabinoide é sua participação na sinalização química relacionada às diferentes etapas do desenvolvimento neural. Além de iniciar a proliferação dos precursores neurais, os canabinoides promovem neurogênese, participam da plasticidade sináptica e a sinalização retrógrada dos receptores CB1 é necessária para a sobrevivência de neurônios hipocampais. Tanto o aumento da atividade da AEA como o da sinalização no receptor CB1 promovem a proliferação celular e a neurogênese, enquanto deficiências no sistema endocanabinoide provocadas pelo estresse crônico podem reduzir esses processos. O fitocanabinoide canabidiol (CBD) reverte a redução da neurogênese induzida pelo estresse crônico e pelo aumento da disponibilidade de 2-AG na sinalização canabinoide pela inibição da enzima MAGL, prevenindo prejuízos na neurogênese hipocampal. Tanto no estresse como na depressão, a diminuição da neurogênese e da plasticidade sináptica é observada, e esses achados corroboram a ideia de que o aumento da sinalização endocanabinoide pode atenuar os déficits provocados pelo estresse crônico sobre a plasticidade neural, com potenciais efeitos ansiolíticos ou antidepressivos.[11,15,19]

Embora o estresse agudo possa aumentar a resistência do organismo à infecção, mudanças provocadas pelo estresse crônico sobre esse mecanismo prejudicam a capacidade imunológica e o estresse psicológico aumenta a suscetibilidade a distúrbios inflamatórios, inclusive alguns de natureza infecciosa. As alterações imunológicas de longo prazo, em pessoas cronicamente estressadas, são uma das possíveis vias pelas quais a exposição continuada a ambientes ou situações estressoras resulta no aumento da vulnerabilidade a doenças infecciosas e aumento da morbidade de doenças autoimunes e neoplásicas.[20]

Por ser altamente expresso em uma ampla gama de células imunes, os receptores CB2 têm sido apontados como um importante regulador periférico do sistema imune. Além disso, esses receptores também estão presentes em células neurogliais (micróglia e astrócitos) e em subpopulações neurais de áreas cerebrais relacionadas ao eixo HHA. A sinalização mediada por receptores CB2 desempenha funções importantes na modulação da resposta imune e inflamatória, incluindo ativação de leucócitos, migração, proliferação, apoptose e produção de citocinas. Os receptores CB2 estão implicados ainda na inibição de dor neuropática e também na mediação de processos neurais relacionados à esquizofrenia, como modulação dopaminérgica, ativação microglial e alterações neuroplásticas induzidas por estresse.[20]

Em linhas gerais, o conjunto de efeitos observados em manipulações que inibem a atividade endocanabinoide apontam que a atividade tônica desse sistema funciona restringindo a ativação do eixo HHA em condições não estressantes. Mas a atividade tônica do sistema endocanabinoide é interrompida na presença de estressores, o que facilita a ativação do eixo HHA. Em condições funcionais, o sistema endocanabinoide ativamente limita a magnitude da ativação do eixo HHA e promove o restabelecimento da atividade ao nível anterior ao estresse.[14,15,18]

Da mesma maneira que se observa com a maioria dos efeitos do estresse, as alterações decorrentes a essa exposição sobre a sinalização endocanabinoide também não são permanentes, e poucos dias sem exposição ao estresse possibilitam a recuperação funcional do sistema endocanabinoide.[15,18] No entanto, os efeitos nocivos do estresse crônico sobre órgãos e sistemas orgânicos, incluindo o endocanabinoide, podem prejudicar essa recuperação, e os canabinoides naturais e sintéticos mostram potencial para terapêuticas direcionadas aos danos associados à exposição contínua ao estresse.[11,18,19] A Tabela 1 apresenta um resumo da participação do sistema endocanabinoide na modulação das respostas ao estresse.

**TABELA 1** Atividade endocanabinoide e resposta ao estresse

| | |
|---|---|
| Sem estímulo estressor | A atividade basal da AEA sobre receptores CB1 no eixo HHA e no sistema nervoso autônomo promove a inibição tônica das respostas ao estresse nos momentos em que não há presença de um estressor. |
| Estresse agudo | A exposição aguda ao estresse produz rápida elevação na sinalização do hormônio liberador de corticotropina, o que aumenta a atividade enzimática da FAAH, resultando em uma rápida diminuição da atividade inibitória da AEA (e da sinalização CB1) no eixo HHA. Esse mecanismo mantém os níveis de AEA baixos enquanto o estressor permanece. |
| Término da resposta ao estresse | A elevação nos níveis de cortisol após a indução da resposta ao estresse estimula a produção de 2-AG no hipotálamo e em outras áreas do cérebro, aumentando a sinalização CB1. Isso aplica a inibição de *feedback* negativo do eixo HHA e pode facilitar o término da resposta ao estresse e o retorno ao equilíbrio anterior. |
| Habituação ao estresse contínuo | Após a apresentação repetida do mesmo estressor, os níveis de 2-AG são progressivamente aumentados nos centros de estresse do prosencéfalo, aumentando a sinalização CB1 e a habituação do eixo HHA. Esse aumento de 2-AG pode ser devido a uma redução na expressão de MAGL. |
| Estresse crônico e disfunções | A exposição contínua ao estresse causa diminuição da expressão de CB1 em áreas envolvidas na modulação da resposta ao estresse e a alterações epigenéticas. A consequência é menor força de inibição de *feedback* sobre o eixo HHA, que contribui para níveis elevados contínuos de cortisol e o surgimento de complicações orgânicas e sintomas psiquiátricos decorrentes do estresse crônico. |

2-AG: 2-araquidonoilglicerol; AEA: anandamida; CB1: receptor canabinoide tipo 1; eixo HHA: eixo hipotálamo-hipófise-adrenal; FAAH: amida hidrolase de ácido graxo; MAGL: monoacilglicerol lipase.
Fonte: adaptada de Henson et al., 2021.[18]

O crescimento em curso do número de estudos que sustentam a baixa toxicidade relativa e o potencial terapêutico dos canabinoides para um também crescente número de condições clínicas é um claro indicador da necessidade de profissionais de diferentes áreas da saúde conhecerem não só aspectos fisiológicos do sistema endocanabinoide e suas aplicações em saúde, mas também aspectos extrafarmacológicos, que possibilitem a abordagem desse importante sistema orgânico a partir de perspectivas mais amplas. A classificação da cânabis como substância com elevado potencial de abuso e sem uso médico reconhecido e o impacto de seu uso sobre os usuários formam um bom exemplo de como o enquadramento estritamente patologizante de um fenômeno em saúde pode impactar negativamente indivíduos e comunidades em dimensões que extrapolam o campo de *expertise* biomédico, e envolvem determinantes psicossociais dos processos de saúde-doença não menos complexos do que os mecanismos moleculares, enzimáticos e celulares subjacentes à sinalização endocanabinoide no corpo humano.[4,16,17,21]

Mesmo que a terapêutica canabinoide se mostre uma promessa de tratamento mais efetivo, tolerável e barato do que as intervenções farmacológicas convencionais disponíveis, terão pouco valor o tempo e os recursos investidos no desenvolvimento de fármacos com alta seletividade para os alvos moleculares associados à fisiopatologia de qualquer doença ou transtorno relacionado ao estresse enquanto os determinantes sociais, políticos e econômicos da saúde ocuparem uma posição acessória na formação dos profissionais de saúde ou não forem seriamente considerados nas políticas em saúde.

## Referências bibliográficas

1. Pertwee RG. Cannabinoid pharmacology: the first 66 years. Br J Pharmacol. 2006;147(Suppl 1): S163-171.
2. Pere Martínez Oró D, Apud I, Scuro J, Romaní O. La funcionalidad política de la "ciencia" prohibicionista: el caso del cannabis y los psicodélicos. Salud Colectiva. 2020;16:e2493.
3. Abazia DT, Bridgeman MB. Reefer madness or real medicine? A plea for incorporating medicinal cannabis in pharmacy curricula. Curr Pharm Teach Learn. 2018 Sep;10(9):1165-7.
4. Crocq MA. History of cannabis and the endocannabinoid system. Dialogues Clin Neurosci. 2020 Sep;22(3):223-8.
5. Piomelli D. The molecular logic of endocannabinoid signalling. Nat Rev Neurosci. 2003;4(11):873-84.
6. Bab I. Themed issue on cannabinoids in biology and medicine. Br J Pharmacol. 2011;163(7):1327-8.
7. Howlett AC, Barth F, Bonner TI, Cabral G, Casellas P, Devane WA, et al. International Union of Pharmacology. XXVII. Classification of cannabinoid receptors. Pharmacol Rev. 2002;54(2):161-202.
8. Devane WA, Hanus L, Breuer A, Pertwee RG, Stevenson LA, Griffin G, et al. Isolation and structure of a brain constituent that binds to the cannabinoid receptor. Science. 1992;258(5090):1946-9.
9. Lowe H, Toyang N, Steele B, Bryant J, Ngwa W. The endocannabinoid system: a potential target for the treatment of various diseases. Int J Mol Sci. 2021;22(17):9472.
10. Di Marzo V, Piscitelli F. The endocannabinoid system and its modulation by phytocannabinoids. Neurotherapeutics. 2015;12(4):692-8.
11. Pacher P, Bátkai S, Kunos G. The endocannabinoid system as an emerging target of pharmacotherapy. Pharmacol Rev. 2006;58(3):389-462.
12. Ulrich-Lai YM, Herman JP. Neural regulation of endocrine and autonomic stress responses. Nat Rev Neurosci. 2009;10(6):397-409.
13. Buchanan TW, Lovallo WR. The role of genetics in stress effects on health and addiction. Curr Opin Psychol. 2019;27:72-6.
14. Maldonado R, Cabañero D, Martín-García E. The endocannabinoid system in modulating fear, anxiety, and stress. Dialogues Clin Neurosci. 2020;22(3):229-39.
15. Morena M, Patel S, Bains JS, Hill MN. Neurobiological interactions between stressand the endocannabinoid system. Neuropsychopharmacology. 2016;41(1):80-102.
16. Morais PR, Nema Areco KC, Fidalgo TM, Xavier da Silveira D. Mental health and quality of life in a population of recreative cannabis users in Brazil. J Psychiatr Res. 2022;146:11-20.
17. Green B, Kavanagh D, Young R. Being stoned: a review of self-reported cannabis effects. Drug Alcohol Rev. 2003;22(4):453-60.

18. Henson JD, Vitetta L, Quezada M, Hall S. Enhancing endocannabinoid control of stress with cannabidiol. J Clin Med. 2021 Dec 14;10(24):5852.
19. Hillard CJ, Liu Q-song. Endocannabinoid signaling in the etiology and treatment of major depressive illness. Curr Pharm Des. 2014;20(23):3795-811.
20. Zoppi S, Madrigal JL, Caso JR, García-Gutiérrez MS, Manzanares J, Leza JC, et al. Regulatory role of the cannabinoid CB2 receptor in stress-induced neuroinflammation in mice. Br J Pharmacol. 2014;171(11):2814-26.
21. Clark J. Medicalization of global health 2: the medicalization of global mental health. Glob Health Action. 2014;16(7):24000.

# 2

# Sinalização por endocanabinoides e a modulação da atividade sináptica

Claudio Marcos Queiroz

## Introdução

Em um dos mais profícuos debates sobre a sinapse, Henry Dale – farmacologista responsável por isolar e caracterizar a histamina, a acetilcolina e outras moléculas sinalizadoras – e John Eccles – fisiologista que descreveu a sinapse do arco reflexo medular (que inicialmente acreditava ser mediada por um sinal elétrico) – acordaram com as condições necessárias para que uma substância fosse considerada um neurotransmissor. Os critérios incluem:[1]

- A presença de enzimas sintetizadoras do neurotransmissor no terminal pré-sináptico.
- Quantidades suficientes do neurotransmissor no terminal pré-sináptico.
- Liberação significativa do neurotransmissor após a estimulação do terminal pré-sináptico.
- Resposta fisiológica idêntica após a administração de ligante artificial.
- Farmacologia idêntica entre substâncias naturais e experimentais.
- Presença de enzimas ou outros mecanismos celulares e moleculares capazes de remover o neurotransmissor.

O estabelecimento desses critérios foi fundamental para a consolidação de um programa de pesquisa que, nos 20 anos após sua publicação, foi responsável por identificar mais de 40 moléculas neurotransmissoras, incluindo os neurotransmissores clássicos, como as monoaminas (dopamina, noradrenalina e serotonina) e os aminoácidos (glutamato e ácido gama-aminobutírico, mais conhecido como GABA), e os neuromoduladores, como os neuropeptídeos (vasopressina, substância P e somatostatina) e os neurotransmissores atípicos (óxido nítrico e adenosina).[2]

Neste capítulo será discutido um desses sistemas de neurotransmissão atípicos, de acordo com os critérios de Dale e Eccles: o sistema endocanabinoide, com foco em seu envolvimento na modulação da atividade sináptica.

Ao contrário da maioria dos sistemas de neurotransmissão, a sinalização pelo sistema endocanabinoide tem origem no neurônio pós-sináptico, e após sua difusão pelo espaço sináptico, produz uma supressão transiente ou sustentada da liberação de neurotransmissores pelo terminal pré-sináptico.[3]

Assim como preconizado por Dale e Eccles, esse sistema neuroquímico possui moléculas sinalizadoras (a anandamida e o 2-araquidonoilglicerol), cujas enzimas sintetizadoras e metabolizadoras estão presentes na pós e na pré-sinapse, respectivamente, e que se ligam com alta afinidade a pelo menos dois tipos de receptores metabotrópicos (acoplados à proteína G).

> Esse sistema de neuromodulação ubíquo regula uma grande variedade de funções neurais, incluindo nocicepção, atividade autonômica, controle motor e comportamento alimentar, bem como processos cognitivos, como percepção, atenção e memória.[3]

O objetivo deste capítulo é descrever brevemente o estado atual do nosso conhecimento sobre o sistema endocanabinoide, tendo os critérios de Eccles como norteadores didáticos dessa descrição. No início será apresentada uma caracterização histórica do sistema endocanabinoide, para em seguida discutir a síntese e a degradação dos endocanobinoides, suas respostas celulares e fisiológicas mediadas por receptores de canabinoides. Em seguida serão revisadas as evidências experimentais que consideram a liberação de endocanabinoides pela membrana pós-sináptica e seus efeitos sobre a neurotransmissão excitatória e inibitória, apresentando brevemente os efeitos de agonistas e antagonistas sobre o sistema endocanabinoide, dentro de uma perspectiva de uso terapêutico dessas substâncias. O capítulo termina com uma lista de publicações selecionadas para o leitor interessado em mais detalhes sobre o sistema endocanabinoide.[4,5]

## Definição do sistema endocanabinoide

Apesar do uso secular da *Cannabis*, o conhecimento sobre os mecanismos celulares responsáveis pelos efeitos psíquicos do uso dessa planta por seres humanos só foi elucidado na segunda metade do século XX. Ao contrário dos neurotransmissores clássicos, o sistema endocanabinoide caracteriza-se por ser um tipo de sinalização retrógrada, na qual o agente mediador é produzido e liberado pelo terminal pós-sináptico para atuar (majoritariamente) em receptores localizados no terminal pré-sináptico. Por isso, as primeiras tentativas de caracterizar o sistema endocanabinoide focaram a busca pelo receptor responsável pelos efeitos de um ligante exógeno, o delta-9-tetra-hidrocanabinol (delta-9-THC). O THC foi isolado e caracterizado bioquimicamente em 1964 por Raphael Mechoulam,[6] e sua identificação possibilitou a clonagem de um receptor acoplado à proteína G, o receptor de canabinoide (CB1) em 1990,[7] seguido da identificação da primeira molécula endógena mediadora do sistema endocanabinoide, a N-araquidonoiletanolamina (AEA) ou anandamida (palavra derivada do sânscrito, que significa alegria, êxtase) por Devane et al., em 1992.[8] Em 1995, um segundo ligante endógeno do receptor CB1 foi descrito, o 2-araquidonoilglicerol (2-AG),[9] violando um pressuposto implícito de Dale e Eccles, o de que os sistemas de neurotransmissão caracterizam-se pela existência de apenas um ligante endógeno. Assim, o sistema endocanabinoide possui (pelo menos) dois mediadores.

Nos últimos 30 anos, evidências experimentais sugerem que o sistema endocanabinoide é mais complexo do que se imaginava, mantendo uma promíscua relação entre diferentes mediadores químicos e uma grande diversidade de receptores celulares, a ponto de alguns autores se referirem a essa rede de processos metabólicos inter-relacionada como o *endocanabinoidoma*,[10] cujos eixos centrais serão apresentados em detalhes nas próximas secções.

## Síntese de endocanabinoides

Os endocanabinoides são lipídios produzidos sob demanda a partir de precursores presentes na membrana celular.[10] Isso significa que os endocanabinoides não são armazenados em vesículas antes de sua liberação, como acontece com os neurotransmissores clássicos, e sua síntese depende dos níveis de despolarização do terminal pós-sináptico.[5] A AEA e o 2-AG, os principais e mais estudados ligantes endógenos dos receptores de canabinoides, podem ser produzidos por diversas vias metabólicas envolvidas na síntese de N-aciletanolaminas e monoacilgliceróis. A via metabólica da AEA começa com a fosfatidiletanolamina, que é combinada a uma molécula de ácido araquidônico por meio da enzima N-aciltransferase (NAT), produzindo a N-araquidonoil--fosfatidiletanolamina (NAPE). Essa é uma reação de cinética rápida. Por sua vez, a NAPE sofre ação da NAPE-fosfolipase D (NAPE-PLD) e forma a AEA e o ácido fosfatídico.[3] A síntese do 2-AG, por sua vez, tem origem em outro fosfolipídio de membrana, o fosfatidilinositol, que pode sofrer ação de duas enzimas: a fosfolipase C, que produzirá o 1,2-diacilglicerol, e a fosfolipase A1, sendo esta utilizada na síntese do 2-araquidonoil-lisofosfolipídeo (lysoPI). O 1,2-diacilglicerol, por sua vez, será combinado a uma molécula de ácido araquidônico pela ação da enzima diacilglicerol lipase (DAGL), enquanto o 2-araquidonoil-lisofosfolipídeo será clivado pela lisofosfolipase C. Duas isoformas da DAGL foram descritas, a alfa e a beta. Surpreendentemente, camundongos *knockout* para a DAGL-alfa apresentam 80% de redução dos níveis de 2-AG no encéfalo (e 60% de redução no fígado), enquanto camundongos *knockout* para a DAGL-beta não apresentam alteração dos níveis de 2-AG no sistema nervoso central. Isso sugere que a DAGL-alfa é mais importante que a isoforma beta em regiões ricas em sinapses.[11] O diagrama representando a síntese dos endocanabinoides é mostrado na Figura 1 (ver o terminal pós-sináptico).

Os níveis de endocanabinoides no sistema nervoso central variam de acordo com a metodologia e protocolo de dosagem (técnicas de extração e purificação de lipídios), da espécie animal (roedores ou seres humanos), da região encefálica (córtex cerebral ou cerebelo), bem como do procedimento para obtenção do material biológico (tecido *post-mortem* ou microdiálise *in vivo*). Análises de todo o encéfalo de ratos *naïve* (animais que não foram submetidos a qualquer manipulação ou intervenção experimental) sugerem que os níveis de 2-AG superam em três ordens de magnitude os níveis de AEA (de $nmol \cdot g^{-1}$ para $pmol \cdot g^{-1}$, respectivamente).[12] Da mesma maneira, as concentrações de 2-AG e AEA em diferentes regiões cerebrais (de uma mesma espécie) variam significativamente. Entretanto, estruturas como o hipocampo e o estriado possuem maior concentração de AEA (em relação ao 2-AG) quando comparadas a regiões como o cerebelo, o córtex cerebral, o hipotálamo e o mesencéfalo.[12]

Essas observações tornam a discussão sobre os níveis absolutos de endocanabinoides difícil e de pouca aplicação prática. Por outro lado, níveis relativos de endocanabinoides são informativos. Nos últimos anos, diversos inibidores da DAGL foram desenvolvidos. Substâncias como a tetra-hidrolipstatina ou

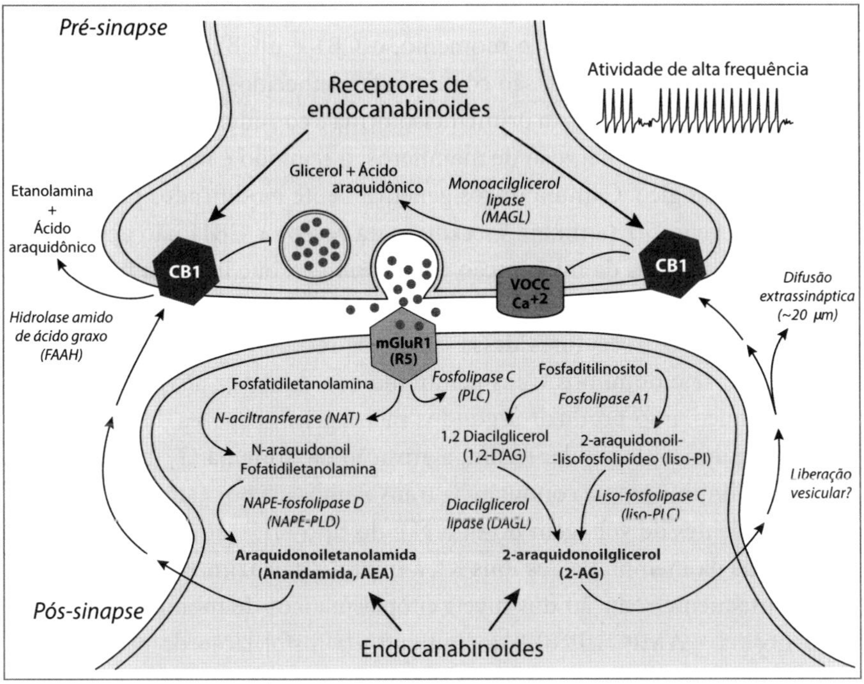


FIGURA 1 Síntese, liberação e eliminação de endocanabinoides. Os endocanabinoides são produzidos pelo terminal pós-sináptico a partir de lipídios de membrana, sendo liberados no espaço sináptico e agindo sobre receptores presentes no terminal pré-sináptico. A imagem mostra uma sinapse excitatória, porém a modulação por endocanabinoides também foi demonstrada em sinapses inibitórias e dopaminérgicas.

CB1: receptor canabinoide tipo 1; VOCC $Ca^{+2}$: canal de cálcio dependente de voltagem; mGluR1: receptor metabotrópico de glutamato 1.

Fonte: adaptada de Castillo et al., 2012;[3] Di Marzo, 2009;[4] Piomelli, 2003.[5]

o RHC80267 diminuem os níveis de 2-AG em culturas celulares, mas, por interferirem em outras hidrolases de serina, são consideradas inibidores não seletivos. Por outro lado, inibidores seletivos da DAGL (tanto alfa como beta) são capazes de reduzir os níveis de 2-AG *in vivo*, porém tais modificações são rapidamente compensadas por outras vias metabólicas, tornando essa abordagem de modulação do sistema endocanabinoide complexa e difícil (para uma revisão, ver Ogasawara et al., 2015[13]).

## Receptores dos endocanabinoides

Parte dos efeitos neurobiológicos do delta-9-THC é mediada por receptores metabotrópicos, acoplados a uma proteína G. Foram descritos dois receptores de canabinoides até o momento, o CB1 e o CB2 (nomenclatura de roedores; em seres humanos, são comumente conhecidos por CNR1 e CNR2, respectivamente). Enquanto a primeira isoforma é considerada o receptor mais abundante no sistema nervoso de mamíferos, o segundo é mais prevalente no sistema imunológico. Camundongos geneticamente modificados para não expressarem o gene *cb1* (animais *knockout* para receptor CB1) não apresentam os sintomas cardinais da intoxicação com *Cannabis*, que incluem hipotermia, imobilidade, analgesia e hipocinesia.[5]

Como todos os receptores dessa classe, os receptores de endocanabinoides possuem sete domínios transmembrana que, uma vez ativados pelo mediador químico, irão produzir segundos mensageiros capazes de modificar o estado bioquímico da célula. Assim, a ativação da proteína $G_{i/o}$ pelo receptor CB1 leva à diminuição na condutância transmembrana por canais de $Ca^{+2}$ (canais dependentes de voltagem do tipo N e do tipo P/Q), ao aumento da permeabilidade da membrana aos íons $K^+$, à inibição da enzima adenilato ciclase (com consequente redução dos níveis citoplasmáticos de monofosfato cíclico de adenosina – AMP cíclico) e ao aumento da fosforilação de proteínas via proteína quinase do tipo A (PKA). Dentre outros processos celulares, essas alterações bioquímicas diminuem a despolarização do terminal pré-sináptico e a consequente liberação de neurotransmissores, como glutamato e ácido gama-amino-butírico, o GABA.[5]

No sistema nervoso central de mamíferos, o receptor CB1 é encontrado em abundância no bulbo olfatório, nos núcleos da base (globo pálido e núcleo estriado), na formação hipocampal (incluindo o giro denteado e o córtex límbico), além da amígdala, cerebelo e córtex cerebral[14-16] (para uma revisão, ver Piomelli, 2003[5]). Nessas regiões, os receptores CB1 localizam-se majoritariamente na membrana do terminal pré-sináptico, entretanto a prevalência de receptores CB1 em terminais excitatórios (glutamatérgicos) e inibitórios (gabaérgicos) varia de acordo com a região. Receptores CB1 também foram descritos em membranas de organelas, como endossomos, lisossomos e mitocôndrias.[17] A função desses receptores ainda não foi determinada, mas acredita-se que eles modulam a permeabilidade ao cálcio, e consequentemente, sua sinalização como segundo mensageiro em processos intracelulares, como a respiração mitocondrial.[17] Provavelmente essas modificações celulares buscam ajustar o metabolismo neuronal às contingências fisiológicas, isto é, ao regime de atividade em circuitos neurais locais.

Surpreendentemente, alguns efeitos fisiológicos induzidos por substâncias canabinomiméticas (substâncias que produzem efeitos farmacológicos similares àqueles observados após o uso de *Cannabis*) persistem em animais *knockout* para o receptor CB1, o que sugere a existência de outros alvos moleculares para os exocanabinoides. Um desses alvos é receptor de potencial transitório vaniloide do tipo 1 (do inglês, *transient receptor potential vanilloid type 1*, TRPV1), um canal iônico inicialmente descrito em vias nociceptivas periféricas, responsável por regular a transmissão sináptica associada à sensação de dor.[3]

Interessantemente, a AEA, que atua como agonista parcial de receptores CB1, é um agonista pleno do receptor TRPV1 no sistema nervoso central, sendo implicada na regulação da atividade sináptica. Outros receptores ligantes de exocanabinoides incluem receptores órfãos acoplados à proteína G, como os GPR55, e receptores do metabolismo celular, como os receptores ativados por proliferadores de peroxissoma (PPAR; para mais detalhes, ver Cristino et al., 2020[10]).

## Degradação bioquímica dos endocanabinoides

Assim como todos os neurotransmissores e neuromoduladores, os efeitos sinápticos dos endocanabinoides liberados pela membrana pós-sináptica são controlados, no tempo e no espaço, por enzimas de degradação. A AEA pode ser metabolizada por diferentes vias, sendo a clivagem pela amida hidrolase de ácido graxo (FAAH) a mais bem caracterizada (para uma revisão, ver McKinney e Cravatt, 2005[18]). Essa enzima apresenta um rápido catabolismo de amidas de ácidos graxos, sendo a meia-vida da AEA no sistema nervoso estimada em 5 minutos,[18] o que explicaria os efeitos sutis da administração de AEA em animais. Entretanto, animais *knockout* para o gene *faah* apresentam concentrações 10 vezes maiores de AEA que animais *wild-type*, e respondem mais intensamente (com maior analgesia, hipolocomoção e hipotermia) à administração sistêmica de AEA. Da reação enzimática mediada pela FAAH produz-se ácido araquidônico, molécula lipofílica que será incorporada à membrana pré-sináptica, e etanolamina.[18]

A AEA também pode ser oxigenada pela cicloxigenase-2 (COX-2; produzindo prostaglandina-etanolamidas), lipoxigenases e enzimas da família da citocromo P450, vias de maior relevância em outros órgãos e tecidos. Inibição *in vivo* da atividade da FAAH (como as ferramentas farmacológicas URB532,

URB597 e SSR411298) aumenta os níveis cerebrais de AEA, com efeitos ansiolíticos, analgésicos (sem induzir hipolocomoção)[19] e antidepressivos.[20]

> Esses estudos sugerem que existe uma atividade tônica da AEA no sistema nervoso, e que sua modulação poderia ter benefício no tratamento de distúrbios comportamentais, como o distúrbio de estresse pós-traumático e a depressão maior.[20]

Acredita-se que o 2-AG seja metabolizado, no sistema nervoso, majoritariamente pela lipase de monoacilglicerol (MAGL, do inglês *monoacylglycerol lipase*), produzindo ácido araquidônico e glicerol. Essa enzima é abundante no tecido cerebral e está localizada no espaço intracelular do terminal pré-sináptico, o que sugere que os endocanabinoides são capazes de cruzar a membrana celular (provavelmente devido a sua natureza lipofílica). A superexpressão da MAGL em neurônios corticais de ratos diminui o acúmulo de 2-AG induzido por atividade neuronal, assim como sua imunossupressão, em ensaios *in vitro*, diminui em 50% a taxa de metabolização do 2-AG.[21] A presença de metabólitos do 2-AG, mesmo após a inibição da MAGL, sugere a participação de outras enzimas, como a alfa-beta hidrolase 6 e 12 (ABHD6 e ABHD12, respectivamente), na metabolização do 2-AG. Considerando que a localização celular dessas enzimas varia, essa observação sugere diferentes formas de metabolização do 2-AG no sistema nervoso dependendo do espaço celular em que essa molécula sinalizadora é produzida. Inibidores da MAGL (como o potente e seletivo inibidor JZL184) inibem a metabolização do 2-AG, diminuindo a produção de ácido araquidônico, o que resulta em efeitos anti-inflamatórios e neuroprotetores, além de respostas ansiolítica, antiemética e antinociceptiva.[22]

## Liberação de endocanabinoides e função sináptica

A liberação vesicular de uma molécula mediadora pode ser demonstrada por meio da inibição de seus efeitos após a administração de toxinas capazes de interferir com proteínas de ancoragem e fusão de vesículas com a membrana celular. A presença de toxinas botulínica ou tetânica na fenda sináptica é suficiente para impedir a liberação de acetilcolina e diversos outros neurotransmissores. Surpreendentemente, os efeitos celulares e fisiológicos dos endocanabinoides são insensíveis ao tratamento prévio com toxina botulínica ou tetrodotoxina.[23] Esse resultado sugere que os endocanabinoides são liberados pela membrana pós-sináptica sob demanda, sem a necessidade de serem armazenados em vesículas. Assim, os endocanabinoides liberados pela membrana pós-sináptica devem se difundir pelo espaço sináptico para agir na membrana pré-sináptica. Entretanto, ainda não sabemos como os endocanabinoides, que são moléculas hidrofóbicas e portanto com baixa difusão em meios hidrofílicos, cruzam o espaço intercelular. Uma das hipóteses sugere que alguma fração dos endocanabinoides pode ser secretada por células da micróglia embebidos em vesículas.[24]

A modulação retrógrada da atividade sináptica pelo sistema endocanabinoide foi descrita no início do século XXI por meio de uma preparação experimental *in vitro* conhecida por supressão da inibição (ou excitação) induzida por despolarização (DSI e DSE, respectivamente; do inglês, *depolarization-induced suppression of inhbition/excitation*) em fatias de hipocampo[23,25] e cerebelo.[26] Nessa preparação, a despolarização sustentada do terminal pós-sináptico leva a uma diminuição prolongada das correntes sinápticas espontâneas mediadas por glutamato e GABA. Tal diminuição é abolida pela aplicação de AM251, um inibidor seletivo dos receptores CB1, assim como é induzida pela aplicação de WIN55212-2, um agonista seletivo do mesmo receptor.[23] Registros em pares de neurônios próximos espacialmente sugerem que o efeito da inibição da atividade sináptica pela sinalização por endocanabinoides se expande por uma distância de até 20 μm.[23,27]

Recentemente, técnicas de engenharia genética associadas a microscopia de alta resolução *in vivo* possibilitaram uma revolução em nossa compreensão dos processos envolvidos na sinalização do sistema endocanabinoide.[28] Essas ferramentas permitem identificar, por exemplo, que os receptores CB1 têm uma distribuição intracelular específica, determinada por processos dinâmicos de difusão lateral na membrana pré-sináptica, seguidos da internalização de receptores.[27,28] Em conjunto, esses resultados sugerem que a liberação de endocanabinoides é controlada com grande precisão temporal e espacial, de acordo com a atividade neuronal no nível das sinapses, de forma a manter os níveis de excitabilidade neuronal dentro de limites fisiológicos. Talvez por esse motivo, a utilização de substâncias externas, como os fitocanabinoides, que interagem com esse sistema endocanabinoide, tenha se mostrado especialmente interessante no controle de distúrbios de excitabilidade neuronal, como as epilepsias refratárias.

## Referências bibliográficas


1. Eccles JC. Developing concepts of the synapses. J Neurosci. 1990 Dec;10(12):3769-81.
2. Lopez-Munoz F, Alamo C. Historical evolution of the neurotransmission concept. J Neural Transm (Vienna). 2009 May;116(5):515-33.
3. Castillo PE, Younts TJ, Chavez AE, Hashimotodani Y. Endocannabinoid signaling and synaptic function. Neuron. 2012 Oct 4;76(1):70-81.
4. Di Marzo V. The endocannabinoid system: its general strategy of action, tools for its pharmacological manipulation and potential therapeutic exploitation. Pharmacological Research. 2009 Aug;60(2):77-84.
5. Piomelli D. The molecular logic of endocannabinoid signaling. Nature reviews. 2003 Nov;4(11):873-84.
6. Gaoni Y, Mechoulam R. Isolation, structure, and partial synthesis of an active constituent of Hashish. J Am Chem Soc. 1964;86(8):1646.
7. Matsuda LA, Lolait SJ, Brownstein MJ, Young AC, Bonner TI. Structure of a cannabinoid receptor and functional expression of the cloned cDNA. Nature. 1990 Aug 9;346(6284):561-4.
8. Devane WA, Hanus L, Breuer A, Pertwee RG, Stevenson LA, Griffin G, et al. Isolation and structure of a brain constituent that binds to the cannabinoid receptor. Science. 1992 Dec 18;258(5090):1946-9.
9. Sugiura T, Kondo S, Sukagawa A, Nakane S, Shinoda A, Itoh K, et al. 2-Arachidonoylglycerol: a possible endogenous cannabinoid receptor ligand in brain. Biochemical and Biophysical Research Communications. 1995 Oct 4;215(1):89-97.
10. Cristino L, Bisogno T, Di Marzo V. Cannabinoids and the expanded endocannabinoid system in neurological disorders. Nat Rev Neurol. 2020 Jan;16(1):9-29.
11. Tanimura A, Yamazaki M, Hashimotodani Y, Uchigashima M, Kawata S, Abe M, et al. The endocannabinoid 2-arachidonoylglycerol produced by diacylglycerol lipase alpha mediates retrograde suppression of synaptic transmission. Neuron. 2010 Feb 11;65(3):320-7.
12. Buczynski MW, Parsons LH. Quantification of brain endocannabinoid levels: methods, interpretations and pitfalls. British journal of pharmacology. 2010 Jun;160(3):423-42.
13. Ogasawara D, Deng H, Viader A, Baggelaar MP, Breman A, den Dulk H, et al. Rapid and profound rewiring of brain lipid signaling networks by acute diacylglycerol lipase inhibition. Proceedings of the National Academy of Sciences of the United States of America. 2015 Jan 5;113(1):26-33.
14. Burns HD, Van Laere K, Sanabria-Bohorquez S, Hamill TG, Bormans G, Eng W, et al. [18F]MK-9470, a positron emission tomography (PET) tracer for in vivo human PET brain imaging of the cannabinoid-1 receptor. Proceedings of the National Academy of Sciences of the United States of America. 2007 Jun 5;104(23):9800-5.
15. Egertova M, Elphick MR. Localisation of cannabinoid receptors in the rat brain using antibodies to the intracellular C-terminal tail of CB. The Journal of Comparative Neurology. 26 2000 Jun 26;422(2):159-71.
16. Yasuno F, Brown AK, Zoghbi SS, Krushinski JH, Chernet E, Tauscher J, et al. The PET radioligand [11C]MePPEP binds reversibly and with high specific signal to cannabinoid CB1 receptors in nonhuman primate brain. Neuropsychopharmacology. 2008 Jan;33(2):259-69.
17. Zou S, Kumar U. Cannabinoid receptors and the endocannabinoid system: signaling and function in the central nervous system. International Journal of Molecular Sciences. 2018 Mar 13;19(3).
18. McKinney MK, Cravatt BF. Structure and function of fatty acid amide hydrolase. Annual Review of Biochemistry. 2005;74:411-32.
19. Kathuria S, Gaetani S, Fegley D, Valiño F, Duranti A, Tontini A, et al. Modulation of anxiety through blockade of anandamide hydrolysis. Nature medicine. 2003 Jan;9(1):76-81.
20. Griebel G, Stemmelin J, Lopez-Grancha M, Fauchey V, Slowinski F, Pichat P, et al. The selective reversible FAAH inhibitor, SSR411298, restores the development of maladaptive behaviors to acute and chronic stress in rodents. Scientific Reports. 2018 Feb 5;8(1):2416.

21. Blankman JL, Simon GM, Cravatt BF. A comprehensive profile of brain enzymes that hydrolyze the endocannabinoid 2-arachidonoylglycerol. Chemistry & Biology. 2007 Dec;14(12):1347-56.
22. Mulvihill MM, Nomura DK. Therapeutic potential of monoacylglycerol lipase inhibitors. Life Sciences. 2013 Mar 19;92(8-9):492-7.
23. Wilson RI, Nicoll RA. Endogenous cannabinoids mediate retrograde signalling at hippocampal synapses. Nature. 2001 Mar 29;410(6828):588-92.
24. Gabrielli M, Battista N, Riganti L, Prada I, Antonucci F, Cantone L, et al. Active endocannabinoids are secreted on extracellular membrane vesicles. EMBO Reports. 2015 Feb;16(2):213-20.
25. Ohno-Shosaku T, Maejima T, Kano M. Endogenous cannabinoids mediate retrograde signals from depolarized postsynaptic neurons to presynaptic terminals. Neuron. 2001 Mar;29(3):729-38.
26. Kreitzer AC, Regehr WG. Retrograde inhibition of presynaptic calcium influx by endogenous cannabinoids at excitatory synapses onto Purkinje cells. Neuron. 2001 Mar;29(3):717-27.
27. Dong A, He K, Dudok B, Farrell JS, Guan W, Liput DJ, et al. A fluorescent sensor for spatiotemporally resolved imaging of endocannabinoid dynamics in vivo. Nature Biotechnology. 2021 Nov 11.
28. Dudok B, Soltesz I. Imaging the endocannabinoid signaling system. Journal of Neuroscience Methods. 2022 Feb 1;367:109451.

Parte II

# Aspectos farmacológicos da *Cannabis sativa* L.

# 3

# Ações terapêuticas e vias de administração

Renata Monteiro Dantas

## A *Cannabis sativa* L.

A *Cannabis sativa* L. pertence à família de plantas Cannabaceae, que tem apenas um gênero, *Cannabis*, e apenas uma espécie altamente variável, *C. sativa*. Vem sendo utilizada há milhares de anos, sem que se conheça registro de morte com causalidade direta por seu uso ou em decorrência de efeitos colaterais graves. Utilizada pelos nossos ancestrais, foi uma das primeiras plantas a serem domesticadas pelo homem para uso terapêutico, espiritual e têxtil. Estão descritas algumas subespécies, como a *C. sativa sativa*, a *C. sativa indica* e a *C. sativa ruderalis*. Na Figura 1 estão representadas as subespécies mais estudadas.[1]

Também conhecida pelo nome de maconha, a *Cannabis* já esteve presente na Farmacopeia Brasileira 1ª edição, da qual foi retirada em 1929. Em 2014 a Agência de Vigilância Sanitária (Anvisa) criou o código de Denominação Comum Brasileira (DCB) e publicou na lista de plantas medicinais a *Cannabis sativa*, classificada como uma única espécie.[2]

As plantas da espécie de *Cannabis sativa* podem ser bem diferentes, tanto na estrutura física como na química. Suas características biológicas e morfológicas dependem diretamente das condições em que a planta se desenvolve, tais como temperatura, altitude, luminosidade, umidade, tipo de solo, fertilizante utilizado e especialmente a forma de cultivo (maturação da planta) e a pós-colheita (secagem e armazenamento), que interferem no processo de produção da resina, fator relacionado com a alteração na concentração dos canabinoides.[1] Até agora mais de 500 constituintes da *Cannabis* foram identificados, 125 canabinoides foram isolados dos mais de 150 já identificados, além de outras

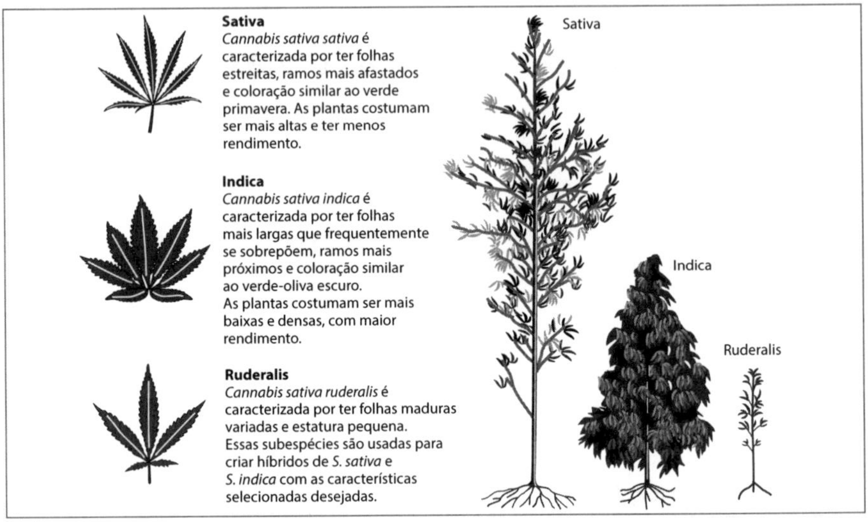


FIGURA 1 Diferenças morfológicas entre as subespécies de *Cannabis sativa*.
Fonte: adaptada de Messina et al., 2015.[1]

moléculas, que incluem fenóis não canabinoides, flavonoides, terpenos, alcaloides e outros.[3]

Esse fitocomplexo, responsável pelas propriedades terapêuticas da cânabis, é sintetizado no interior de glândulas epidérmicas especializadas conhecidas como tricomas glandulares, onde se encontram as células secretoras, presentes principalmente nas infrutescências partenocárpicas femininas não fertilizadas antes da senescência.[4] Diferentemente dos canabinoides endógenos, sintetizados pelo próprio organismo humano, anandamida (AEA) e 2-araquidonoilglicerol (2-AG), o termo "fitocanabinoide" é indicado para os canabinoides presentes na planta.[5]

Os canabinoides são um grupo de compostos com estrutura terpenofenólica característica C21 ou C22. Podem ser classificados em 11 subclasses:[3]

1. Canabicromeno (CBC).
2. Canabidiol (CBD).
3. Canabielsoína (CBE).
4. Canabigerol (CBG).
5. Canabiciclol (CBL).
6. Canabinol (CBN).
7. Canabinodiol (CBND).
8. Canabitriol (CBT).

9. Delta-8-*trans*-tetra-hidrocanabinol (delta-8-THC).
10. Delta-9-*trans*-tetra-hidrocanabinol (delta-9-THC).
11. Canabinoides do tipo miscelânea.

A maioria desses canabinoides, inicialmente, é formada como ácidos carboxílicos (p. ex., delta-9-THCA, CBDA, CBGA etc.), que, ao serem descarboxilados – em consequência da secagem, envelhecimento, combustão ou aquecimento –, transformam-se em suas formas neutras correspondentes (THC, CBD, CBG etc.).[6]

O ácido canabigerólico (CBGA) representa o canabinoide primário do qual os canabinoides menores ácidos e neutros são derivados. O CBGA é convertido em ácido tetra-hidrocanabinólico (THCA), ácido canabidiólico (CBDA) e ácido canabicromênico (CBCA), por meio das respectivas enzimas oxidociclases. Os ligantes de alta afinidade com os receptores canabinoides são o CBN, o delta-8-THC e o delta-9-THC, sendo os dois últimos os compostos que apresentam atividades biológicas reconhecidas. O delta-9-THC, em 1964, foi o primeiro caso comprovado de isolamento, na forma pura, de um princípio ativo da *Cannabis sativa*, e suas concentrações podem alcançar até mais de 25% nas plantas. Desde então, vários estudos têm sido realizados com o objetivo de identificar possíveis relações entre essas estruturas químicas e sua respectiva atividade biológica.[7-9]

Já o delta-8-THC é produzido por meio de um processo físico-químico derivado do CBD e tem ações psicotrópicas menores que as do delta-9-THC (redução de 20-25%), porém com maior capacidade de induzir intoxicações.[10] O CBN é um produto oxidante, resultado do envelhecimento do THC, causado pela exposição à luz e ao oxigênio. Apesar de ser derivado do THC, possui ações psicotrópicas mais leves e tem afinidade maior pelos receptores CB2.[9,11]

O CBG é encontrado em baixa concentração nas plantas, e sua forma ácida é precursora do THCA e do CBDA, capaz de dessensibilizar o receptor de potencial transitório vaniloide tipo 1 (TRPV1) e de atuar como agonista parcial dos receptores canabinoides tipos 1 e 2 (CB1 e CB2). O CBD é um canabinoide estável e atua como antagonista competitivo, equilibrando o THC, com diversas propriedades medicinais devido a sua maior afinidade pelos receptores CB2 e receptores não canabinoides, como o receptor 5-hidroxitriptamina 1A (5-HT1A).[3,7,9,11] O CBD chega a ter 100 vezes menos afinidade pelo receptor CB1 que o delta 9-THC.[12] Presente em pequenas quantidades nas plantas (< 1%), em alguns casos raros sua concentração pode chegar até 15%.[13] Na Tabela 1 encontra-se um resumo dos mecanismos de ação de alguns fitocanabinoides.

**TABELA 1** A estrutura molecular e mecanismo de ação dos fitocanabinoides

| Fitocanabinoide | Estrutura molecular | Mecanismo de ação |
|---|---|---|
| Delta-9-THC | 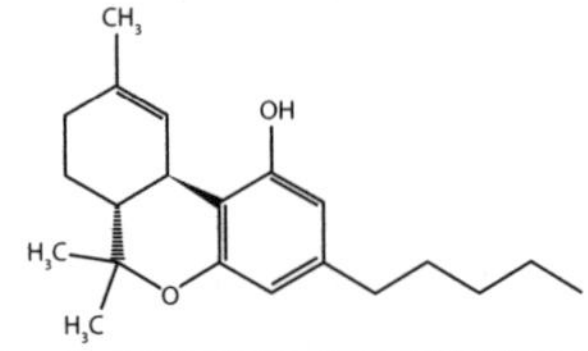 | ▪ Psicoativo<br>▪ Agonista parcial dos receptores CB1 e CB2 |
| CBD | 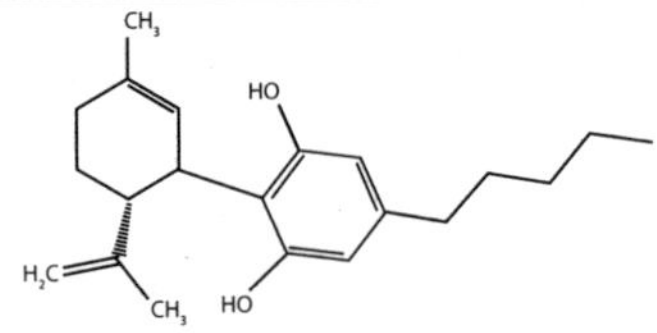 | ▪ Antagonista inespecífico dos receptores CB1 e CB2<br>▪ Inibe a reabsorção de AEA |
| CBN | 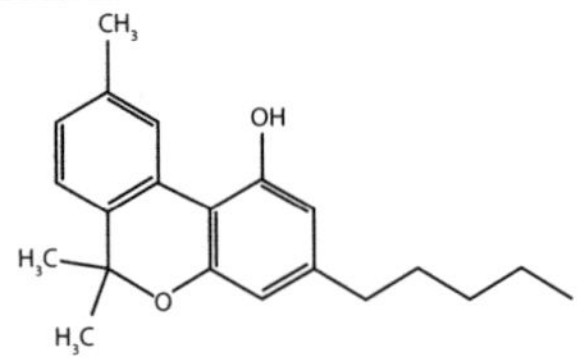 | ▪ Agonista débil de CB1<br>▪ Agonista parcial de CB2 |
| CBG | 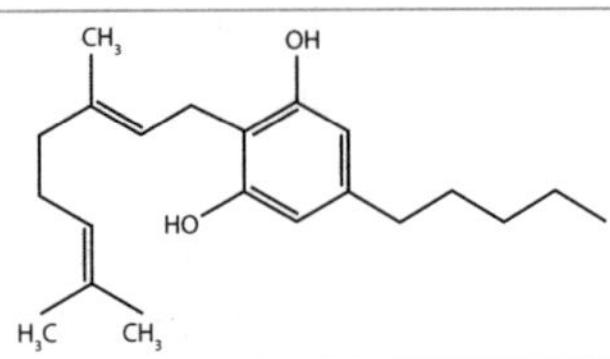 | ▪ Agonista de TRPA1 e TRPV1<br>▪ Inibe a reabsorção de AEA |
| CBC | 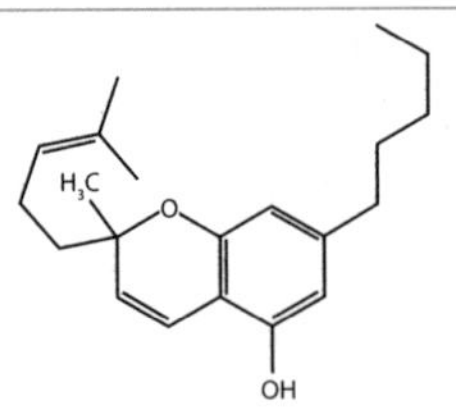 | ▪ Agonista de TRPA1<br>▪ Inibe a reabsorção de AEA |

AEA: anandamida; CB1: receptor canabinoide tipo 1; CB2: receptor canabinoide tipo 2; CBC: canabicromeno; CBD: canabidiol; CBG: canabigerol; CBN: canabinol; delta-9-THC: delta-9-tetra-hidrocanabinol; TRPA1: receptor de potencial transitório de anquirina 1; TRPV1: receptor de potencial transitório vaniloide 1.
Fonte: adaptada de Pisanti et al., 2017.[14]

Existem inúmeras variedades de *Cannabis sativa*, diferentes em genótipos e fenótipos, que são as plantas denominadas híbridas, resultado da cruza de diferentes subespécies, chamadas de quimiotipos, quimiovariedades, chemovares ou *strains*. Com isso, ocorrem diferentes combinações dos compostos ativos da planta, proporcionando variedades mais ricas em determinados canabinoides. Além disso, outros compostos estão presentes na *Cannabis*, como os terpenos e os flavonoides, que também sofrem variações e interagem entre si, proporcionando respostas terapêuticas variadas.[11]

Outras plantas também produzem fitocanabinoides que têm afinidade de ligação pelos receptores CB1 e CB2 e são capazes de ativar o sistema endocanabinoide. O grupo de Messina et al. isolou um canabinoide chamado *perrottetinen*, presente em plantas do gênero *Radula*. Também esses fitocanabinoides podem ser encontrados na *Echinacea purpurea*, na *Echinacea angustifolia*, na *Echinacea pallida*, na *Acmella oleracea*, na *Helichrysum umbraculigerum*, na *Radula marginata*, na *Piper methysticum* (Kava), na *Route graveolens*, no lúpulo, na pimenta-do-reino, no cacau e nas catequinas presentes na *Camellia sinensis* (chá verde).[1]

Ao elucidar as funções dos fitocanabinoides primários, pesquisadores da indústria farmacêutica modificaram a estrutura do THC no intuito de entender suas ações farmacológicas. O Nabilone é um exemplo de medicamento, com estrutura semelhante ao tetra-hidrocanabinol, aprovado para uso medicinal como adjuvante no tratamento de náuseas e vômitos associados à quimioterapia. Outros canabinoides sintéticos estão presentes em pesquisas, como Dronabinol, WIN-55, JHW-018 e HU-210. Embora esses canabinoides sintéticos tenham sido desenvolvidos com intenções de uso medicinal, devem ser utilizados com cautela, pois, devido a sua alta potência de afinidade com os receptores CB1, podem estar associados a efeitos adversos psicoativos importantes, com potencial de abuso, resultando em um perfil desfavorável de risco-benefício. Por isso, devem ser cuidadosamente avaliados para aplicações clínicas. Os canabinoides sintéticos, considerados ilícitos desde 2011 nos EUA, como *Spice* e *K2*, são exemplos de drogas que extrapolaram o uso medicinal e se tornaram uma ameaça à saúde pública daquele país.[15,16]

## O efeito comitiva

A *Cannabis sativa* produz centenas de fitomoléculas, incluindo fitocanabinoides, terpenos e flavonoides que interagem entre si, causando atividade biológica aprimorada. Ethan Russo,[4] em uma revisão de 2011, avaliou a interação e a sinergia entre fitocanabinoides e terpenoides, identificando que essa combinação de fitomoléculas produz efeitos terapêuticos únicos e contribui para o efeito comitiva de extratos medicinais à base de *Cannabis*. Os terpenoides são farmacologicamente versáteis, responsáveis pelas características organolépticas (sabor e aroma) dos alimentos, com características lipofílicas e capazes de interagir com membranas celulares, canais iônicos neuronais e musculares, receptores de neurotransmissores, receptores acoplados à proteína G, sistemas de segundos mensageiros e enzimas. Têm efeitos potentes porém seguros, afetando o comportamento animal quando inalados do ar ambiente mesmo em níveis séricos baixos,[4] e são capazes de aumentar seletivamente a atividade canabinoide com seus efeitos canabimiméticos.[17]

Revisões sobre o efeito comitiva apontam que essas interações são potenciais fontes de estímulo para a produção de novos medicamentos para dor[18] e transtornos ansioso-depressivos.[19]

Existem cerca de 120 terpenos identificados.[3] As atividades farmacológicas dos principais terpenoides e a sinergia com os canabinoides são apresentadas na Tabela 2.

TABELA 2 Atividades dos terpenoides e a sinergia com os canabinoides

| Terpeno | Atividade farmacológica | Sinergia |
|---|---|---|
| Limoneno | Antidepressivo, anti-inflamatório, antitumoral | CBD, THC e CBG |
| Alfa-pineno | Anti-inflamatório, antibiótico, broncodilatador, amplia a memória por meio da inibição da acetilcolinesterase | CBD e THC |
| Mirceno | Antioxidante, anti-inflamatório, analgésico, sedativo, hipnótico e relaxante muscular | CBD, THC e CBG |
| Linalol | Ansiolítico, analgésico, sedativo e com efeitos anestésicos locais | CBD, THC, THCV e CBDV |
| Beta-cariofileno | Anti-inflamatório | CBD e THC |

CBD: canabidiol; CBDV: canabidivarina; CBG: canabigerol; THC: tetra-hidrocanabinol; THCV: tetra-hidrocanabivarina.
Fonte: Russo et al., 2011.[4]

Os flavonoides pertencem a um grupo de fitonutrientes chamados polifenóis e também são responsáveis pelas características organolépticas da planta. Assim como os terpenos, participam do efeito *entourage* e realizam ações terapêuticas antioxidantes e anti-inflamatórias. Alguns flavonoides encontrados na *Cannabis* sativa são as canaflavinas (A, B e C), a quercetina, a apigenina, a luteonina e a naringenina.[3,20]

As combinações entre os compostos citados foram superiores ao uso de moléculas únicas no tratamento médico devido ao efeito comitiva ou efeito *entourage*. Esse termo foi originalmente cunhado por Ben-Shabat para se referir aos efeitos potencializadores dos subprodutos metabólicos endocanabinoides nos receptores canabinoides CB1 e CB2.[21] O efeito comitiva amplia o efeito terapêutico da cânabis pela potencialização da ação dos canabinoides e inibição de possíveis efeitos colaterais.[22]

Nesse sentido, Pamplona et al., em metanálise publicada em 2019, concluíram que, quando se utiliza a planta toda – extrato *full spectrum* –, o paciente apresenta melhor resposta terapêutica em comparação ao uso de um canabinoide isolado, além de necessitar de doses menores para alcançar o mesmo efeito. Nesse estudo, pacientes tratados com extratos ricos em CBD relataram dose média mais baixa (6 mg/kg/dia) do que aqueles que usaram CBD isolado (25,3 mg/kg/dia). Os relatos de efeitos adversos foram mais frequentes em produtos contendo CBD isolado. Os extratos ricos em CBD parecem apresentar um perfil terapêutico melhor do que o do CBD isolado. As raízes dessa diferença provavelmente se devem aos efeitos sinérgicos do CBD com outros fitocompostos.[23]

O efeito comitiva ou efeito *entourage* não é uma característica exclusiva da *Cannabis sativa*, mas dos fitoterápicos em geral, cujo princípio ativo são os fitocomplexos, permitindo alcançar maior ação terapêutica quando se utiliza a planta toda, em vez de usar apenas um composto isolado, ou apenas uma parte das plantas.

## Farmacodinâmica e ações terapêuticas dos fitocanabinoides

Os fitocanabinoides produzidos pela *Cannabis sativa* L. são moléculas similares àquelas que o corpo humano elabora, os endocanabinoides. Eles ativam o sistema endocanabinoide, que, por meio de diversas reações fisiológicas, promove a homeostase do organismo. Em uma passagem do livro *Maconha, cérebro e saúde*, os autores, Sidarta Ribeiro e Renato Malcher-Lopes, reiteram a importância da descoberta de receptores específicos que interagem com substâncias produzidas pelo próprio corpo (endocanabinoides), semelhantes aos canabinoides presentes na planta (fitocanabinoides).[24]

> A existência dos receptores CB1 revelou que no próprio cérebro existe um conjunto de mecanismos especificamente desenvolvidos durante a evolução para interagir com substâncias semelhantes aos canabinoides da maconha, mas de origem endógena. A descoberta desses receptores revelou que o

sistema nervoso produz suas próprias "maconhas" para serem utilizadas em circunstâncias e locais cerebrais precisamente controlados pelo organismo.

As ações terapêuticas dos fitocanabinoides são estudadas há muitos anos. As primeiras publicações iniciaram com William O'Shaugnessy em 1839, quando se propôs a registrar o potencial médico da *Cannabis* em seu artigo intitulado *Sobre as preparações da cannabis indiana, ou Gunjah.*[25] Ao isolar, na década de 1960, os componentes da cânabis e identificar suas estruturas químicas, o grupo do professor Raphael Mechoulam, em Israel, brindou o mundo científico com novas perspectivas para o tratamento de diferentes condições de saúde. Em 1980, uma equipe de investigadores chefiados pelo professor Elisaldo Carlini, da Faculdade de Ciências Médicas da Santa Casa de São Paulo, marcou época publicando um ensaio clínico, duplo-cego, placebo-controlado, demonstrando nos pacientes selecionados no estudo, as ações anticonvulsivantes do CBD.[26]

Além dessa importante ação terapêutica, o canabidiol também tem potencial antioxidante, anti-inflamatório, analgésico, neuroprotetor, imunomodulador, antitumoral, ansiolítico, antidepressivo e antipsicótico.[12,14,27]

Uma das moléculas mais estudadas da *C. sativa* é o delta-9-THC. Com alta potência psicoativa, mimetiza a ação da AEA e tem um rápido mecanismo de ação devido a sua característica lipofílica. É capaz de produzir efeitos variados no organismo, e dentre eles se destacam aumento do apetite, analgesia, indução do sono e ainda redução da espasticidade.[28] Outro componente com importantes ações terapêuticas é o CBN, que vem sendo cada vez mais estudado devido a suas propriedades de neuroproteção,[29] modulação da pressão intraocular,[30] antitumoral,[31] anti-inflamatória, redução de estresse oxidativo,[27] estimulação do apetite[32] e indução do sono.[33]

Em uma revisão sistemática de 2020, Stone et al. apontam a propriedade neuroprotetora dos canabinoides CBG, CBC, CBN, CBDV, THCV e THCA. O CBG ainda apresenta importante ação imunomoduladora,[34] antibacteriana[35] – especialmente contra *S. mutans* –, antitumoral,[36] anti-inflamatória intestinal e anti-hipertensiva, atuando como agonista de receptores adrenérgicos.[37]

Todos esses efeitos dos canabinoides são potencializados quando utilizados em conjunto com terpenos e flavonoides (*full spectrum*) e atuam de maneira única em cada organismo. Ainda que na presença de características fisiológicas semelhantes, como o mesmo peso, altura, sexo ou diagnóstico, cada pessoa apresenta respostas terapêuticas distintas a certos quimiotipos ou mesmo a doses personalizadas dos derivados da cânabis. Isso demonstra que, devido à evolução e versatilidade da planta, mais estudos sobre suas ações terapêuticas devem ser fomentados. Assim, a dose ideal dos canabinoides é aquela com a qual o paciente apresenta melhora dos sintomas sem apresentar efeitos colaterais.

Um estudo realizado por Zuardi et al. mostra que, com o aumento da dose do extrato rico em CBD, obtém-se uma melhora no quadro do paciente até alcançar a dose ideal, e que, conforme essa dosagem é incrementada, ocorre uma queda na resposta terapêutica e um aumento nos efeitos colaterais. Esse fenômeno é conhecido como "U invertido" e corrobora o fato de que a dose-resposta é individualizada, podendo ser alcançada com um acompanhamento terapêutico personalizado e longitudinal.[38]

## Farmacocinética e vias de administração

Todas as formas farmacêuticas podem ser utilizadas para a manipulação de produtos derivados de *Cannabis sativa*. A via de administração utilizada interfere no tempo de início de ação, metabolização e duração dos efeitos de seus princípios ativos. A forma farmacêutica utilizada no momento da terapêutica tem um papel fundamental no ajuste das doses, pois vai influenciar diretamente na absorção e distribuição dos canabinoides nela contidos. As vias mais empregadas na prática e suas características estão apresentadas na Tabela 3.

**TABELA 3** Principais vias de administração dos canabinoides e suas características farmacocinéticas

| Via de administração | Absorção | Biodisponibilidade | Metabolismo | Duração do efeito | Eliminação |
|---|---|---|---|---|---|
| Oral | 60-120 minutos | 4-20% | Hepático | 6-20 horas | ▪ Fecal e urinária<br>▪ 2-7 dias |
| Inalatória | 3-10 minutos | ▪ 10-35%<br>▪ Depende da forma de administração<br>▪ Pirólise reduz até 30% da concentração de canabinoides | Extra-hepático | 1-3 horas | – |

*(continua)*

**TABELA 3** Principais vias de administração dos canabinoides e suas características farmacocinéticas *(continuação)*

| Via de administração | Absorção | Biodisponibilidade | Metabolismo | Duração do efeito | Eliminação |
|---|---|---|---|---|---|
| Parenteral | 3-10 minutos | 10-35% | Hepático e extra-hepático | – | Fecal e urinária |
| Sublingual | 15-40 minutos | – | Extra-hepático | 3-10 horas | Fecal e urinária |
| Oftalmológica | > 60 minutos | 6-40% | Extra-hepático | – | – |
| Retal | – | 8-40% | Hepático e extra-hepático | – | Fecal e urinária |

Fonte: Grotenhermen, 2003;[39] McGilveray, 2005,[40] Lucas et al., 2018;[41] Huestis, 2007.[42]

A via oral é a modalidade em que a substância é administrada pela boca, seja um comprimido, cápsula, pílula ou uma solução líquida. Juntamente com a via sublingual, é a via de administração preferida para a prescrição dos óleos de *Cannabis*. Para que seja recomendada, o paciente deve ter condições de deglutir, sem envolver grandes esforços. Apesar de ser uma das vias de administração de medicamentos mais utilizadas, por ser considerada segura e menos onerosa, ela tem algumas limitações. Passa por um longo trajeto no trato digestivo e geralmente é absorvido apenas quando atinge o intestino delgado, atravessa a parede intestinal e atinge o fígado antes de ser transportado pela corrente sanguínea, ocasionando alteração de grande parte da química até chegar ao local a ser tratado. Não é recomendado o uso da via oral quando se necessita de uma dose precisa do medicamento, absorção rápida, quando existe deficiência na deglutição ou na absorção intestinal.[39,42,43]

Já na via sublingual, os medicamentos não são ingeridos, mas sim colocados sob a língua, para que sejam dissolvidos pela saliva e absorvidos diretamente pelos vasos sanguíneos locais.[43] Em geral estão disponíveis na forma de óleo, solução ou tinturas.

Outra via muito utilizada pelos pacientes usuários de cânabis é a inalada, seja ela vaporizada ou fumada (por combustão), pelo fato de ter rápida absorção e ação terapêutica, alcançando biodisponibilidade semelhante à via parenteral e proporcionando concentração plasmática superior à via oral. A via vaporizada é a preferida por ser altamente biodisponível e pelo fato de os aparelhos vaporizadores proporcionarem maior controle da temperatura, para melhor aproveitamento das propriedades terapêuticas dos fitocomplexos presentes nos tricomas das plantas.[44] As temperaturas usuais para vaporização dos canabinoides são apresentadas na Tabela 4.

**TABELA 4** Temperaturas de vaporização dos principais canabinoides

| Canabinoide | Temperatura de vaporização |
|---|---|
| THC | 157-240°C |
| THCV | 160-220°C |
| CBD | 160-179°C |
| CBG | 200-230°C |

CBD: canabidiol; CBG: canabigerol; THC: tetra-hidrocanabinol; THCV: tetra-hidrocanabivarina.
Fonte: Higgins, 2020.[44]

Um resumo do caminho percorrido pela administração de canabinoides no organismo, independentemente da via de administração, desde sua absorção até a excreção, é apresentado na Figura 2, tomando como exemplo o THC, porém pode ser estendida aos demais canabinoides.

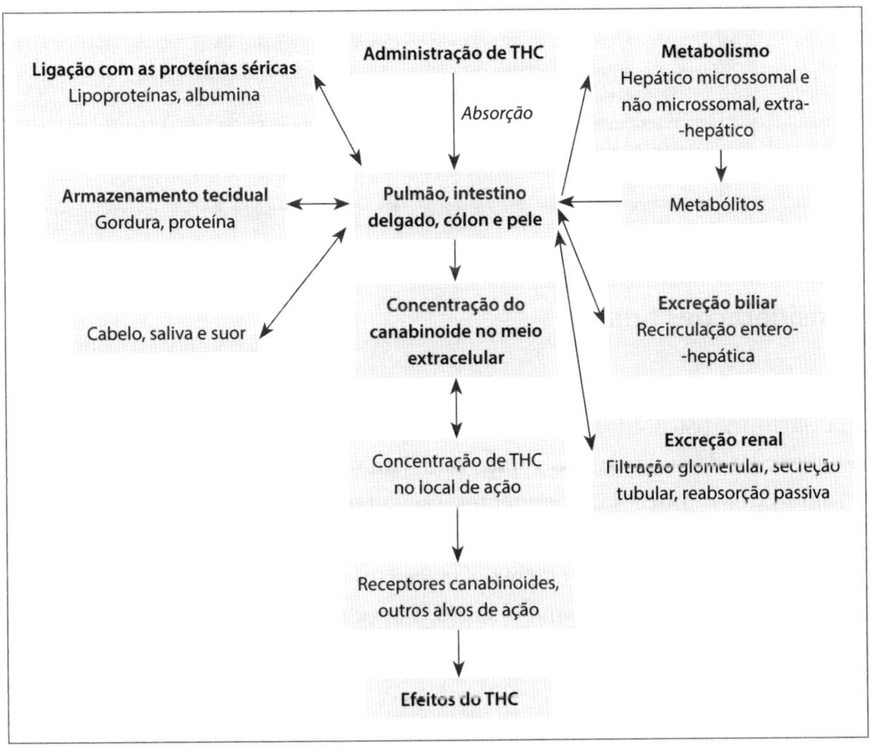


**FIGURA 2** Farmacocinética do THC e outros canabinoides.

THC: tetra-hidrocanabinol.

Fonte: adaptada de Grotenhermen, 2003.[39]

Vale ressaltar que o metabolismo do THC, principalmente se for administrado pela via oral, é predominantemente hepático e realizado por meio das isoenzimas do citocromo P450 (CYP 450). Transforma-se em 11-hidroxi-THC (11-OH-THC), que tem atividade psicoativa, e 11-carboxi-THC (11-COOH--THC), identificado nos exames de urina. Por se ligar rapidamente às proteínas plasmáticas, é amplamente distribuído pelo organismo, exercendo assim suas ações terapêuticas, e, após passar por um processo de glucuronidação, é excretado nas fezes e na urina. Seu metabolismo também ocorre em tecidos extra-hepáticos que expressam a CYP450, como intestino delgado e cérebro. A maior parte dessas moléculas persiste durante um longo prazo no tecido adiposo. O CBD, após hidroxilação a 7-hidroxicanabidiol (7-OH-CBD), é metabolizado por via hepática e seus metabólitos são excretados pela via fecal e, em menor grau, pela urina.[40,41]

Vários fatores interferem na biodisponibilidade dos canabinoides desde a estrutura corporal, dose terapêutica, via de administração e forma farmacêutica. Esse fato corrobora a necessidade de que os pacientes, com indicação de utilizar a terapêutica canabinoide, recebam um acompanhamento personalizado.

## Considerações finais

A *Cannabis sativa* é uma planta utilizada há milhares de anos, e conhecer sua estrutura física, morfológica e fisiológica ajuda a garantir melhor manejo no ajuste de dose. Entender a importância da variedade da planta utilizada e a função dos inúmeros componentes e seu efeito comitiva faz com que o profissional da saúde esteja mais preparado para acompanhar o paciente na prática clínica. Compreender as formas farmacêuticas e vias de administração dos produtos derivados de *Cannabis sativa* é importante para alcançar a resposta terapêutica desejada com o mínimo de efeitos colaterais.

## Referências bibliográficas

1. Messina F, Rosati O, Curini M, Marcotullio MC. Cannabis and bioactive cannabinoids. In: Studies in natural products chemistry. Elsevier; 2015. p.17-57. Disponível em: http://dx.doi.org/10.1016/b978-0-444-63473-3.00002-2; acessado em: 2 de julho de 2022.

2. Agência Nacional de Vigilância Sanitária (Anvisa). Ministério da Saúde. Resolução da Diretoria Colegiada n. 26. 2014 May 13.
3. Radwan MM, Chandra S, Gul S, ElSohly MA. Cannabinoids, phenolics, terpenes and alkaloids of Cannabis. Molecules. 2021 May 8;26(9):2774.
4. Russo EB. Taming THC: potential cannabis synergy and phytocannabinoid-terpenoid entourage effects. British Journal of Pharmacology. 2011 Jul 12;163(7):1344-64.
5. Hanus L, Pertwee R, Howlett AC. Early phytocannabinoid chemistry to endocannabinoids and beyond. Nature Reviews Neuroscience. 2014 Oct 15.
6. Thomas BF, ElSohly M. The analytical chemistry of Cannabis: quality assessment, assurance, and regulation of medicinal marijuana and cannabinoid preparations. Elsevier; 2015.
7. Hanuš LO, Meyer SM, Muñoz E, Taglialatela-Scafati O, Appendino G. Phytocannabinoids: a unified critical inventory. Natural Product Reports. 2016;33(12):1357-92.
8. Mechoulam R, Hanuš L. A historical overview of chemical research on cannabinoids. Chemistry and Physics of Lipids. 2000 Nov;108(1-2):1-13.
9. Turner SE, Williams CM, Iversen L, Whalley BJ. Molecular pharmacology of phytocannabinoids. In: Progress in the chemistry of organic natural products. Cham: Springer International Publishing; 2017. p.61-101. Disponível em: http://dx.doi.org/10.1007/978-3-319-45541-9_3; acessado em: 15 de julho de 2022.
10. HAN Archive – 00451. Health Alert Network (HAN). 2021. Disponível em: https://emergency.cdc.gov/han/2021/han00451.asp; acessado em: 2 de julho de 2022.
11. Russo EB. Cannabis and cannabinoids: pharmacology, toxicology, and therapeutic potential. Routledge; 2013.
12. García-Gutiérrez MS, Navarrete F, Gasparyan A, Austrich-Olivares A, Sala F, Manzanares J. Cannabidiol: a potential new alternative for the treatment of anxiety, depression, and psychotic disorders. Biomolecules. 2020 Nov 19;10(11):1575.
13. Amin MR, Ali DW. Pharmacology of medical Cannabis. In: Advances in experimental medicine and biology. Cham: Springer International Publishing; 2019. p.151-65. Disponível em: http://dx.doi.org/10.1007/978-3-030-21737-2_8; acessado em: 3 de julho de 2022.
14. Pisanti S, Malfitano AM, Ciaglia E, Lamberti A, Ranieri R, Cuomo G, et al. Cannabidiol: state of the art and new challenges for therapeutic applications. Pharmacology Therapeutics. 2017 Jul;175:133-50.
15. Schurman LD, Lu D, Kendall DA, Howlett AC, Lichtman AH. Molecular mechanism and cannabinoid pharmacology. In: Substance use disorders. Cham: Springer International Publishing; 2019. p.323-53. Disponível em: http://dx.doi.org/10.1007/164_2019_298; acessado em: 2 de julho de 2022.
16. Drugs corporate-body. Synthetic cannabinoids in Europe: a review. Publications Office of the EU. 2021. Disponível em: https://op.europa.eu/publication/manifestation_identifier/PUB_TD0221819ENC; acessado em: 2 de julho de 2022.
17. LaVigne JE, Hecksel R, Keresztes A, Streicher JM. Cannabis sativa terpenes are cannabimimetic and selectively enhance cannabinoid activity. Scientific Reports. 2021 Apr 15;11(1).
18. Anand U, Pacchetti B, Anand P, Sodergren MH. Cannabis-based medicines and pain: a review of potential synergistic and entourage effects. Pain Management. 2021 Jul;11(4):395-403.
19. Ferber SG, Namdar D, Hen-Shoval D, Eger G, Koltai H, Shoval G, et al. The "entourage effect": terpenes coupled with cannabinoids for the treatment of mood disorders and anxiety disorders. Current Neuropharmacology. 2020 Jan 23;18(2):87-96.
20. Bautista JL, Yu S, Tian L. Flavonoids in Cannabis sativa: biosynthesis, bioactivities, and biotechnology. ACS Omega. 2021 Feb 18;6(8):5119-23.
21. Ben Shabat S, Fride E, Sheskin T, Tamiri T, Rhee M-H, Vogel Z, et al. An entourage effect: inactive endogenous fatty acid glycerol esters enhance 2-arachidonoyl-glycerol cannabinoid activity. European Journal of Pharmacology. 1998 Jul;353(1):23-31.
22. Koltai H, Namdar D. Cannabis phytomolecule "entourage": from domestication to medical use. Trends in Plant Science. 2020 Oct;25(10):976-84.

23. Pamplona FA, da Silva LR, Coan AC. Corrigendum: potential clinical benefits of cbd-rich Cannabis extracts over purified CBD in treatment-resistant epilepsy: observational data meta-analysis. Frontiers in Neurology. 2019 Jan 10;9.
24. Malcher-Lopes R, Ribeiro S. Maconha, cérebro e saúde. 2.ed. Reviver; 2007.
25. Journal of the Asiatic Society of Bengal: Asiatic Society of Bengal: free download, borrow, and streaming: Internet archive. Disponível em: https://archive.org/details/journalofasiatic08asia/page/715/mode/1up?view=theater; acessado em: 3 de julho de 2022.
26. Cunha JM, Carlini EA, Pereira AE, Ramos OL, Pimentel C, Gagliardi R, et al. Chronic administration of cannabidiol to healthy volunteers and epileptic patients. Pharmacology. 1980;21(3):175-85.
27. Zurier RB, Burstein SH. Cannabinoids, inflammation, and fibrosis. The FASEB Journal. 2016 Jul 19;30(11):3682-9.
28. Grotenhermen F, Müller-Vahl K. The therapeutic potential of Cannabis and cannabinoids. Deutsches Ärzteblatt international. 2012 Jul 23.
29. Liang Z, Soriano-Castell D, Kepchia D, Duggan BM, Currais A, Schubert D, et al. Cannabinol inhibits oxytosis/ferroptosis by directly targeting mitochondria independently of cannabinoid receptors. Free Radical Biology and Medicine. 2022 Feb;180:33-51.
30. Somvanshi RK, Zou S, Kadhim S, Padania S, Hsu E, Kumar U. Cannabinol modulates neuroprotection and intraocular pressure: a potential multi-target therapeutic intervention for glaucoma. Biochimica et Biophysica Acta (BBA) – Molecular Basis of Disease. 2022 Mar;1868(3):166325.
31. Wang B, Li D, Cherkasova V, Gerasymchuk M, Narendran A, Kovalchuk I, et al. Cannabinol inhibits cellular proliferation, invasion, and angiogenesis of neuroblastoma via novel miR-34a/tRiMetF31/PFKFB3 Axis. Cancers. 2022 Apr 10;14(8):1908.
32. Farrimond JA, Whalley BJ, Williams CM. Cannabinol and cannabidiol exert opposing effects on rat feeding patterns. Psychopharmacology. 2012 Apr 28;223(1):117-29.
33. Lavender I, McGregor IS, Suraev A, Grunstein RR, Hoyos CM. Cannabinoids, Insomnia, and Other Sleep Disorders. Chest. 2022 May.
34. Stone NL, Murphy AJ, England TJ, O'Sullivan SE. A systematic review of minor phytocannabinoids with promising neuroprotective potential. British Journal of Pharmacology. 2020 Sep.
35. Aqawi M, Sionov RV, Gallily R, Friedman M, Steinberg D. Anti-bacterial properties of cannabigerol toward streptococcus mutans. Frontiers in Microbiology. 2021 Apr 22;12.
36. Lah TT, Novak M, Pena Almidon MA, Marinelli O, Žvar Baškovič B, Majc B, et al. Cannabigerol is a potential therapeutic agent in a novel combined therapy for glioblastoma. Cells. 2021 Feb 5;10(2):340.
37. Nachnani R, Raup-Konsavage WM, Vrana KE. The pharmacological case for cannabigerol. Journal of Pharmacology and Experimental Therapeutics. 2020 Nov 9;376(2):204-12.
38. Linares IM, Zuardi AW, Pereira LC, Queiroz RH, Mechoulam R, Guimarães FS, et al. Cannabidiol presents an inverted U-shaped dose-response curve in a simulated public speaking test. Brazilian Journal of Psychiatry. 2019 Feb;41(1):9-14.
39. Grotenhermen F. Pharmacokinetics and pharmacodynamics of cannabinoids. Clinical Pharmacokinetics. 2003;42(4):327-60.
40. McGilveray IJ. Pharmacokinetics of cannabinoids. Pain Research and Management. 2005;10(suppl a):15A-22A.
41. Lucas CJ, Galettis P, Schneider J. The pharmacokinetics and the pharmacodynamics of cannabinoids. British Journal of Clinical Pharmacology. 2018 Aug 7;84(11):2477-82.
42. Huestis MA. Human cannabinoid pharmacokinetics. Chemistry Biodiversity. 2007 Aug;4(8):1770-804.
43. Brunton LL, Hilal-Dandan R, Knollmann Björn C. As bases farmacológicas da terapêutica de Goodman e Gilman. 13.ed. Porto Alegre: Artmed; 2018.
44. Higgins C. The Cannabis prescription: how to use medical marijuana to reduce or replace pharmaceutical medications. Independent publisher; 2020.

# 4

# Interações medicamentosas, efeitos adversos e contraindicações

Katy Lísias Gondim Dias de Albuquerque

## Introdução

A *Cannabis sativa* L. é uma das plantas mais cultivadas do mundo e há séculos suas propriedades medicinais vêm sendo usadas pela humanidade. Ela contém mais de 500 metabólitos secundários e muitos deles apresentam efeitos terapêuticos importantes, por exemplo, terpenos, flavonoides, fitocanabinoides, dentre outros. Dessas 500 substâncias encontradas na *Cannabis*, mais de 100 são fitocanabinoides, sendo os principais o delta-9-tetra-hidrocanabinol (delta-9-THC) e o canabidiol (CBD).[1] Esses metabólitos secundários são sintetizados pela *Cannabis* em células secretórias chamadas de tricomas glandulares (Figura 1), que estão presentes em maiores concentrações nas flores fêmeas não fertilizadas, antes da senescência.[2]

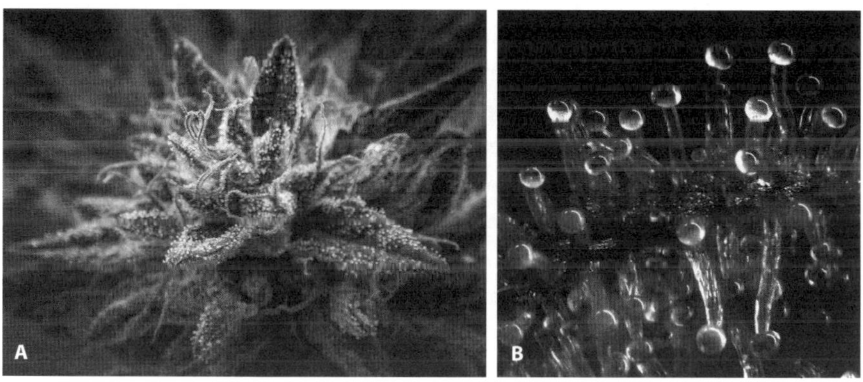


FIGURA 1 Tricomas glandulares presentes nas flores da *Cannabis*.

O THC é um agonista do receptor canabinoide tipo 1 (CB1) e pode ser usado na prática clínica para o tratamento de dor, náusea, espasticidade/espasmos, estimulação do apetite, ansiedade, depressão, transtorno de estresse pós-traumático (TEPT), insônia, dentre outros.[3] Já o CBD é um modulador alostérico negativo do receptor CB1[4] e atua em vários outros tipos de receptores, incluindo receptor de potencial transitório vaniloide tipo 1 (TRPV1) (dessensibilizando esse receptor e diminuindo a inflamação[5]), receptor 5-hidroxitriptamina 1A (5-HT1A), adenosina A2A, além de outros alvos celulares, podendo ser usado na clínica para produzir ação analgésica, anticonvulsivante, anti-inflamatória (incluindo condições autoimunes), ansiolítica, efeitos antipsicóticos, neuroprotetores, dentre outros. Dessa forma, tratamento com medicamentos à base de *Cannabis* pode ser bastante útil em vários sintomas e condições clínicas concomitantemente, o que pode, portanto, ajudar a reduzir a polifarmácia.[3]

O canabidiol tem se mostrado seguro no tratamento de doenças neurodegenerativas, tais como esclerose lateral amiotrófica,[6] Parkinson,[7] Huntington[8] e Alzheimer,[9] principalmente por causa de sua propriedade anti-inflamatória[10] e antioxidante,[11] modulando citocinas pró-inflamatórias como a interleucina-1-beta (IL-1-beta),[12] a interleucina-6 (IL-6)[13] e o fator de necrose tumoral (TNF-alfa).[12]

Os fitocanabinoides na forma ácida (p. ex., ácido tetra-hidrocanabinólico, THCA, e ácido canabinólico, CBDA), encontrados na planta *in natura*, são menos estudados do que suas formas não ácidas ou descarboxiladas (THC e CBD), obtidas após o aquecimento da planta. Entretanto, esses fitocanabinoides ácidos apresentam propriedades farmacológicas fascinantes.

O THCA apresenta ação anti-inflamatória por meio do antagonismo do TNF-alfa,[14] forte ação antiemética[15] e recentemente foi demonstrada uma ação agonista do receptor nuclear PPAR-gama com efeitos neuroprotetores,[16] além de seu efeito anticonvulsivante.[17] Já o CBDA apresenta uma excelente ação antiemética[18] e ansiolítica[5] em roedores. "Canabinoide" é um termo genérico que pode ser atribuído aos canabinoides endógenos, aos sintéticos e aos presentes na *Cannabis sativa* L., que particularmente são chamados de fitocanabinoides.

Os metabólitos secundários da *Cannabis sativa* L. são importantes no tratamento de diversas doenças graves, intratáveis com a terapia convencional, mas muitas vezes são usados em conjunto com outros fármacos, podendo resultar em uma interação medicamentosa.

## Interações medicamentosas

As interações medicamentosas ocorrem quando duas ou mais substâncias são administradas em conjunto, podendo haver interferência de uma delas sobre as outras, alterando o efeito esperado, qualitativa ou quantitativamente. Assim, pode-se obter um sinergismo ou um antagonismo, parcial ou total, desses efeitos. Essas interações podem acontecer fora do corpo do indivíduo, por meio da manipulação de substâncias na preparação dos medicamentos, chamadas de interações físico-químicas, e dentro do corpo do indivíduo, chamadas de interações terapêuticas, classificadas em farmacocinética e farmacodinâmica, que podem ocorrer após a administração dos fármacos ou fitofármacos.[19]

Dentre as diferentes substâncias presentes na *Cannabis sativa* L., serão vistas a seguir as principais interações medicamentosas, envolvendo os fitocanabinoides expressos em maior quantidade e os mais bem estudados, que são o CBD e o THC. Os metabólitos secundários da *Cannabis sativa* L. podem interagir entre si, por meio do "efeito comitiva" ou "efeito *entourage*", que é característico dos fitocompostos, promovendo interação entre eles que poderia resultar em sinergismo ou potencialização de suas respostas no organismo.[2]

O sinergismo acontece quando uma substância potencializa o efeito de outra, sendo possível, dessa forma, administrar uma dose menor de fármacos, que apresentam índice terapêutico baixo, mantendo sua eficácia clínica e tornando a terapia mais segura para o paciente. Já o antagonismo pode ser observado quando uma substância diminui a eficácia clínica de outra, nesse caso trazendo prejuízo ao tratamento. No antagonismo, uma substância também pode promover a diminuição dos efeitos colaterais e adversos de outra, nesse caso tornando a terapia mais segura para o indivíduo.[20] Muitas dessas substâncias já são aplicadas no tratamento de diversas doenças há décadas e cada vez mais a Ciência vem elucidando o modo de como elas agem em nosso corpo e de que maneira as interações entre elas e os fármacos disponíveis na clínica poderiam melhorar ou agravar os sintomas apresentados pelas pessoas.

Algumas interações medicamentosas entre fitocanabinoides e fármacos anticonvulsivantes são bem clássicas. É o que acontece entre o canabidiol e o clobazam e entre o canabidiol e o ácido valproico.[21]

As interações medicamentosas entre fitocanabinoides e fármacos anticonvulsivantes atualmente são consideradas seguras, pois geram efeitos adversos que não são graves e que podem ser resolvidos reduzindo a dose do canabidiol, do clobazam ou do ácido valproico. Entretanto, é necessário monitorar a função hepática, por meio das transaminases hepáticas (TGO, TGP e Gama-GT), pois alguns pacientes apresentaram essa função alterada ao associarem ácido valproico e canabidiol, mas esse efeito adverso pode ser resolvido reduzindo a dose dessas substâncias.[21]

Outro ponto que também deve ser monitorado são os níveis séricos do clobazam e do ácido valproico, pois o canabidiol aumenta a taxa de biotransformação dessas substâncias, elevando os níveis de seus metabólitos; caso necessário, deve-se fazer o ajuste de dose desses fármacos para mantê-los sempre dentro da faixa terapêutica.[21]

É bem relatado que o canabidiol, além de ser um substrato, é também um inibidor de algumas isoformas do citocromo P450, diminuindo a biotransformação do THC e de alguns fármacos usados atualmente na clínica.[22] Por outro lado, o uso prolongado do canabidiol também pode induzir algumas isoformas do citocromo P450, como o CYP1A1, aumentando a taxa de biotransformação de algumas substâncias.[23] O antibiótico rifampicina, indutor do CYP3A4, reduziu significantemente o pico de concentração plasmática do CBD, enquanto o antifúngico cetoconazol, inibidor enzimático clássico do CYP3A4, quase dobrou a concentração plasmática máxima desse canabinoide. Já o omeprazol, inibidor moderado do CYP2C19, não alterou a farmacocinética do CBD.[24]

Essas informações sobre interações medicamentosas, envolvendo canabinoides e fármacos usados na clínica, são de fundamental importância para fazer um ajuste na dose do canabinoide, ou seja, se uma pessoa está usando canabidiol e precisa introduzir a rifampicina, é necessário aumentar a dose do canabidiol para que ele volte a ficar dentro da faixa terapêutica e mantenha sua eficácia. Já se o fármaco em uso for o cetoconazol, deve-se diminuir a dose do canabidiol para dentro da faixa terapêutica e evitar eventos de toxicidade.

O THC é biotransformado no fígado pelo CYP2C e pode interagir com fármacos que utilizam essa mesma isoforma para serem biotransformados, podendo levar a redução da concentração plasmática desses fármacos como é o que acontece com a clozapina e olanzapina, por exemplo.[5] No entanto, medicamentos antirretrovirais, usados em pacientes com Aids, e medicamentos citostáticos, usados em pacientes oncológicos, não apresentam alteração em suas concentrações plasmáticas quando usados em conjunto com canabinoides.[22] Os fitocanabinoides interagem mais frequentemente com as substâncias que utilizam os mesmos sistemas efetores, podendo promover aumento ou diminuição de seus efeitos.[24]

As principais interações clinicamente relevantes acontecem quando os fitocanabinoides são usados em conjunto com álcool e benzodiazepínicos, ou com fármacos que agem no sistema cardiovascular, por exemplo, anfetaminas, atropina e betabloqueadores.[25]

Um exemplo de uma interação medicamentosa benéfica é a que acontece entre os fitocanabinoides e os medicamentos broncolíticos, analgésicos, antieméticos e os medicamentos usados no tratamento de glaucoma.[25] Um fator importante que deve ser levado em consideração durante a prescrição de fitocanabinoides é a proporção entre eles em um mesmo medicamento e o tempo de administração, caso eles se encontrem em medicamentos diferentes, pois isso pode repercutir clinicamente devido à interação entre esses fitocanabinoides. Um exemplo clássico é o que acontece com o CBD e o THC. O CBD pode aumentar a potência do THC, através de uma interação farmacocinética, se o CBD for administrado antes do THC, ou pode haver uma interação farmacodinâmica se eles forem administrados juntos, principalmente em uma dose alta da proporção CBD:THC.[26]

## Efeitos adversos

Eventos adversos ou colaterais estão presentes em todos os fármacos disponíveis no mercado. Entretanto, há fármacos que apresentam efeitos adversos/colaterais mais graves que outros. Os eventos adversos de medicamentos à base de *Cannabis sativa* L. estão mais associados, principalmente, aos efeitos psicoativos do THC, que podem surgir dependendo da dose e da predisposição do indivíduo. O CBD, além de sua atividade analgésica, anti-inflamatória e antioxidante,[27] diminui os efeitos adversos causados pelo THC, dentre eles sedação, taquicardia e ansiedade.[28]

A dose diária segura recomendada do THC deve ser de até 30 mg/dia, preferencialmente administrada em conjunto com o canabidiol, para diminuir esses efeitos psicoativos e o desenvolvimento de tolerância a esse fitocanabinoide.[3]

Na terapia com fitocanabinoides, os efeitos adversos/colaterais acometem uma pequena parcela dos pacientes, e quando aparecem são bem mais leves comparados aos medicamentos disponíveis atualmente na clínica. Um estudo avaliou a eficácia e segurança a longo prazo (o tempo médio de uso dos fitocanabinoides foi de 151 dias) do uso do *spray* de THC sozinho e do *spray* contendo uma mistura de CBD e THC, em pacientes com dores fortes refratárias a analgésicos opioides fortes, em estágios terminais de câncer. Foi possível observar nesse estudo que houve uma diminuição da dor com a presença de efeitos colaterais leves, por exemplo, dos quatro pacientes que usaram THC sozinho, apenas dois apresentaram efeitos colaterais como tontura, dor de cabeça e falha na memória. Já o efeito colateral mais comum relatado pelos pacientes que usaram a associação de THC e CBD foi tontura, náusea, boca seca, sonolência e confusão, constatando-se que os principais canabinoides da *Cannabis sativa* L. (THC e CBD) mostraram-se eficazes e seguros a longo prazo.[20]

Em outro estudo, crianças de 5-11 anos com transtorno do espectro do autismo (TEA) que receberam o óleo de *Cannabis* rico em CBD apresentaram melhora nos aspectos de interação social, ansiedade, agitação psicomotora e concentração relacionados ao TEA. Das 31 crianças que usaram o óleo, apenas três apresentaram efeitos colaterais leves, tais como tontura, insônia, cólica intestinal e ganho de peso.[29]

De maneira geral, os efeitos adversos/colaterais dos fitocanabinoides são divididos em duas categorias:[30]

1. **Efeitos fisiológicos:** tontura, aumento ou diminuição da frequência cardíaca, hipotensão, aumento do apetite, dor de cabeça, cólica abdominal, fadiga, diminuição da coordenação motora, ansiedade e boca seca.
2. **Efeitos cognitivos:** perda da memória recente e diminuição da percepção do tempo e do espaço.

O surgimento desses efeitos, que podem durar até 72 horas após sua administração, está associado à dose dos fitocanabinoides utilizada, e esses efeitos desaparecem rapidamente com o ajuste da dose.[30] A Tabela 1 mostra um resumo comparativo dos efeitos colaterais/adversos entre fitocanabinoides e fármacos usados na clínica atualmente.

**TABELA 1** Comparação de efeitos adversos/colaterais de alguns fitocanabinoides e alguns fármacos usados atualmente na clínica

| Efeitos colaterais/adversos | | |
|---|---|---|
| Fitocanabinoides | THC | Tontura, dor de cabeça, falha na memória[20]<br>Sedação, taquicardia e ansiedade[27] |
| | CBD | Diarreia, vômito, fadiga e sonolência[31] |
| | THC + CBD | Tontura, náusea, boca seca, sonolência e confusão[20] |
| Fármacos* | Topiramato | Cegueira unilateral, glaucoma, surdez, bradicardia, pancreatite, cálculo renal, distúrbios psiquiátricos e tentativa de suicídio em crianças |
| | Metilfenidato | Tosse, angina *pectoris*, arritmias, trombocitopenia, alteração da função hepática (desde amento de transaminases até coma hepático), hemorragias cerebrais, discinesia, diminuição do apetite e insônia |
| | Clonazepam | Sonolência, depressão, alucinações, psicose, tentativa de suicídio, agressividade, ataxia, coma, hemiparestesia, dispneia, insuficiência cardíaca e parada cardíaca |

CBD: canabidiol; THC: tetra-hidrocanabinol.
* Bula dos fármacos.

Uma revisão da Cochrane sobre eficácia e tolerabilidade dos canabinoides em pacientes com artrite reumatoide, osteoartrite, dor nas costas e fibromialgia demonstrou que os efeitos adversos mais comuns foram tontura, boca seca e náusea e que não foram relatados eventos adversos graves.[32]

Um estudo que observou a segurança do canabidiol a longo prazo no tratamento de epilepsia refratária em crianças e adultos verificou que esse fitocanabinoide é seguro e que os efeitos adversos observados eram dose-dependentes, ou seja, à medida que se aumentava a dose do canabidiol os efeitos adversos apareciam com maior frequência. Em doses menores do que 10 mg/kg/dia, o surgimento de efeitos adversos foram menos frequentes, sendo os mais comuns sonolência e diarreia. Esses sintomas tendiam a aumentar com o incremento da dose do canabidiol. Por outro lado, dose de canabidiol acima de 30 mg/kg/dia apresentou efeitos adversos mais frequentes e mais sérios, por exemplo, vômito, pneumonia, convulsão, pirexia e *status* epiléptico em alguns pacientes.[33]

Abuhasira et al., em um estudo envolvendo 184 pacientes idosos, com média de idade de 82 anos, demonstraram, após seis meses de tratamento com medicamento à base de *Cannabis*, que apenas 33,6% desses pacientes apresentaram efeitos adversos leves, sendo os mais comuns tontura, insônia e fadiga. Do total de pacientes, cerca de 84,8% relataram algum grau de melhora no estado geral, entretanto se recomenda cautela nesse grupo populacional devido à polifarmácia, a alterações farmacocinéticas e ao aumento do risco cardiovascular.[34]

Deve-se considerar a terapia com fitocanabinoides sempre de modo individual, avaliar o risco-benefício e iniciar com doses baixas, aumentando gradativamente até conseguir o efeito desejado. É preciso obedecer à curva de "U" invertido característico dessas substâncias.[34]

## Contraindicações

A *Cannabis sativa* L. é geralmente contraindicada na gravidez e na lactação. Apesar de seu uso nesse período ser relatado há décadas,[35] não há estudos conclusivos que demonstrem uma relação causa/efeito com sequelas fetais/neonatais, por isso deve-se evitar seu uso durante esse período. Existem algumas evidências de associações entre a exposição pré-natal à *Cannabis* e o baixo peso ao nascimento. Além disso, a exposição parece ter efeitos sutis, mas duradouros, na memória e no desempenho em crianças e adolescentes.[36]

Outra situação em que se deve evitar o uso de quimiotipos da *Cannabis sativa* L. ricas em THC é em pessoas com história de psicoses na família ou que tenham predisposição ao desenvolvimento desse distúrbio, tornando-se mais seguras para essas pessoas preparações ricas em canabidiol.[37] Quanto ao sistema cardiovascular, a *Cannabis sativa* L. deve ser usada com cautela em condições cardíacas instáveis, como angina, devido a taquicardia e possível hipotensão associadas ao THC.[38]

Outro aspecto que requer cautela é o uso da cânabis por adolescentes. Alguns estudos relatam redução do nível educacional e aumento de aproximadamente duas vezes no risco de apresentar episódios psicóticos, diminuição do coeficiente de inteligência com o uso prolongado e risco aumentado de desenvolver dependência quando comparados aos adultos,[39,40] pois os canabinoides podem exercer efeitos diferentes em um cérebro em desenvolvimento. Dessa forma, deve-se avaliar bem o risco-benefício de utilizar os canabinoides nessa faixa etária. A Tabela 2 apresenta um resumo de algumas contraindicações e precauções com o uso de canabinoides.[25]

**TABELA 2** Algumas contraindicações e precauções do uso de canabinoides

| Contraindicações | Precauções |
| --- | --- |
| Sensibilidade do indivíduo aos componentes da fórmula | Durante a gravidez e a amamentação |
| Psicoses | Crianças e adolescentes |
| Desordens severas de personalidade | Doenças cardiovasculares severas e hepatite C |

Fonte: Grotenhermen e Müller-Vahl, 2012.[25]

## Referências bibliográficas


1. Borille BT, González M, Steffens L, Ortiz RS, Limberger RP. Cannabis sativa: a systematic review of plant analysis. Drug Anal Res. 2017;01:1-23.
2. Russo EB. Taming THC: potential cannabis synergy and phytocannabinoid-terpenoid entourage effects. British Journal of Pharmacology. 2011;163:1344-64.
3. MacCallum CA, Russo EB. Practical considerations in medical cannabis administration and dosing. European Journal of Internal Medicine; 2018.
4. Laprairie RB, Bagher AM, Kelly ME, Denovan-Wright EM. Cannabidiol is a negative allosteric modulator of the cannabinoid CB1 receptor. Br J Pharmacol. 2015;172:4790-805.
5. Rock EM, Limebeer CL, Petrie GN, Williams LA, Mechoulam R, Parker LA. Effect of prior foot shock stress and Delta9-tetrahydrocannabinol, cannabidiolic acid, and cannabidiol on anxiety-like responding in the light-dark emergence test in rats. Psychopharmacology (Berl). 2017;234:2207-17.
6. Rajan TS, Scionti D, Diomede F, Grassi G, Pollastro F, Piattelli A, et al. Gingival stromal cells as an in vitro model: cannabidiol modulates genes linked with amyotrophic lateral sclerosis. J Cell Biochem. 2017;118:819-28.
7. Chagas MHN, Zuardi AW, Tumas V, Pena-Pereira MA, Sobreira ET, Bergamaschi MM, et al. Effects of cannabidiol in the treatment of patients with Parkinson's disease: an exploratory double-blind trial. J. Psychopharmacol. 2014;28:1088-98.
8. Consroe P, Laguna J, Allender J, Snider S, Stern L, Sandyk R, et al. Controlled clinical trial of cannabidiol in Huntington's disease. Pharmacol Biochem Behav. 1991;40:701-8.

9. Watt G, Karl T. In vivo evidence for therapeutic properties of cannabidiol (CBD) for Alzheimer's disease. Front Pharmacol. 2017;8:20.
10. Oláh A, Tóth BI, Borbíró I, Sugawara K, Szöllõsi AG, Czifra G, et al. Cannabidiol exerts sebostatic and antiinflammatory effects on human sebocytes. J Clin Investig. 2014;124:3713-24.
11. Chen J, Hou C, Chen X, Wang D, Yang P, He X, et al. Protective e effect of cannabidiol on hydrogen peroxide-induced apoptosis, inflammation and oxidative stress in nucleus pulposus cells. Mol Med Rep. 2016;14:2321-7.
12. Soares RZ, Vuolo F, Dall'Igna DM, Michels M, Crippa JAS, Hallak JEC, et al. Evaluation of the role of the cannabidiol system in an animal model of ischemia/reperfusion kidney injury. Rev Bras Ter Intensiva. 2015;27:383-9.
13. González-García C, Torres IM, García-Hernández R, Campos-Ruíz L, Esparragoza LR, Coronado MJ, et al. Mechanisms of action of cannabidiol in adoptively transferred experimental autoimmune encephalomyelitis. Exp Neurol. 2017;298:57-67.
14. Verhoeckx KC, Korthout HA, van Meeteren-Kreikamp AP, Ehlert KA, Wang M, van der Greef J, et al. Unheated Cannabis sativa extracts and its major compound THC acid have potential immuno--modulating properties not mediated by CB1 and CB2 receptor coupled pathways. Int Immunopharmacol. 2006;6:656-65.
15. Rock EM, Sticht MA, Parker LA. Effects of phytocannabinoids on nausea and vomiting. In: Pertwee RG (ed.). Handbook of cannabis. Oxford: Oxford University Press; 2014. p.435-54.
16. Nadal X, Del Rio C, Casano S, Palomares B, Ferreiro-Vera C, Navarrete C, et al. Tetrahydrocannabinolic acid is a potent PPARgamma agonist with neuroprotective activity. Br J Pharmacol. 2017;174(23):4263-76.
17. Sulak D, Saneto R, Goldstein B. The current status of artisanal Cannabis for the treatment of epilepsy in the United States. Epilepsy Behav. 2017;70:328-33.
18. Bolognini D, Rock EM, Cluny NL, Cascio MG, Limebeer CL, Duncan M, et al. Cannabidiolic acid prevents vomiting in Suncus murinus and nausea-induced behavior in rats by enhancing 5-HT1A receptor activation. Br J Pharmacol. 2013;168:1456-70.
19. Fuchs FD, Wannmacher L. Farmacologia clínica e terapêutica. 5.ed. Rio de Janeiro: Guanabara Koogan/GEN; 2017.
20. Johnson JR, Lossignol D, Burnell-Nugent M, Fallon MT. An open-label extension study to investigate the long-term safety and tolerability of THC/CBD oromucosal spray and oromucosal THC spray in patients with terminal cancer-related pain refractory to strong opioid analgesics. Journal of Pain and Symptom Management. 2013 Aug;46(2).
21. Silvestro S, Mammana S, Cavalli E, Bramanti P, Mazzon E. Use of cannabidiol in the treatment of epilepsy: efficacy and security in clinical trials. Molecules. 2019;24:1459.
22. Hawksworth G, McArdle K. Metabolism and pharmacokinetics of cannabinoids. In: Guy GW, Whittle BA, Robson PJ (eds.). The medicinal uses of Cannabis and cannabinoids. London: Pharmaceutical Press; 2004. p.205-28.
23. Yamaori S, Kinugasa Y, Jiang R, et al. Cannabidiol induces expression of human cytochrome P450 1A1 that is possibly mediated through aryl hydrocarbon receptor signaling in HepG2 cells. Life Sci. 2015;136:87-93.
24. Ujváry I, Hanus L. Human metabolites of cannabidiol: a review on their formation, biological activity, and relevance in therapy. Cannabis and Cannabinoid Research. 2016;1.1.
25. Grotenhermen F, Müller-Vahl K. The therapeutic potential of Cannabis and cannabinoids. Dtsch Arztebl Int. 2012;109(29-30):495-501.
26. Zuardi AW, Hallak JE, Crippa JA. Interaction between cannabidiol (CBD) and Δ(9)-tetrahydrocannabinol (THC): influence of administration interval and dose ratio between the cannabinoids. Psychopharmacology (Berl). 2011.
27. Russo EB, Guya GW, Robson PJ. Cannabis, pain, and sleep: lessons from therapeutic clinical trials of sativex, a Cannabis-based medicine. Chemistry & Biodiversity. 2007;4.
28. Russo EB, Guy GW. A tale of two cannabinoids: the therapeutic rationale for combining tetrahydrocannabinol and cannabidiol. Medical Hypotheses. 2006;66:234-46.

29. Silva Junior EA, Medeiros WMB, Santos JPM, Sousa JMM, Costa FB, Pontes KM, et al. Evaluation of the efficacy and safety of cannabidiol-rich cannabis extract in children with autism spectrum disorder: randomized, double-blind and controlled placebo clinical trial. Trends Psychiatry Psychother. 2022 May 26;44. doi: 10.47626/2237-6089-2021-0396.
30. Landschaft Y, Albo B, Mechoulam R, Afek A. Medical grade Cannabis clinical guide. Israeli Medical Cannabis – Good Clinical Practices; 2017.
31. Devinsky O, Cross JH, Laux L, Marsh E, Miller I, Nabbout R, et al. Trial of cannabidiol for drug--resistant seizures in the Dravet syndrome. The New England Journal of Medicine. 2017;25.
32. Fitzcharles MA, Baerwald C, Ablin J, H€auser W. Efficacy, tolerability and safety of cannabinoids in chronic pain associated with rheumatic diseases (fibromyalgia syndrome, back pain, osteoarthritis, rheumatoid arthritis): a systematic review of randomized controlled trials. Schmerz. 2016;30:47-61.
33. Szaflarski JP, Bebin EM, Comi AM, Patel AD, Joshi C, Checketts D, et al. Long-term safety and treatment effects of cannabidiol in children and adults with treatment-resistant epilepsies: expanded access program results. Epilepsia. 2018;31.
34. Abuhasira R, Ron A, Sikorin I, Novack V. Medical Cannabis for older patients: treatment protocol and initial results. J Clin Med. 2019;8:1819.
35. Russo E. Cannabis treatments in obstetrics and gynecology: a historical review. J Cannabis Ther. 2002;2:5-35.
36. De Genna NM, Willford JA, Richardson GA. Long-term effects of prenatal Cannabis exposure: pathways to adolescent and adult outcomes. Pharmacology Biochemistry and Behavior. 2022(214).
37. Leweke FM, Piomelli D, Pahlisch F, Muhl D, Gerth CW, Hoyer C, et al. Cannabidiol enhances anandamide signaling and alleviates psychotic symptoms of schizophrenia. Transl Psychiatry. 2012;2:e94.
38. Sellers EM, Schoedel K, Bartlett C, Romach M, Russo EB, Stott CG, et al. A multipledose, randomized, double-blind, placebo-controlled, parallel-group QT/QTc study to evaluate the electrophysiologic effects of THC/CBD spray. Clin Pharmacol Drug Dev. 2013;2:285-94.
39. Hall W. What has research over the past two decades revealed about the adverse health effects of recreational cannabis use? Addiction. 2015;110:19-35.
40. Schort RJ, Hubbard JR. Cannabinoids: medical implications. Ann Med. 2016;48:128-41.

Parte III

# Aplicações terapêuticas

# 5

# Alzheimer

Victor Vilhena Barroso
Carlos José Zimmer Junior
Pedro da Costa Mello Neto

## Introdução

A doença de Alzheimer é a forma mais comum de demência, caracterizada por um transtorno neurodegenerativo progressivo que se manifesta por deterioração cognitiva e da memória, com comprometimento progressivo das atividades de vida diária e uma diversidade de sintomas neuropsiquiátricos e de alterações comportamentais.[1] A prevalência de demência estimada pela Fundação Internacional da Doença de Alzheimer, em 2018, é de cerca de 50 milhões de pessoas em todo o mundo, número que pode ser triplicado até 2050.[2]

Os fatores de risco mais relevantes para a doença são idade avançada (mais de 65 anos) e portadores de pelo menos um alelo ApoE 4.[3] Alterações nos neurônios, micróglia e astróglia levam à progressão insidiosa da doença antes que o comprometimento cognitivo seja observado. Neuroinflamação, alterações vasculares, envelhecimento e disfunção do sistema linfático atuam em conjunto com o acúmulo de proteína precursora beta-amiloide em nível celular, induzindo a disseminação da proteína Tau de maneira indiscriminada, e estão associados ao aparecimento de sinais de necrose nos neurônios, sugerindo degeneração granulomatosa.[4-6] Na Figura 1 se observam as fases da atrofia cerebral progressiva no cérebro dos pacientes com doença de Alzheimer.

No Quadro 1 serão apresentados os elementos-chave dos critérios para demência devido a provável doença de Alzheimer segundo o National Institute on Aging and Alzheimer's Association (NIA-AA),[7] apoiados pela Academia Brasileira de Neurologia.[8]

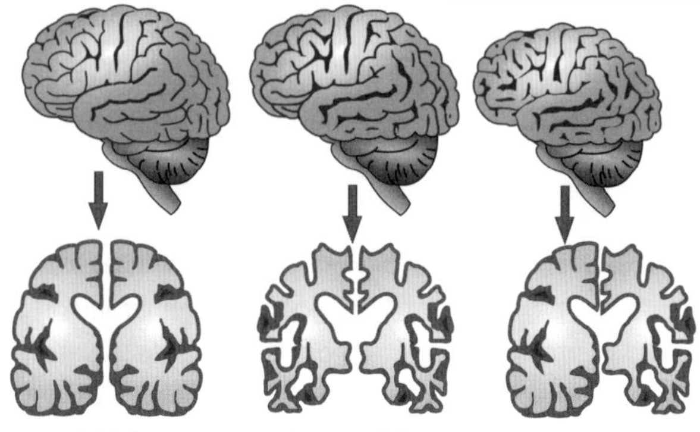


**FIGURA 1** Fases clínicas no cérebro do paciente de Alzheimer demonstrando atrofia cerebral progressiva.

Fonte: adaptada de De Strooper e Karran, 2016.[4]

**QUADRO 1** Elementos-chave dos critérios para demência devido a doença de Alzheimer

| Critérios de demência estabelecidos, com as seguintes características adicionais: |
|---|
| **A** – Início insidioso (meses a anos).<br>**B** – Histórico claro de perda cognitiva referida pelo informante.<br>**C** – O déficit cognitivo mais proeminente e inicial é evidente na história e no exame em uma das seguintes categorias:<br>▪ Apresentação amnésica: mais comum, devendo haver prejuízo no aprendizado e na evocação de informações recentemente aprendidas.<br>▪ Apresentação não amnésica: prejuízos na linguagem, habilidades visuoespaciais ou função executiva.<br>**D** – Tomografia ou, preferencialmente ressonância magnética, de crânio deve ser realizada para excluir outros diagnósticos ou comorbidades, principalmente doença vascular encefálica.<br>**E** – Esse diagnóstico não se aplica quando existe evidência de:<br>▪ Doença cardiovascular concomitante substancial, definida por (i) história de acidente vascular encefálico temporalmente relacionada ao início da perda cognitiva, ou (ii) presença de múltiplos e extensos infartos, ou ainda (iii) extensa hiperintensidade de substância branca evidenciados no exame de neuroimagem.<br>▪ Características proeminentes de outras demências primárias: demência frontotemporal variante comportamental, demência por corpos de Lewy, demência frontotemporal com variantes de linguagem.<br>▪ Outra doença neurológica ativa ou comorbidade médica não neurológica ou uso de medicamentos que poderiam ter um efeito substancial na cognição. |

Fonte: adaptado de McKhann et al., 2011;[7] Frota et al., 2011.[8]

O diagnóstico definitivo da doença de Alzheimer só pode ser feito por autópsia (ou biópsia), quando houver história clínica compatível com demência – atendendo aos critérios do NIA-AA –, mediante exame neuropatológico revelando a presença de placas e plexos em regiões específicas do cérebro, seguindo os critérios do Reagan Institute Working Group.[9]

O tratamento medicamentoso tem a finalidade de colaborar com a estabilização de distúrbios cognitivos e comportamentais e ainda contribuir com a realização das atividades da vida diária com o mínimo de efeitos adversos. Para o tratamento da doença de Alzheimer leve a moderada, são recomendados os inibidores da acetilcolinesterase, donepezila, galantamina e rivastigmina, não existindo diferença em sua eficácia.[10] O uso desses medicamentos colinérgicos se justifica pela modificação do metabolismo da acetilcolina nas sinapses neuronais, podendo melhorar sintomas cognitivos e da função global com segurança. Porém, muitas vezes a tolerância a esses fármacos é limitada devido a efeitos adversos como náuseas e vômitos, que podem ser minimizados com a utilização de adesivos transdérmicos (*patch*).[10]

A doença de Alzheimer tem como característica a degeneração do sistema colinérgico e a redução dos neurônios glutaminérgicos. Essa disfunção aumenta as concentrações de glutamato, promovendo o aumento da frequência da despolarização da membrana pós-sináptica e a redução da detecção dos sinais fisiológicos mediados pelo receptor N-metil-D-aspartato (NMDA), contribuindo para o dano cognitivo e permitindo, assim, o uso do antagonista do receptor de NMDA – memantina, tanto em monoterapia quanto combinado.[11] A multidisciplinaridade no acompanhamento dos pacientes com doença de Alzheimer é essencial no tratamento, levando em consideração a experiência de vida da pessoa, assim como as peculiaridades dos diversos sinais e sintomas da doença.

A combinação da prática de exercícios físicos regulares com os medicamentos utilizados na doença de Alzheimer promove impacto significativo no funcionamento cognitivo dos pacientes, podendo influenciar positivamente na eficácia da terapêutica.[12]

## Evidências científicas

A doença de Alzheimer tem grande prevalência em todo o mundo, e, por não haver protocolos seguros no manejo da doença, faz-se necessário a busca por alternativas terapêuticas. Nesse sentido, o uso dos canabinoides tem se mostrado eficaz, principalmente pela escassez de efeitos adversos se comparados aos medicamentos já utilizados. A aplicação medicinal da *Cannabis sativa* L.

em vários tipos de patologias, principalmente aquelas relacionadas ao sistema nervoso central (SNC), tem sido reconhecida por seu potencial terapêutico, tornando-se foco do interesse de múltiplos grupos de pesquisa ao redor do mundo.

## Estudos pré-clínicos

Um estudo publicado na revista *Nature* concluiu que o tratamento com delta-9-tetra-hidrocanabinol (delta-9-THC) restaurou os padrões de transcrição do gene do hipocampo, de modo que os perfis de expressão de camundongos de 12 meses de idade, tratados com a substância, assemelhavam-se aos de animais com 2 meses de idade, não tratados. Uma dose baixa desse canabinoide reverteu o declínio relacionado à idade no desempenho cognitivo de camundongos com 12 e 18 meses e produziu maior expressão de proteínas marcadoras sinápticas, além de aumento da densidade hipocampal.[13]

Os efeitos *in vivo* do canabidiol (CBD) em modelos de roedores com doença de Alzheimer são avaliados por Watt et al. em estudo que analisou a capacidade do CBD para reduzir a resposta neuroinflamatória, favorecer a neurogênese, além de retardar e prevenir o desenvolvimento de déficits cognitivos. Esses estudos indicam que o CBD e sua combinação com o THC são candidatos ao tratamento da enfermidade.[14]

Mechoulam et al., em 2011, por meio da administração intraventricular de uma substância beta-amiloide (A-beta) em camundongos, compararam os efeitos do CBD com os de outros canabinoides no comportamento de aprendizado e a expressão de citocinas nas funções das células microgliais *in vitro*. Os canabinoides foram capazes de impedir a expressão de genes de citocinas, modular a função das células microgliais *in vitro* e induzir efeitos benéficos em um modelo *in vivo* de doença de Alzheimer.[15]

O efeito do CBD foi recentemente proposto como um agente neuroprotetor antioxidante em doenças neurodegenerativas, sendo o CBD capaz de inibir a hiperfosforilação da proteína Tau, base fisiopatológica da doença de Alzheimer.[16] Os estudos pré-clínicos sugerem que os principais canabinoides, THC e CBD, podem proteger contra excitotoxicidade, estresse oxidativo e inflamação.[17] A seguir serão expostos estudos clínicos que sugerem que THC oral e Nabilona estão relacionados com a melhora de vários sintomas associados à doença.

## Estudos clínicos

Van den Elsen et al. lideraram um estudo cruzado, duplo-cego e randomizado na Holanda para avaliar os efeitos do THC na mobilidade em pacientes com demência que receberam 1,5 mg de THC oral duas vezes ao dia e placebo. A intervenção aumentou o comprimento dos passos, a oscilação do tronco e a velocidade de inclinação, sem relatos de quedas ou efeitos adversos, demonstrando que a administração de 3 mg de THC foi bem tolerada pelos pacientes com demência da comunidade estudada.[18] Em outro estudo cruzado, duplo-cego e randomizado, realizado em clínicas de psiquiatria geriátrica no Canadá, foram recrutados 39 pacientes de uma instituição de longa permanência durante 14 semanas, comparando a Nabilona (1-2 mg) ao placebo para investigar a eficácia e segurança da medicação para agitação em pacientes com doença de Alzheimer moderada a grave, concluindo que o tratamento pode ser uma alternativa eficaz.[19]

Em uma unidade de internação geriátrica dos EUA, realizou-se uma revisão sistemática retrospectiva nos prontuários de 40 pacientes com distúrbios comportamentais ou de apetite diagnosticados com demência e tratados com Dronabinol. Observou-se que após a introdução do medicamento houve redução significativa nos escores de agitação, impressão global clínica e duração do sono.[20] Em outro estudo, realizado na Alemanha, envolvendo pacientes com demência grave que usavam o Dronabinol, houve redução da atividade motora noturna e da agitação.[21] Em revisão e metanálise de 2020, que avaliou a eficácia dos canabinoides em tratar sintomas neuropsiquiátricos em pessoas com demência, concluiu-se que existem evidências preliminares da tolerabilidade e eficácia dos canabinoides.[22]

## Terapêutica canabinoide

A seguir apresentamos algumas sugestões de doses de fitocanabinoides *full spectrum* e outras recomendações utilizadas nas principais literaturas sobre o tema.

> Os canabinoides exercem efeitos anti-inflamatórios e são capazes de ativar a neurogênese cerebral, podendo restaurar funções cognitivas.[23,24]

As formulações orais são as preferidas, e as doses são recomendadas em intervalos de 6 a 12 horas para manter os pacientes estáveis durante todo o dia. As vias inalatória ou sublingual podem ser utilizadas quando se necessitar de um alívio mais rápido dos sintomas.[25]

Tanto o THC como o CBD são importantes para a doença de Alzheimer. Caso se opte por iniciar apenas com o CBD, sugere-se uma dose inicial de 20-25 mg de CBD a cada 6 horas. Em pacientes com sensibilidade maior, sugere-se iniciar com doses menores de até 10 mg. Caso se alcance uma dose de 50-100 mg de CBD ao dia e ainda não se esteja produzindo um benefício significativo após duas semanas, considere adicionar THC noturno à dose de 2-5 mg.[25] A Figura 2 mostra o esquema de dosagem inicial sugerido por Higgins.

Backes, em seu livro *Cannabis pharmacy*, sugere que as doses alvo de THC alcancem 5 mg até três vezes ao dia, e recomenda a dosificação a seguir (Tabela 1).

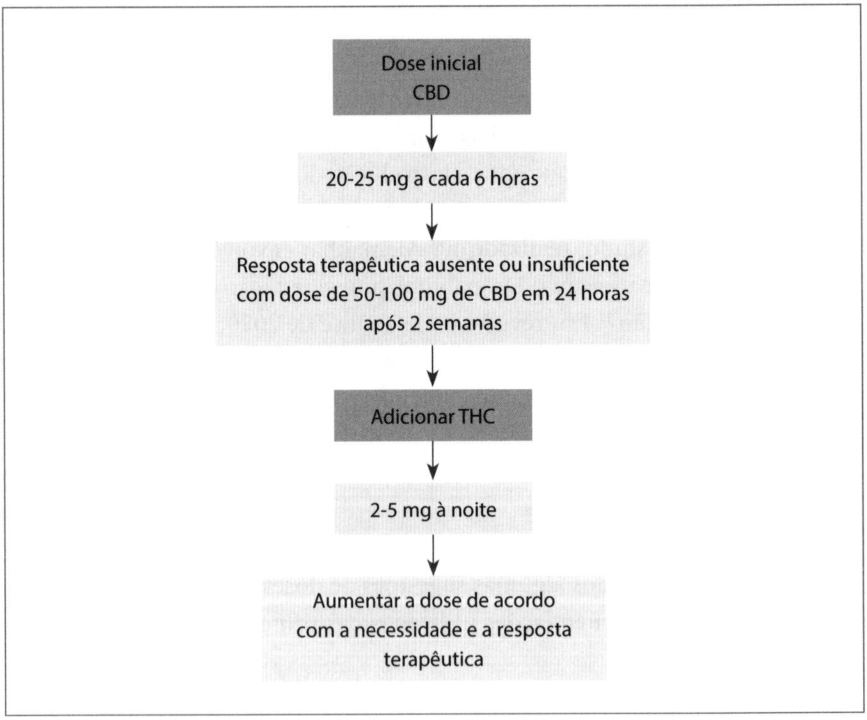


**FIGURA 2** Esquema de dosagem inicial.

CBD: canabidiol; THC: tetra-hidrocanabinol.

Fonte: adaptada de Higgins, 2020.[25]

TABELA 1 Dosificação de THC

| Café da manhã | Almoço | Antes de dormir |
|---|---|---|
| 1,5 mg | 1,5 mg | 2,5 mg |
| Dose alvo: 5 mg, 2-3 vezes ao dia | | |

THC: tetra-hidrocanabinol.
Fonte: adaptada de Backes, 2017.[26]

Já MacCallum et al. propõem, no Quadro 2, a seguinte sugestão de dose para o THC, até alcançar uma dose máxima de 30 mg/dia.

QUADRO 2 Dosificação do THC na doença de Alzheimer

- **Semana 1:** 2,5 mg de THC ao deitar-se.
- **Semana 2:** 5 mg de THC ao deitar-se.
- **Semana 3:** Acrescentar 2,5 mg de THC por semana até a resposta terapêutica adequada (máx. 30 mg).

Alguns pacientes necessitam de THC durante o dia, a depender dos sintomas.

- **Semana 1:** 2,5 mg de THC pela manhã.
- **Semana 2:** 2,5 mg de THC pela manhã e à noite.

THC: tetra-hidrocanabinol.
Fonte: MacCallum e Russo, 2018.[27]

Ao utilizar formulações *full spectrum*, orienta-se iniciar com proporções ricas em CBD. Começar com óleos CBD:THC (10:1) e ajustar lentamente para óleos mais equilibrados, (5:1), (2:1) e (1:1), parece ser uma opção com boa resposta terapêutica na maioria dos pacientes com doença de Alzheimer.[25] Em geral, pode-se experimentar óleos com diferentes proporções de canabinoides até encontrar o mais eficaz na redução de comportamentos negativos sem causar sedação excessiva. Óleos *full spectrum* ricos em CBD com níveis mais baixos de THC podem ajudar na depressão e na fadiga. O canabinol (CBN) pode ser usado como ansiolítico, na melhora do sono e também para reduzir a agressividade.[25]

Aumentar os níveis de THC pode ser útil para estimular o apetite e diminuir a agressividade. Em caso de sonolência excessiva, reduzir a dose de THC em 25%.[25]

## Considerações finais

O envelhecimento da população mundial é um fator que contribui para o aumento da incidência de doenças neurodegenerativas, como a doença de

Alzheimer. As limitações terapêuticas atuais que encontramos para retardar a progressão da doença mostram a necessidade de mais pesquisas e o desenvolvimento de novas alternativas terapêuticas para o Alzheimer.

Os benefícios no uso dos canabinoides demonstrados tanto em animais – restituição de déficits sociais e do reconhecimento de objetos, e modificação na composição das placas beta-amiloides – quanto em humanos melhoram a qualidade de vida, a mobilidade, sintomas neuropsiquiátricos e o sono REM (*rapid eye movement*). Existem evidências neurobiológicas de que os canabinoides podem ser úteis na modulação de processos patológicos na doença de Alzheimer. Pesquisas vêm demonstrando que o THC diminui a produção e impede a formação de placas beta-amiloides no SNC.

O CBD, pelo fato de exercer potente ação antioxidante, anti-inflamatória e neuroprotetora, vem sendo cada vez mais estudado. Adicionar a *Cannabis sativa* L. à terapêutica do paciente é uma opção segura e, devido a sua baixa toxicidade, torna-se uma alternativa promissora.

## Referências bibliográficas

1. Brasil. Ministério da Saúde. Secretaria de Atenção à Saúde. Protocolo clínico e diretrizes terapêuticas da doença de Alzheimer. Portaria Conjunta n. 13, de 28 de novembro de 2017. Brasília; 2017.
2. International AD. World Alzheimer Report 2018: the state of the art of dementia research: new frontiers. 2018 Sep.
3. van der Lee SJ, Wolters FJ, Ikram MK, Hofman A, Ikram MA, Amin N, et al. The effect of ApoE and other common genetic variants on the onset of Alzheimer's disease and dementia: a community--based cohort study. The Lancet Neurology. 2018 May;17(5):434-44.
4. De Strooper B, Karran E. The cellular phase of Alzheimer's disease. Cell. 2016 Feb;164(4):603-15.
5. Venegas C, Kumar S, Franklin BS, Dierkes T, Brinkschulte R, Tejera D, et al. Microglia-derived ASC specks cross-seed amyloid-β in Alzheimer's disease. Nature. 2017 Dec;552(7685):355-61.
6. Long JM, Holtzman DM. Alzheimer disease: an update on pathobiology and treatment strategies. Cell. 2019 Oct;179(2):312-39.
7. McKhann GM, Knopman DS, Chertkow H, Hyman BT, Jack CR Jr, Kawas CH, et al. The diagnosis of dementia due to Alzheimer's disease: recommendations from the National Institute on Aging – Alzheimer's Association workgroups on diagnostic guidelines for Alzheimer's disease. Alzheimer's & Dementia. 2011 Apr 22;7(3):263-9.
8. Frota NAF, Nitrini R, Damasceno BP, Forlenza OV, Dias-Tosta E, Silva AB da, et al. Criteria for the diagnosis of Alzheimer's disease: recommendations of the Scientific Department of Cognitive Neurology and Aging of the Brazilian Academy of Neurology. Dementia & Neuropsychologia. 2011 Sep;5(3):146-5.
9. Hyman BT, Trojanowski JQ. Editorial on Consensus Recommendations for the Postmortem Diagnosis of Alzheimer Disease from the National Institute on Aging and the Reagan Institute Working Group on Diagnostic Criteria for the Neuropathological Assessment of Alzheimer Disease. Journal of Neuropathology and Experimental Neurology. 1997 Oct;56(10):1095-7.
10. Wang J, Yu J-T, Wang H-F, Meng X-F, Wang C, Tan C-C, et al. Pharmacological treatment of neuropsychiatric symptoms in Alzheimer's disease: a systematic review and meta-analysis. Journal of Neurology, Neurosurgery & Psychiatry. 2014 May 29;86(1):101-9.

11. Veroniki AA, Ashoor HM, Rios P, Seitidis G, Stewart L, Clarke M, et al. Comparative safety and efficacy of cognitive enhancers for Alzheimer's dementia: a systematic review with individual patient data network meta-analysis. BMJ Open. 2022 Apr;12(4):e053012.
12. Ströhle A, Schmidt DK, Schultz F, Fricke N, Staden T, Hellweg R, et al. Drug and exercise treatment of Alzheimer disease and mild cognitive impairment: a systematic review and meta-analysis of effects on cognition in randomized controlled trials. The American Journal of Geriatric Psychiatry. 2015 Dec;23(12):1234-49.
13. Bilkei-Gorzo A, Draffehn M, Piyanova O, Oppenheimer H, Dvir-Ginzberg M, Rácz I, et al. A chronic low dose of Δ9-tetrahydrocannabinol (THC) restores cognitive function in old mice. Nature Medicine. 2017 May 8;23(6):782-7.
14. Watt G, Karl T. In vivo evidence for therapeutic properties of cannabidiol (CBD) for Alzheimer's disease. Frontiers in Pharmacology. 2017 Jan 1;0.
15. Martín-Moreno AM, Reigada D, Ramírez BG, Mechoulam R, Innamorato N, Cuadrado A, et al. Cannabidiol and other cannabinoids reduce microglial activation in vitro and in vivo: relevance to Alzheimer's disease. Molecular Pharmacology. 2011 Feb 24;79(6):964-73.
16. Esposito G, De Filippis D, Carnuccio R, Izzo AA, Iuvone T. The marijuana component cannabidiol inhibits β-amyloid-induced tau protein hyperphosphorylation through Wnt/β-catenin pathway rescue in PC12 cells. Journal of Molecular Medicine. 2005 Dec 31;84(3):253-8.
17. Noonan J, Tanveer R, Klompas A, Gowran A, McKiernan J, Campbell VA. Endocannabinoids prevent β-amyloid-mediated lysosomal destabilization in cultured neurons. Journal of Biological Chemistry. 2010 Dec;285(49):38543-54.
18. van den Elsen GA, Tobben L, Ahmed AI, Verkes RJ, Kramers C, Marijnissen RM, et al. Effects of tetrahydrocannabinol on balance and gait in patients with dementia: a randomised controlled crossover trial. Journal of Psychopharmacology. 2016 Sep 27;31(2):184-91.
19. Herrmann N, Ruthirakuhan M, Gallagher D, Verhoeff NPLG, Kiss A, Black SE, et al. Randomized placebo-controlled trial of nabilone for agitation in Alzheimer's disease. The American Journal of Geriatric Psychiatry. 2019 Nov;27(11):1161-73.
20. Woodward MR, Harper DG, Stolyar A, Forester BP, Ellison JM. Dronabinol for the treatment of agitation and aggressive behavior in acutely hospitalized severely demented patients with noncognitive behavioral symptoms. The American Journal of Geriatric Psychiatry. 2014 Apr;22(4):415-9.
21. Walther S, Mahlberg R, Eichmann U, Kunz D. Delta-9-tetrahydrocannabinol for nighttime agitation in severe dementia. Psychopharmacology. 2006 Mar 7;185(4):524-8.
22. Bahji A, Meyyappan AC, Hawken ER. Cannabinoids for the neuropsychiatric symptoms of dementia: a systematic review and meta-analysis. The Canadian Journal of Psychiatry. 2019 Dec 13;65(6):365-76.
23. Henshaw FR, Dewsbury LS, Lim CK, Steiner GZ. The effects of cannabinoids on pro- and anti-inflammatory cytokines: a systematic review of in vivo studies. Cannabis and Cannabinoid Research. 2021 Jun 1;6(3):177-95.
24. Bilkei-Gorzo A, Albayram O, Draffehn A, Michel K, Piyanova A, Oppenheimer H, et al. A chronic low dose of Δ9-tetrahydrocannabinol (THC) restores cognitive function in old mice. Nature Medicine. 2017 May 8;23(6):782-7.
25. Higgins C. The Cannabis prescription: how to use medical marijuana to reduce or replace pharmaceutical medications. 2020. p.161-8.
26. Backes M. Cannabis pharmacy: the practical guide to medical marijuana – revised and updated. Hachette UK; 2017. p.251-3.
27. MacCallum CA, Russo EB. Practical considerations in medical Cannabis administration and dosing. European Journal of Internal Medicine. 2018 Mar;49:12-9.

# 6

## Ansiedade e depressão

Gustavo Vieira Dias
Marília Gomes

### Introdução

Sempre que abordamos saúde mental, precisamos de cuidado na classificação diagnóstica das pessoas, pois podemos, seja pela nossa organização cultural ou pela brevidade do encontro médico-pessoa, deslizar na patologização dos comportamentos. E então, erroneamente, podemos adoecer a multiplicidade de cada ser a partir de critérios diagnósticos cujas definições são atualizadas periodicamente.

Os transtornos de ansiedade e depressão têm aumentado expressivamente em nossa população e representam um importante impacto para a saúde. Um estudo que avaliou o relato de tristeza/depressão, nervosismo/ansiedade e problemas de sono na população adulta brasileira encontrou, entre os 45.161 brasileiros respondentes, que, durante a pandemia de Covid-19, 40,4% se sentiram frequentemente tristes ou deprimidos, e 52,6% frequentemente ansiosos ou nervosos; 43,5% relataram início de problemas de sono, e 48%, problema de sono preexistente agravado. Tristeza, nervosismo frequente e alterações do sono estavam mais presentes entre adultos jovens, mulheres e pessoas com antecedente de depressão.[1] Associado a esse cenário epidemiológico, houve um aumento de 18% no número de usuários de cânabis nos últimos nove anos.[2]

Historicamente, pessoas buscam a maconha pelo entendimento popular de que ela está associada à melhora do humor e ao relaxamento,[3] e, muitas vezes, já chegam ao consultório com a demanda do uso, a necessidade de ajuste de dose ou redução de danos. Na nossa prática clínica, observa-se melhora na qualidade de vida dos pacientes, e percebe-se que a planta cânabis funciona como uma chave terapêutica com peculiaridades que extrapolam a bioquímica, adentram a história da humanidade em seus hábitos e costumes e levantam o debate sobre questões legais e raciais, devolvendo ao ser humano o contato com uma medicina que há muito faz parte do cotidiano de nossa espécie.[3]

## Ansiedade

A ansiedade pode ser compreendida como um mecanismo de defesa psíquico que tem função de alertar o animal frente a ameaças iminentes, sendo assim fundamental para a sobrevivência de espécies. Influenciado pelo evolucionismo darwinista, Freud reitera que a ansiedade seria adaptativa por preparar o animal para lidar com o perigo por meio da mobilização de energia psíquica, mas acrescenta que também auxilia na detecção antecipada de novas ocorrências do estado de perigo em questão.[4]

Os transtornos de ansiedade se diferenciam do medo ou da ansiedade adaptativa por serem excessivos ou persistirem além de períodos apropriados ao nível de desenvolvimento. Fundamentalmente, deve-se levar em consideração o contexto próximo e distante de vida da pessoa com sintomas ansiosos, e avaliar o grau de ansiedade proporcionado pelo ambiente sob a pessoa, para ter uma boa percepção do ecossistema em que a pessoa em atendimento está inserida. Ainda, os transtornos de ansiedade diferem entre si nos tipos de objetos ou situações que induzem medo, ansiedade ou comportamento de esquiva e na ideação cognitiva associada.[5]

Assim, embora os transtornos de ansiedade tendam a ser altamente comórbidos entre si, podem ser diferenciados pelo exame detalhado dos tipos de situações que são temidos ou evitados e pelo conteúdo dos pensamentos ou crenças associados.[4] Como os indivíduos com transtornos de ansiedade em geral superestimam o perigo nas situações que temem ou evitam, a determinação primária do quanto o medo ou a ansiedade são excessivos ou fora de proporção é feita pelo clínico, levando em conta fatores contextuais culturais, e o quanto a sintomatologia afeta a funcionalidade e a qualidade de vida das pessoas.[5]

O DSM-V afirma que muitos dos transtornos de ansiedade se desenvolvem na infância e tendem a persistir se não forem tratados. A maioria ocorre com mais frequência em indivíduos do sexo feminino do que no masculino – proporção de aproximadamente (2:1).[5] Cada transtorno de ansiedade é diagnosticado somente quando os sintomas não são consequência dos efeitos fisiológicos do uso de uma substância, medicamentos ou de outra condição médica, ou não são mais bem explicados por outro transtorno mental.[5]

> A terapêutica convencional dos distúrbios ansiosos e depressivos consiste em psicofármacos, como inibidores seletivos de recaptação de serotonina (ISRS), inibidores seletivos de recaptação de noradrenalina e serotonina (ISRNS) ou antidepressivos tricíclicos, associados a benzodiazepínicos e medidas não farmacológicas, que devem ser escolhidos de forma individualizada.[6]

## Depressão

O humor depressivo foi abordado por Freud no seu artigo *Luto e melancolia*, de 1915. O autor afirma que o luto e a melancolia apresentam em comum um estado de espírito profundamente penoso e perda de interesse no mundo externo, uma expressão do desvio da libido, uma força que mobiliza o ser em direção ao que se deseja. Porém se diferenciam por apenas na melancolia estar presente também perturbação da autoestima e autoculpabilização. A manifestação do luto é entendida como a reação esperada a uma perda significativa, sendo uma atitude normal perante a vida. Já a melancolia seria a expressão patológica, em resposta mesmo a influências semelhantes, em pessoas que apresentam uma predisposição ou uma fragilidade psíquica. Portanto, a melancolia se aproxima mais do que hoje a psiquiatria chama de depressão ou transtornos depressivos.[7]

Com relação aos transtornos depressivos, o DSM-V inclui: (i) o transtorno disruptivo de desregulação do humor, (ii) transtorno depressivo maior (incluindo episódio depressivo maior), (iii) transtorno depressivo persistente (distimia), (iv) transtorno disfórico pré-menstrual, (v) transtorno depressivo induzido por substância/medicamento, (vi) transtorno depressivo devido a outra condição médica, (vii) outro transtorno depressivo especificado e, (viii) transtorno depressivo não especificado. A característica comum desses transtornos é a presença de humor triste, vazio ou irritável, acompanhado de alterações somáticas e cognitivas que afetam significativamente a capacidade de funcionamento do indivíduo. O que difere entre eles são aspectos como duração, momento da vida ou etiologia presumida.[5]

No transtorno depressivo maior, a condição clássica desse grupo de transtornos, a pessoa sofre com episódios distintos de pelo menos duas semanas de duração – embora a maioria dos episódios dure um tempo consideravelmente maior – envolvendo alterações nítidas no afeto, na cognição e em funções neurovegetativas, e remissões interepisódicas. Embora o transtorno seja recorrente na maioria dos casos, é possível que o diagnóstico seja baseado em um único episódio depressivo.[5]

É importante diferenciar a tristeza e o luto normais de um episódio depressivo maior. O luto é capaz de provocar grande sofrimento, porém não costuma ocasionar um episódio depressivo maior. Quando ocorrem em conjunto, os sintomas depressivos e o prejuízo funcional tendem a ser mais graves, e o prognóstico é pior comparado com o luto que não é acompanhado de transtorno depressivo maior. A depressão relacionada ao luto tende a ocorrer em pessoas com outras vulnerabilidades a transtornos depressivos, e a recuperação pode ser facilitada pelo tratamento com antidepressivos.[5]

Uma forma mais crônica de alteração de humor, o transtorno depressivo persistente (distimia), pode ser diagnosticada quando a perturbação do humor continua por pelo menos dois anos em adultos e um ano em crianças. O transtorno disfórico pré-menstrual é uma forma de transtorno depressivo específico e responsivo a tratamento que inicia em algum momento após a ovulação e remite poucos dias após a menstruação, causando impacto significativo no funcionamento.[5]

Um grande número de substâncias de abuso, alguns medicamentos e diversas condições médicas podem estar associados a fenômenos semelhantes à depressão. Esse fato é reconhecido nos diagnósticos de transtorno depressivo induzido por substância/medicamento e de transtorno depressivo devido a outra condição médica.[5]

## Evidências científicas

### Ansiedade

Desde a década de 1970, diversos estudos pré-clínicos foram realizados em modelos animais para avaliar o efeito ansiolítico de canabinoides em casos espontâneos, expostos a estresse ou com ansiedade induzida por delta-9-tetra-hidrocanabinol (delta-9-THC). Apesar de achados contraditórios iniciais, após a compreensão de alguns fatores, como resposta em curva de U invertido (maior resposta em doses médias), variações de resposta em diferentes quimiotipos e padrões de administração (única ou repetida), a maioria dos estudos demonstrou notável diminuição de sintomas ansiosos, da resposta ao estresse e de comportamentos compulsivos em animais.[8]

Algumas pesquisas também estimularam o interesse em avaliar a ação do canabidiol (CBD) em medo e ansiedade pós-traumáticos. Um estudo conduzido em modelos animais de transtorno de estresse pós-traumático (TEPT) demonstrou que a administração de CBD em combinação ou não com sertralina reduziu significativamente medo, comportamentos ansiosos e alterou a expressão de genes no eixo hipotálamo-hipófise-adrenal (HHA), no sistema endocanabinoide (SEC) e no sistema serotoninérgico.[9]

Na década de 1990, após a descoberta do SEC, houve um aumento considerável de pesquisas clínicas. Um ensaio clínico duplo-cego com quatro braços (placebo, ipsapirone, diazepam e CBD), comparou o efeito ansiolítico em voluntários saudáveis submetidos a teste simulado de fala em público. Nesse estudo, o CBD reduziu significativamente a ansiedade pós-teste avaliada pela escala visual analógica de humor.[10] Em outra publicação,[11] essa redução da ansiedade foi associada a menor atividade no lobo temporal medial (complexo amígdala-hipocampo esquerdo até hipotálamo) e no giro cingulado posterior esquerdo, e a alta atividade no giro para-hipocampal esquerdo.

Estudos de neuroimagem também demonstraram que o uso do CBD pode alterar a conectividade pré-frontal-subcortical durante a resposta a faces amedrontadoras, o que sugere que a conexão entre a amígdala e o córtex cingulado anterior foi interrompida. Estas regiões cerebrais alteradas pela administração de CBD sugerem que os efeitos ansiolíticos são mediados pela atuação dos canabinoides nos receptores canabinoides tipo 1 (CB1) e receptor 5-hidroxitriptamina 1A (5-HT1A). Apesar dos efeitos ansiolíticos já evidentes nos primeiros estudos, manteve-se a desconfiança de que o uso da cânabis estivesse associado ao desenvolvimento de transtornos psiquiátricos, como os de ansiedade.[12]

Uma revisão de literatura[13] avaliou 12 estudos sobre o desenvolvimento de transtornos ansiosos em usuários crônicos. Três estudos encontraram associação, e nove concluíram que não há associação significativa, enquanto um estudo com CBD demonstrou reduções significativas em várias medidas de ansiedade. Vale ressaltar que alguns estudos incluídos na revisão não fizeram correção de vieses de confusão, como o uso de outras substâncias, padrões de uso e contexto social. Não é possível ignorar também a influência do contexto proibicionista, que em si é ansiogênico para o usuário e não permite controle de qualidade das substâncias utilizadas, bem como acesso a informações sobre formas de uso e redução de danos.

Por outro lado, uma revisão sistemática avaliou cinco estudos clínicos realizados em pessoas com transtornos de ansiedade, que analisaram a eficácia e a segurança do uso de canabinoides. Quatro deles consistem em ensaios clínicos randomizados (ECR), duplo-cegos, controlados por placebo, e todos demonstraram reduções de escores de ansiedade maiores no grupo em uso de canabinoides que o grupo controle. O outro estudo avaliou o uso de Nabilona, um análogo sintético do THC, em transtorno de ansiedade generalizada no desenho quadrado latino controlado por placebo, e não identificou melhora nos escores de ansiedade utilizados. Três ensaios avaliaram as propriedades ansiolíticas do CBD em pacientes diagnosticados com transtorno de ansiedade social, demonstrando significativa redução da ansiedade no teste simulado de falar em público. E um ECR identificou que o uso de Nabilona em transtorno de ansiedade psiconeurótica apresentou diminuição de ansiedade maior que o placebo.[14]

Apesar de o efeito ansiogênico do THC ter sido identificado em estudos iniciais, há mais pesquisas também que avaliaram o efeito ansiolítico do canabinoide e seus análogos sintéticos. Um ensaio randomizado, duplo-cego e controlado por placebo com 40 pessoas com fibromialgia usou 1-1,5 mg/dia de Nabilona, com melhora de sintomas ansiosos. Esses dados levantam a hipótese de que o efeito anti ou pró-ansiedade do THC pode ser dose-dependente (provavelmente doses baixas reduzem ansiedade e doses altas geram o efeito oposto) e mediado pelo contexto.[15] Portanto, é escassa evidência de alta qualidade para transtornos mentais como desfecho primário. A maior parte da evidência deriva de estudos com THC (com ou sem CBD) sobre outras condições.[16]

Apesar do grande potencial do uso de canabinoides no tratamento de transtornos de ansiedade, entendemos que ainda são necessários ensaios clínicos randomizados de qualidade com amostras maiores.

## Depressão

A evidência científica a respeito dos efeitos do uso – crônico ou não – dos canabinoides no humor é complexa e muitas vezes aparentemente contraditória. Uma miscelânea de fatores contribui para a análise desse tipo de evidência se tornar um trabalho árduo. Uma revisão de literatura[17] encontrou associação positiva significativa entre o uso de cânabis na adolescência e o desenvolvimento futuro de depressão. Nem todos os estudos incluídos ajustaram os fatores de confusão que podem estar relacionados ao consumo precoce da planta. Além disso, as pesquisas fizeram uso de métodos muito heterogêneos de detecção do transtorno depressivo.

A maioria das pesquisas realizadas para avaliar as consequências do uso crônico no humor tem grande dificuldade para controlar diversos vieses dos estudos observacionais, tais como o uso concomitante de outras substâncias; qualidade, composição, dose e formas de uso da cânabis; questões socioeconômicas e familiares, incluindo fatores transgeracionais genéticos ou não. Importante resgatar o velho tripé do uso de psicoativos, no qual, além da própria substância, influenciam no desfecho o contexto e a predisposição pessoal – crenças, estado de humor, personalidade etc. Além do mais, é importante não excluir a possibilidade do uso da maconha como automedicação. Ou seja, é possível que a patologia – ou o sofrimento mental – manifesta ou latente tenha precedido o consumo.

Por outro lado, diversos achados de estudos pré-clínicos têm apontado para o potencial do uso dos canabinoides no tratamento de transtornos de humor. Os primeiros indícios vêm da afinidade dos canabinoides com importantes receptores abundantes em áreas do encéfalo, como regiões límbicas e córtex pré-frontal, onde estão presentes circuitos sinápticos que são base neuronal para fenômenos do humor, comportamento e cognição. Entre esses receptores, podemos citar 5-HT1A e CB1 – que também pode modular indiretamente vias dopaminérgicas e serotoninérgicas.[18]

Dois fatos inicialmente levaram o SEC ao nível de um importante alvo de investigação sobre a gênese e o tratamento de transtornos de humor. O primeiro foi o uso do medicamento Rimonabanto, um bloqueador do receptor CB1 que foi utilizado para obesidade, mas foi retirado do mercado associado a sintomas depressivos, ansiosos e ideação suicida.[19] O segundo é que a maioria dos antidepressivos disponíveis também modificam a expressão dos receptores CB1 e os níveis de endocanabinoides em regiões cerebrais relacionadas a transtornos de humor.[20]

Diversos estudos em modelos animais demonstraram significativos efeitos antidepressivos dos canabinoides. Esses efeitos foram associados a alterações na neuroplasticidade, uma vez que a sinaptofisina, a proteína de densidade pós-sináptica 95 (PSD95) e o fator neurotrófico liberado pelo cérebro aumentaram no córtex pré-frontal e no hipocampo após a administração do CBD.[8] Um estudo identificou que no exercício físico intenso foi identificado aumento nos níveis de anandamida e no fator neurotrófico liberado pelo cérebro, sugerindo uma relação entre endocanabinoides, depressão e fatores de risco cardiovasculares.[19]

O aumento dos níveis periféricos de BDNF (fator neurotrófico derivado do cérebro, do inglês *brain-derived neurotrophic factor*) pode estar relacionado ao mecanismo pelo qual a anandamida influencia na neuroplasticidade e no consequente efeito antidepressivo dos exercícios físicos.[21]

As evidências das ações antidepressivas dos canabinoides em humanos ainda são escassas. Em um ensaio clínico realizado em pessoas com dor crônica, altas doses de nabiximols melhoraram significativamente o estado de humor.[22] Em outro estudo, o CBD oral diminuiu significativamente os sintomas depressivos e psicóticos em usuários crônicos de cânabis.[23]

A maioria dos estudos clínicos apresenta limitações metodológicas, como pequenas amostras, falta de randomização, cegamento inadequado ou ter como desfecho primário outra condição – predominantemente dor crônica não relacionada ao câncer ou esclerose múltipla.[16]

Garcia-Gutierrez et al. postulam que os ensaios clínicos preliminares apoiam a eficácia do CBD como ansiolítico, antipsicótico e antidepressivo e, mais importante, um perfil positivo de risco-benefício devido a sua segurança.[8] Ou seja, apesar da parca evidência da eficácia de uso de canabinoides para sintomas psiquiátricos, é possível com segurança obter os benefícios que a prática clínica ao redor do planeta tem demonstrado na prescrição de derivados da *Cannabis* pactuada com a pessoa – respeitando sua singularidade e desejos em uma relação pautada pelo binômio autonomia-responsabilidade, especialmente em casos cujos tratamentos convencionais falharam por se mostrar ineficazes ou por apresentar efeitos adversos que superam os riscos. A segurança e a eficácia podem ser potencializadas em um contexto clínico acolhedor, com controle de qualidade dos produtos, acompanhamento longitudinal e manejo adequado de dose, com atenção a contraindicações e interações farmacológicas, bem como ao contexto de vida do sujeito.

## Terapêutica canabinoide

No que tange à prescrição propriamente dita de derivados da *Cannabis* para transtornos de ansiedade ou depressivos, não é possível até o momento da escrita deste capítulo afirmar que existe um protocolo universal a respeito de posologia e composição dos medicamentos. Ainda prevalece a máxima do tratamento personalizado com base na avaliação da pessoa como um todo, fazendo teste empírico de composições (à luz da evidência científica atual, que pode apontar para uma composição de primeira escolha em cada caso). E, a partir daí, realizar um acompanhamento próximo da evolução para uma titulação adequada.

Para a escolha da composição de canabinoides de primeira opção é necessário avaliar questões como preferências, possibilidades de acesso, interações medicamentosas e comorbidades e/ou sintomas prevalentes, história médica pregressa – que podem se configurar como contraindicações para um canabinoide específico ou direcionar para o uso preferencial. Por exemplo, se a pessoa apresenta inapetência, náuseas, espasticidade ou dor neuropática, a evidência científica atual somada à experiência clínica aponta para escolha de uma composição rica em THC. Em casos de doença inflamatória, insônia, prevalência de sintomas ansiosos, entre outros, uma composição rica em CBD se torna bem-vinda. Ao passo que problemas como arritmia, angina ou história de psicose até o momento consistem em contraindicações para o uso do THC. Recomenda-se também cuidado em composições ricas em THC para pessoas ansiosas. Em geral, composições *full spectrum* se tornam mais eficazes em doses baixas e, consequentemente, com melhor perfil de efeitos adversos.

Porém, cada caso deve ser avaliado singularmente, e opções de medicamentos contendo canabinoides isolados podem ter seu valor em certos casos, por exemplo: quando se necessita de um controle mais preciso das doses ou quando a pessoa apresenta resistência psicossocial ao uso de um medicamento proveniente do extrato integral. Pesquisas clínicas com THC ou análogos usaram 0,25-10 mg/dia de Nabilona, 2,5-15 mg/dia de Dronabinol ou 2,5-10 mg/dia do próprio delta-9-tetra-hidrocanabinol.[8,15,16] Mas se garante maior segurança para o uso de doses baixas, já que não surgiram eventos adversos graves mesmo nas doses mais altas.

A dose inicial proposta para adultos é de 12,5 mg/dia de CBD e 2,5 mg/dia de THC, divididos em 2 ou 3 vezes, sendo seguro usar doses mais altas de THC em formulações em que sua composição apresente proporções equilibradas de CBD:THC (1:1).[8,16,24]

Duas vezes ao dia se torna uma posologia mais cômoda e, portanto, suscetível a maior adesão; porém, em casos de piora sintomática no final da tarde, pode ser necessária uma dose no meio do dia. Para prevenir desistência precoce, é importante informar ao assistido que a dose inicial pode não ser completamente eficaz no controle sintomático, requerendo acompanhamento para ajuste de dose, o que também previne a utilização de doses altas desnecessárias.

Em relação à titulação da dose, recomenda-se um acompanhamento cuidadoso e frequente no início do tratamento, de preferência semanal ou quinzenal, para observação de resposta terapêutica ou potenciais efeitos adversos. Em caso de resposta parcial, sem efeitos adversos significativos, pode-se aumentar a dose em 12,5 mg de CBD ao dia ou 2,5 mg de THC ao dia a cada 2 ou 4 semanas até atingir um efeito satisfatório sem grandes incômodos.[24] Em caso de não resposta ou má tolerabilidade, recomenda-se, após tentativas de ajuste de dose, a troca por outra composição de canabinoides. Porém, é importante ter paciência e aguardar algumas semanas, pois casos de ansiedade ou depressão podem demorar algumas semanas para ter resposta terapêutica mesmo com os tratamentos convencionais.

**TABELA 1** Sugestão de posologia e ajustes dos canabinoides

| | Posologia inicial (adultos) | Titulação |
|---|---|---|
| **THC** | 2,5 mg/dia, divididos em 2-3 vezes. | Se necessário, aumentar a dose em 2,5 mg/dia a cada 2 ou 4 semanas até atingir um efeito satisfatório. |
| **CBD** | 12,5 mg/dia, divididos em 2-3 vezes. | Se necessário, aumentar a dose em 12,5 mg/dia a cada 2 ou 4 semanas até atingir um efeito satisfatório. |
| **Observações** | ▪ Apesar do grande potencial do uso de canabinoides no tratamento de transtornos de ansiedade e depressão, ainda são necessários novos estudos clínicos para comprovar a eficácia.<br>▪ Porém, dadas a segurança e a tolerabilidade identificadas em estudos iniciais, pode ser uma opção terapêutica útil para casos específicos, especialmente casos refratários. | ▪ Em caso de efeitos adversos, retornar à dose anterior.<br>▪ Em caso de não resposta ou má tolerabilidade, sugerimos, após tentativas de ajuste de dose, a troca por outra composição de canabinoides.<br>▪ Porém, é importante ter paciência, acompanhar e aguardar algumas semanas o efeito desejado. |

CBD: canabidiol; THC: tetra-hidrocanabinol.
Fonte: APA, 2015;[5] MacCallum e Russo, 2018.[24]

## Considerações finais

A construção do plano terapêutico deve levar em consideração as necessidades e preferências das pessoas sob cuidado médico, sempre pensando nos potenciais riscos e benefícios das intervenções propostas. Recomenda-se comunicação clara e assertiva acerca das evidências científicas disponíveis para que as pessoas e/ou responsáveis participem das decisões terapêuticas e construam junto com seus médicos seus processos de cuidado.

Os casos que apresentam transtornos de ansiedade ou depressivos geralmente são complexos e multifatoriais. Portanto, na maioria das vezes necessitam de acompanhamento psicoterapêutico e/ou terapias integrativas paralelamente ao tratamento medicamentoso. Dito isso, recomenda-se que o médico cuidador dialogue com seu assistido a respeito da importância de os tratamentos canabinoides serem realizados juntamente com outras terapêuticas.

## Referências bibliográficas

1. Barros MBA, Lima MG, Malta DC, Szwarcwald CL, Azevedo RCS, Romero D, et al. Relato de tristeza/depressão, nervosismo/ansiedade e problemas de sono na população adulta brasileira durante a pandemia de covid-19. Epidemiologia e Serviços de Saúde. 2020;29(4):e2020427. Disponível em: https://doi.org/10.1590/S1679-49742020000400018; acessado em: 6 de maio de 2022.
2. World Drug Report 2021 (United Nations publication, Sales n. E.21.XI.8).
3. Malcher-Lopes R, Ribeiro S. A história natural da maconha. In: Maconha, cérebro e saúde. Rio de Janeiro: Vieira & Lent; 2007. p.30-45.
4. Freud S. Neuroses de transferência: uma síntese (Trabalho original publicado em 1914). Rio de Janeiro: Imago; 1987.
5. American Psychiatric Association (APA). Manual diagnóstico e estatístico de transtornos mentais: DSM-5. Nascimento MIC, et al., tradução; Cordioli AV, et al., revisão técnica. 5.ed. Porto Alegre: Artmed; 2015. Sessão II. p.293-408.
6. Silva Dias F. Transtornos de ansiedade. In: Gusso G, Lopes JMC. Tratado de medicina de familia e comunidade: princípios, formação e prática; 2012. Cap. 220. p.1921.
7. Freud S. Luto e melancolia (Trabalho original publicado em 1915). In: Obras Completas (vol. 12). São Paulo: Companhia das Letras; 2010.
8. García-Gutiérrez M, Navarrete F, Gasparyan A, Austrich-Olivares A, Sala F, Manzanares J. Cannabidiol: a potential new alternative for the treatment of anxiety, depression, and psychotic disorders. Biomolecules. 2020 Nov 10(11):1575.
9. Gasparyan A, Manzanares J, Navarrete F. Effects of cannabidiol plus sertraline on behavioural and gene expression alterations in a long-lasting animal model of post-traumatic stress disorder. Front Pharmacol. 2021 Jun 28;12:694510.
10. Zuardi A, Cosme RA, Graeff FG, Guimarães FS. Effects of ipsapirone and cannabidiol on human experimental anxiety. J Psychopharmacol. 1993 Jan 7(1 Suppl):82-8.
11. Crippa JA, Zuardi AW, Garrido GEJ, Wichert-Ana L, Guarnieri R, Ferrari L, et al. Effects of cannabidiol (CBD) on regional cerebral blood flow. Neuropsychopharmacology. 2004 Feb 29:417-26.

12. Fusar-Poli P, Allen P, Bhattacharyya S, Crippa JA, Mechelli A, Borgwardt S, et al. Modulation of effective connectivity during emotional processing by delta 9-tetrahydrocannabinol and cannabidiol. Int J Neuropsychopharmacol Off Sci J Coll Int Neuropsychopharmacol. 2010 May 13:421-32.
13. Botsford S, Yang S, George T. Cannabis and cannabinoids in mood and anxiety disorders: impact on illness onset and course, and assessment of therapeutic potential. Am J Addict. 2020 Jan 29(1):9-26.
14. Stanciu C, Brunette MF, Teja N, Budney AJ. Evidence for Use of cannabinoids in mood disorders, anxiety disorders, and PTSD: a systematic review. Psychiatric Services. 2021 Apr 1;72(4): 429-36.
15. Skrabek RQ, Galimova L, Ethans K, Perry D. Nabilone for the treatment of pain in fibromyalgia. J Pain. 2008 Feb;9(2):164-73.
16. Black N, Stockings E, Campbell G, Tran LT, Zagic D, Hall WD, et al. Cannabinoids for the treatment of mental disorders and symptoms of mental disorders: a systematic review and meta-analysis [published correction appears in Lancet Psychiatry. 2020 Jan;7(1):e3]. Lancet Psychiatry. 2019 Dec 6(12):995-1010.
17. Gobbi G, Atkin T, Zytynski T, Wang S, Askari S, Boruff J, et al. Association of cannabis use in adolescence and risk of depression, anxiety, and suicidality in young adulthood: a systematic review and meta-analysis. [Erratum in: JAMA Psychiatry. 2019 Apr 1;76(4):447. PMID: 30758486; PMCID: PMC6450286] JAMA Psychiatry. 2019 Apr 76(4):426-34.
18. Peters K, Cheer J, Tonini R. Modulating the neuromodulators: dopamine, serotonin, and the endocannabinoid system. Trends Neurosci. 2021 Jun;44(6):464-77.
19. Moreira F, Crippa JA. The psychiatric side-effects of rimonabant. Rev Bras Psiquiatr. 2009 Jun 31(2):145-53.
20. Hill M, Ho W-SV, Hillard CJ, Gorzalka BB. Differential effects of the antidepressants tranylcypromine and fluoxetine on limbic cannabinoid receptor binding and endocannabinoid contents. J Neural Transm. 2008 Dec 115(12):1673-9.
21. Heyman E, Gamelin F-X, Piscitelli F, Roelands B, Leclair E, Di Marzo V, et al. Intense exercise increases circulating endocannabinoid and BDNF levels in humans: possible implications for reward and depression. Psychoneuroendocrinology. 2012 jun 37(6):844-51.
22. Portenoy R, Ganae-Motan ED, Allende S, Yanagihara R, Shaiova L, Weinstein S, et al. Nabiximols for opioid-treated cancer patients with poorly-controlled chronic pain: a randomized, placebo-controlled, graded-dose trial. J Pain Off J Am Pain Soc. 2012 May;13(5):438-49.
23. Beale C, Broyd SJ, Chye Y, Suo C, Schira M, Galettis P, et al. Prolonged cannabidiol treatment effects on hippocampal subfield volumes in current Cannabis users. Cannabis Cannabinoid Res. 2018 Apr 1;3(1):94-107.
24. MacCallum C, Russo E. Practical considerations in medical Cannabis administration and dosing. Eur J Intern Med. 2018 Mar;49:12-9.

# 7

# Asma

Fernanda K. M. S. Pinto
Ronaldo Zonta

## Introdução

A asma é uma doença inflamatória crônica que acomete as vias aéreas superiores, sendo caracterizada por obstrução e hiper-reatividade brônquica intermitente. Na maioria dos casos a inflamação está relacionada a um componente alérgico, contudo alguns casos podem apresentar outros perfis de acometimento, como remodelamento brônquico, restrição não inflamatória relacionada à obesidade e inflamação não alérgica.[1] A hiper-responsividade brônquica, associada à obstrução variável de vias aéreas, é desencadeada por vias celulares envolvendo mastócitos, eosinófilos, linfócitos T, macrófagos, neutrófilos e células epiteliais. Na Figura 1 é possível observar o papel do sistema endocanabinoide (SEC) na fisiopatologia da asma.

Geralmente a asma se manifesta em episódios recorrentes de sibilos, falta de ar, aperto no peito e tosse, que melhoram com o uso de medicamentos (broncodilatadores e corticoides inalatórios) ou espontaneamente, ou ainda podendo evoluir para casos mais graves, com obstrução pulmonar generalizada.

O diagnóstico de asma é fundamentado com base nos sintomas (tosse, sibilos, aperto no peito, dispneia) e na limitação variável do fluxo aéreo (verificada por meio da espirometria).[2] De modo geral, a asma pode ser classificada como *controlada* ou *não controlada* com base na ocorrência e frequência de sintomas noturnos, diurnos, a necessidade de usar medicamentos de alívio e a limitação de atividades cotidianas.[1] Quando a asma está não controlada, é de extrema importância verificar desencadeantes (controle ambiental, alérgenos, medicamentos, uso de tabaco), adesão ao tratamento e conhecimento sobre o uso adequado de medicamento de controle e de resgate.[3]

Alguns fenótipos de asma, como a asma de início tardio, a asma relacionada à obesidade e a asma com limitação fixa de fluxo, possuem fisiopatologia não completamente compreendida e podem exigir alterações no tratamento adjuvante devido à refratariedade ao tratamento com corticoides inalatórios.[2] Para alguns desses casos, além de casos de asma não alérgica nos quais o paciente deseje associar outras opções terapêuticas, os canabinoides podem ser uma opção aventada.[4]

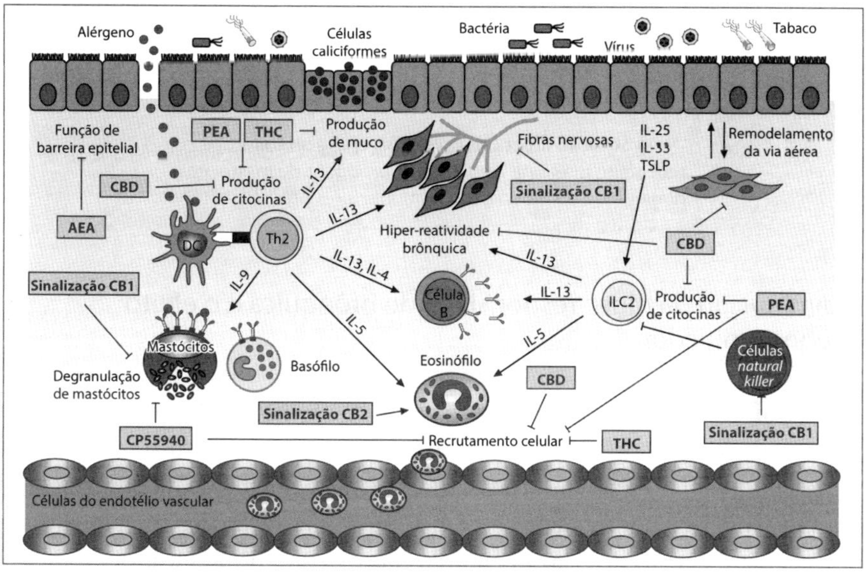


**FIGURA 1** Vias de modulação do sistema endocanabinoide na asma.

AEA: anandamida; CB1: receptor canabinoide tipo 1; CB2: receptor canabinoide tipo 2; CBD: canabidiol; IL: interleucina; PEA: N-palmitoiletanolamina; THC: tetra-hidrocanabinol.

Fonte: adaptada de Angelina et al., 2020.[5]

## Evidências científicas

É possível encontrar revisões envolvendo o uso de *Cannabis* para o tratamento de asma desde a China antiga, passando pelos estudos realizados por Thaskin na década de 1970, considerando possíveis efeitos de diminuição de broncoespasmo e melhora da função pulmonar.[6,7] Em primeiro lugar, é importante compreender por quais mecanismos de ação a *Cannabis* e os derivados atuam de modo geral e no sistema respiratório, assim como os potenciais benefícios e riscos, e a correlação entre o uso de *Cannabis* e doenças pulmonares descritas na literatura.

## O efeito anti-inflamatório

A ação anti-inflamatória do canabidiol (CBD) nos receptores CB1/CB2 foi relatada em alguns estudos influenciando diretamente na progressão de inflamação brônquica e remodelamento pulmonar.[5] Além disso, como já foi demonstrado em alguns estudos em modelos animais, o sistema endocanabinoide relaciona-se com a regulação da produção de prostaglandinas anti-inflamatórias e inibição da via mediada pela cicloxigenases 2 (COX-2).[8]

> A ativação provocada pelo CBD nos receptores CB2 tem efeito direto na mediação da produção de mastócitos, diminuindo de modo geral os mediadores pró-inflamatórios.[8,9]

## A diminuição da hiper-responsividade brônquica e o efeito imunomodulador

O CBD é conhecido por exercer efeitos imunomoduladores por meio da ativação de receptores CB1 e CB2 localizados no sistema nervoso central e em células imunes. O tratamento com CBD, independentemente da dosagem, diminuiu a hiper-responsividade das vias aéreas.[6] A ativação dos receptores CB1 provoca ainda efeito de relaxamento da musculatura brônquica, diminuindo a hiper-responsividade após o contato com alérgenos, efeito que ocorre nos estudos apenas com altas doses.[8] Em um estudo recente, tentaram avaliar a efetividade do CBD nas "tempestades de citocinas", que provocavam síndrome respiratória aguda grave, com broncoconstrição de hiper-responsividade relacionada à Covid-19, sem, contudo, concluir de maneira definitiva pelo benefício do CBD, apesar da plausibilidade biológica relacionada ao receptor CB2.[10,11]

## A broncodilatação

O receptor CB1 da musculatura lisa alveolar causa relaxamento da musculatura lisa e broncodilatação.[4,12] Além disso, a ação estimulante do delta-9-tetra-hidrocanabinol (delta-9-THC) nas terminações nervosas parassimpáticas pós-ganglionares nas vias aéreas da musculatura lisa brônquica leva à inibição da liberação de acetilcolina, também provocando broncodilatação.

> Alguns estudos chegaram a mostrar melhoras nos volumes expiratórios forçados (VEF1) após o uso de canabinoides.[13,14] O efeito de broncodilatação parece estar diretamente correlacionado à quantidade de THC biodisponível, não sendo inclusive reversível ou afetado pelo uso de outros medicamentos como Propranolol.[15]

Contudo, cabe ressaltar que em alguns indivíduos o THC fumado tem efeito irritante local nas vias aéreas, causando inclusive efeito paradoxal e dose-dependente e desencadeando broncoconstrição, o que pode prejudicar o uso nessa forma, como terapêutica.[14,16]

Um estudo comparou o efeito do THC com o do salbutamol na melhora da função ventilatória como resultado da broncodilatação. Apesar de ser um estudo isolado e com limitações, ambos foram considerados igualmente eficazes após 1 hora, com melhoras significativas na função ventilatória. Apesar de o salbutamol ter apresentado ação mais rápida, nenhuma alteração cardiovascular ou de humor foi detectada em relação ao THC.[15] Os autores sugerem fortemente que mais estudos nesse sentido devem ser feitos, antes que seja possível verificar a duração específica do efeito – outros estudos mostram diminuição em 2 horas – e para avaliar a segurança do uso do THC mesmo em exacerbações leves.[13,15]

**QUADRO 1** Possíveis efeitos benéficos dos canabinoides na asma

| |
|---|
| **Broncodilatador:**<br>Estudos mostram que o uso de *Cannabis*, tanto inalado como via oral, pode ter efeito broncodilatador. No uso inalado o efeito ocorre logo após o uso e pode durar algumas horas. No uso via oral o efeito broncodilatador é menos evidente, inicia geralmente após 60 minutos e pode durar algumas horas.[4] |
| **Anti-inflamatório:**<br>Possível mecanismo de ação: THC e CBN podem diminuir a produção de muco induzida por alérgenos. Canabinoides podem reduzir gatilhos alérgicos de asma devido à atuação em Th2 citocinas.[4] |
| **Ansiedade:**<br>Há alta prevalência de ansiedade e estresse em asmáticos. Ansiedade e estresse emocional podem ser gatilhos de exacerbações de asma. Os canabinoides podem ter efeito ansiolítico ou ansiogênico. O efeito ansiolítico poderia estar associado a uma diminuição de exacerbações de asma.[4] |

*(continua)*

QUADRO 1 Possíveis efeitos benéficos dos canabinoides na asma *(continuação)*

| **Asma induzida por exercícios:**<br>*Cannabis* poderia ter um efeito favorável.[16] |
|---|
| **Cessação do tabagismo:**<br>Alguns estudos relacionam possíveis benefícios do uso de *Cannabis* para cessação do tabagismo ou na redução do número de cigarros fumados. Ainda perduram dúvidas se esse efeito é duradouro e se pode ajudar na manutenção da abstinência de tabaco a longo prazo.[4] |

CBN: canabinol; THC: tetra-hidrocanabinol.
Fonte: Jarjou'i e Izbicki, 2020;[4] Bramness e Von Soest, 2019.[16]

QUADRO 2 Possíveis efeitos deletérios dos canabinoides na asma

| **Irritação e inflamação das vias aéreas:**[4,17]<br>▪ Produtos da combustão de *Cannabis* fumada podem causar irritação das vias aéreas, com broncoconstrição e sintomas semelhantes à asma. O uso fumado de *Cannabis* e o pólen da *Cannabis* podem estar associados a doenças alérgicas como rinite, conjuntivite alérgica, asma e até anafilaxia.<br>▪ O uso crônico da *Cannabis* fumada pode causar tosse crônica, sibilos, catarro e outros sintomas de bronquite crônica. Alguns estudos associam o uso da *Cannabis* fumada com lesões macro e microscópicas na mucosa pulmonar, o que aumenta a chance, mesmo após a interrupção do uso, de DPOC e enfisema.<br>▪ Os efeitos do uso prolongado nos pulmões são controversos; alguns estudos demonstram que a função pulmonar é preservada, enquanto outros apontam um aumento de problemas obstrutivos. |
|---|
| **Potencial carcinogênico:**[4]<br>A *Cannabis* fumada, assim como o tabaco fumado, contém milhares de substâncias químicas, algumas delas carcinogênicas. Apesar disso, as evidências são conflitantes sobre a relação entre o uso de *Cannabis* e o câncer de pulmão, cabeça e pescoço, em decorrência de que alguns usuários de *Cannabis* podem fazer uso concomitante de tabaco. |

DPOC: doença pulmonar obstrutiva crônica.
Fonte: Jarjou'i e Izbicki, 2020;[4] Tashkin, 2013.[17]

Importante mencionar que a maioria dos artigos sobre os efeitos deletérios do uso de *Cannabis* em relação ao sistema respiratório avalia o uso recreacional e fumado de *Cannabis* e não o seu uso medicinal.

## Asma/doenças pulmonares e o uso de *Cannabis*

A relação entre a *Cannabis* e as patologias pulmonares, incluindo a asma, possui vários fatores confundidores nos estudos encontrados, inclusive porque grande parte dos estudos avaliou a correlação da *Cannabis* fumada/inalada e em alguns com o viés de identificação sobre o uso conjunto de tabaco, um reconhecido fator desencadeante de exacerbações de asma.[17-21]

De modo geral, alguns estudos mostraram que o uso da *Cannabis* fumada pode aumentar o risco de desenvolvimento da asma. Achados de inflamação da mucosa das vias aéreas, alteração de células caliciformes e hiperplasia vascular, metaplasia e desorganização celular são semelhantes entre fumantes de maconha e fumantes de tabaco.[19,21] A correlação com enfisema, doença pulmonar obstrutiva e bronquite crônica também vem sendo estudada em pacientes que fazem uso crônico e recreativo de *Cannabis* fumada.[18,22] Além disso, casos raros de pneumotórax, pneumomediastino, pneumopericárdio e aumento do risco de pneumonite infecciosa em pacientes imunocomprometidos (como os vivendo com HIV) foram descritos na literatura relacionados ao uso fumado de *Cannabis* e de canabinoides sintéticos.[7,21,23-25]

Outros autores concluíram que o uso da maconha fumada, apesar de não alterar os valores de VEF1, pode aumentar a tosse, o chiado, a produção de escarro e o risco de exacerbações.[23] Esses achados sugerem fortemente que o uso da *Cannabis* fumada não deve ser reforçado nem recomendado em pacientes com asma prévia, devendo ser desestimulado.[15,21] No entanto, estudos mais recentes e com achados contraditórios têm sido publicados questionando os fatores de confusão e se realmente houve correlação entre o aumento de exacerbações agudas, o desenvolvimento de doenças crônicas, doenças pulmonares obstrutivas, pneumotórax e infecções respiratórias, incluindo tuberculose, pneumonias e aspergilose, com o aumento do uso de *Cannabis* fumada.[18,24,25]

Em alguns relatos de caso, os sintomas de tosse, aumento do escarro e opressão torácica melhoraram após a interrupção do uso da *Cannabis* fumada.[24] A correlação com o risco de câncer de pulmão ainda não está clara, com alguns estudos indicando possível redução de risco relativo e outro possível aumento dos riscos.[20,26] Apesar de alguns estudos terem demonstrado menor risco com uso vaporizado que com o uso fumado (combustão),[27,28] o aumento progressivo, em especial na população jovem, do uso de *Cannabis* por meio de cigarros eletrônicos, em especial a vaporização com óleo, tem sido correlacionado com a ocorrência de pneumonites eosinofílicas, decorrentes da deposição dos produtos de combustão lipofílica na mucosa pulmonar.[9,28,29]

## Terapêutica canabinoide

A maioria dos estudos não descreve com clareza qual população teria maiores benefícios, contudo, assim como com outras prescrições, devemos ponderar sempre o uso nos grupos de risco, contraindicado para pacientes como gestantes, lactantes, jovens (crianças e adolescentes) e pacientes com episódios psicóticos prévios. Considerando a fisiopatologia da asma, os mecanismos de ação e os potenciais benefícios e riscos, considera-se que pacientes com asma grave e refratariedade aos tratamentos tradicionais (em uso de altas doses de corticoide inalatório, já associado a beta 2 de longa ação e antileucotrienos) que mantenham a ocorrência de exacerbações graves, ou ainda pacientes que têm dificuldade de aumentar a dose do tratamento padronizado devido a efeitos adversos (taquicardia, candidíase oral, interação com outras medicações de uso crônico – betabloqueador), parecem ser os que têm maior potencial de benefício adicional com o uso dos derivados canabinoides.[4,20,22,28]

Também pode ter um papel no tratamento de pacientes que têm exacerbações de asma relacionadas a fatores emocionais como estresse e ansiedade, nesse caso aproveitando-se dos possíveis efeitos ansiolíticos da *Cannabis* medicinal. Recomenda-se realizar decisão compartilhada sobre potenciais benefícios e potenciais riscos, considerando sempre quais as medicações já em uso. Além de orientar sobre os riscos do uso de *Cannabis in natura* fumada e óleo fumado/vaporizado em cigarros eletrônicos.[27]

Para todos os pacientes com asma prévia, independentemente da gravidade, o uso de qualquer tipo de cigarro de combustão – tabaco/misturas de tabaco – com *Cannabis* pode ser prejudicial e deve ser contraindicado. Como o tabaco, a *Cannabis* exibe efeitos, resultando em hipersecreção de muco e inflamação desencadeando edema na mucosa traqueobrônquica.[27]

O uso vaporizado da erva seca tem mais rápida absorção e inclui maior disponibilidade de THC, sendo inclusive superior quando comparado ao uso oral e à *Cannabis* fumada, inclusive por não ter os mesmos produtos de combustão do fumo. A vaporização, apesar de ter se mostrado benéfica em alguns estudos, não é indicada como primeira linha pela dificuldade de precisar doses e biodisponibilidade.[4,20] Além disso, estudos sobre sua segurança ainda estão em falta, existindo alguns casos de complicações pulmonares causadas pelo uso de vaporizadores, com ocorrência de irritação das vias aéreas, broncoconstrição e pneumonite.[4]

O uso por via oral pode ser tanto com o óleo *full spectrum* quanto com o fitocanabinoide isolado – CBD. Para ambos sugere-se a mesma dose inicial, 0,1 mg/kg/dia, dividida em duas tomadas por dia. O efeito broncodilatador parece ter uma correlação de dose-resposta com doses de 10 mg/dia, sendo essa a dose alvo. Deve-se ficar atento em pacientes que fazem uso de mais de 20 mg/dia ou uso de doses menores combinadas a outras formas de uso. Alguns estudos demonstraram efeito paradoxal de broncoconstrição e maior risco de efeitos psicoativos indesejáveis.[4,11] Contudo, pacientes com uso prévio de *Cannabis* podem precisar de maiores doses, considerando o efeito de tolerância, e nesses pacientes doses de até 30 mg/dia podem ser doses alvo sem maiores riscos.[20]

O uso de Nabilone em doses de 2 mg, apesar de ter apresentado efeitos benéficos em algumas sintomatologias e patologias, como ansiedade, náusea, dor crônica e alguns quadros de psicose, não apresentou resultados significativos para uso crônico ou em crises de asma.[29] Pesquisas com outros canabinoides sintéticos hidrossolúveis, que poderiam ser utilizados por meio de vaporização, estão em curso, contudo ainda sem resultados.[4] Caso haja indicação para o uso de derivados canabinoides, recomenda-se suspender outras formas de uso. Além disso, deve-se atentar sempre à reavaliação sobre a ocorrência de possíveis eventos neuropsiquiátricos negativos, por exemplo, aumento de sedação para pacientes que trabalham em altura ou operando máquinas.

Sugere-se a dose inicial de 0,1 mg/kg/dia, para o óleo *full spectrum*, dividida em duas tomadas por dia.

## Considerações finais

Recomenda-se que o uso de *Cannabis* medicinal seja indicado em casos específicos, como para tratamento adjuvante em pacientes que tenham asma refratária aos tratamentos convencionais ou que tenham dificuldades relacionadas aos efeitos adversos dos medicamentos usados (p. ex., dificuldades para aumentar a dose de corticoide inalatório devido a candidíase oral), ou ainda naqueles em que sintomas ansiosos estão relacionados com as crises de asma. É importante avaliar experiências prévias com o uso de *Cannabis* prescrita ou recreativa, ponderando potenciais riscos e benefícios.

O uso indicado deve preferencialmente ser o oral (podendo ser o óleo de CBD isolado ou o *full spectrum*, sendo o último preferível nos casos em que se busca também o efeito ansiolítico), desaconselhando-se totalmente o uso fumado ou o uso de vaporizadores de óleo. Em casos selecionados, pode-se experimentar o uso vaporizado da planta. Recomenda-se iniciar com doses baixas e aumentar semanalmente de acordo com a resposta clínica e efeitos adversos.

Como a resposta ao tratamento tem suas particularidades em cada paciente, deve-se avaliar e monitorar a terapêutica para evitar tanto uma sobredosagem (sintomas de fácil identificação e reparação) como uma subdosagem, que pode desprezar essa opção terapêutica. Portanto, sugere-se a indicação de canabinoides em pacientes com asma grave e refratária aos tratamentos tradicionais (em uso de altas doses de corticoide inalatório, já associado a beta 2 de longa ação e antileucotrienos) que mantenham recorrência de exacerbações graves; e pacientes com asma intermitente que têm dificuldade para aumentar a dose do tratamento padronizado devido efeitos adversos.

## Referências bibliográficas

1. Global Initiative for Asthma (GINA). Global strategy for asthma management and prevention; 2021.
2. Dalcin PTR, et al. Asma. In: Medicina ambulatorial: condutas de atenção primária baseadas em evidências. 5.ed. Porto Alegre: Artmed; 2022.
3. Acosta AT. Cannabis: evidencia científica de uso medicinal. Fundación Daya, 5° Informe. Santiago, 2018 Nov. Disponível em: https://www.academia.edu/40206328/Cannabis_evidencia_cient%C3%ADfica_de_uso_medicinal_5o_Informe.
4. Jarjou'i A, Izbicki G. Medical Cannabis in asthmatic patients. The Israel Medical Association Journal – IMAJ. 2020;22(4):232-5.
5. Angelina A, Pérez-Diego M, López-Abente J, Palomares O. The role of cannabinoids in allergic diseases: Collegium Internationale Allergologicum (CIA) Update 2020. International Archives of Allergy and Immunology. 2020;181(8):565-84.
6. Vuolo F, Abreu SC, Michels M, Xisto DG, Blanco NG, Hallac JE, et al. Cannabidiol reduces airway inflammation and fibrosis in experimental allergic asthma. European Journal of Pharmacology. 2019;843:251-9.
7. Touw M. The religious and medicinal uses of Cannabis in China, India and Tibet. J Psychoactive Drugs. 1981;13(1):23-34. Disponível em: https://doi.org/10.1080/02791 072.1981.10471 447.
8. Pini A, Mannaoini G, Pellegrini-Giampietro D, Passani MB, Mastroianni R, Bani D, et al. The role of cannabinoids in inflammatory modulation of allergic respiratory disorders, inflammatory pain and ischemic stroke. Current Drug Targets. 2012;13(7):984-93.
9. Lewis NM, Friedrichs M, Wagstaff SS, Nakashima AK, Dunn AC. Characteristics of adults who use both marijuana and e-cigarette, or vaping, products: a cross-sectional study, Utah, 2018. Public Health Reports; 2021; p.333549211018679.
10. Kaminski NE, Kaplan BLF. Immunomodulation by cannabinoids: current uses, mechanisms, and identification of data gaps to be addressed for additional therapeutic application. In: Advances in pharmacology. Academic Press; 2021. p.1-59.
11. Bozkurt TE. Endocannabinoid system in the airways. Molecules. 2019;24(24):4626.
12. Mégarbane B, Chevillard L. The large spectrum of pulmonary complications following illicit drug use: features and mechanisms. Chemico-Biological Interactions. 2013;206(3):444-51.
13. Tashkin DP, Roth MD. Pulmonary effects of inhaled cannabis smoke. The American Journal of Drug and Alcohol Abuse. 2019;45(6):596-609.
14. Grassin-Delyle S, Naline E, Buenestado A, Faisy C, Alvarez J-C, Salvator H, et al. Cannabinoids inhibit cholinergic contraction in human airways through prejunctional CB1 receptors. British Journal of Pharmacology. 2014;171(11):2767-77.
15. Patrick GB. Marijuana and the lung. Postgraduate Medicine. 1980;67(5):110-8.
16. Bramness JG, Von Soest T. A longitudinal study of Cannabis use increasing the use of asthma medication in young Norwegian adults. BMC Pulmonary Medicine. 2019;19(1):1-7.
17. Tashkin DP. Effects of marijuana smoking on the lung. Annals of the American Thoracic Society. 2013;10(3):239-47.
18. Tashkin DP. Airway effects of marijuana, cocaine, and other inhaled illicit agents. Curr Opin Pulm Med. 2001;7:43-61.

19. Tashkin DP, Roth MD. Pulmonary effects of inhaled Cannabis smoke. The American Journal of Drug and Alcohol Abuse. 2019;45(6):596-609.
20. MacCallum CA, Russo EB. Practical considerations in medical Cannabis administration and dosing. European Journal of Internal Medicine. 2018;49:12-9.
21. Chatkin JM, Zabert G, Zabert I, Chatkin G, Jiménez-Ruiz CA, Granda-Olive JI, et al. Lung disease associated with marijuana use. Archivos de Bronconeumología (English edition). 2017;53(9):510-5.
22. Kreuter M, Nowak D, Rüther T, Hoch E, Thomasius R, Vogelberg C, et al. Cannabis: positionspapier der Deutschen Gesellschaft für Pneumologie und Beatmungsmedizin eV (DGP). Pneumologie. 2016;70(2):87-97.
23. Caponnetto P, et al. Dangerous relationships: asthma and substance abuse. Journal of Addictive Diseases. 2013;32(2):158-67.
24. Hancox RJ, Shin HH, Gray AR, Poulton R, Sears MR. Effects of quitting cannabis on respiratory symptoms. European Respiratory Journal. 2015;46(1):80-7.
25. Harrell MB, Clendennen SL, Sumbe A, Case KR, Mantey DS, Swan S. Cannabis vaping among youth and young adults: a scoping review. Current Addiction Reports. 2022; p.1-18.
26. Kaplan AG. Cannabis and lung health: does the bad outweigh the good?. Pulmonary Therapy. 2021;7(2):395-408.
27. Lee MH, Cool CD, Maloney JP. Histopathological correlation of acute on chronic eosinophilic pneumonitis caused by vaporized cannabis oil inhalation. Chest. 2021;159(3):e137-e139.
28. Biehl JR, Burnham EL. Cannabis smoking in 2015: a concern for lung health?. Chest. 2015;148(3):596-606.
29. Gong Jr H, Tashkin DP, Calvarese B. Comparison of bronchial effects of nabilone and terbutaline in healthy and asthmatic subjects. The Journal of Clinical Pharmacology. 1983;23(4):127-33.

# 8

# Cefaleias

Rodrigo Macedo Pacheco

## Introdução

A cefaleia ou dor de cabeça, como normalmente é conhecida, é um sintoma neurológico bastante frequente na prática clínica, ocupando, de acordo com a Organização Mundial da Saúde (2004), a terceira posição em prevalência na população mundial. Lima et al.[1] apontam que ela se encontra entre as 12 principais queixas em serviços de atenção primária à saúde (APS). Diante desse quadro, é fundamental poder diferenciar as cefaleias primárias e secundárias, bem como suas incidências, inclusive porque estudos apontam sua relação com alta carga de sofrimento e custos socioeconômicos, na medida em que impacta o campo laboral e atividades rotineiras pelo comprometimento da qualidade de vida em função da intensidade da dor.[2]

De forma geral, pode-se afirmar que as cefaleias primárias são aquelas que indicam ao mesmo tempo o sintoma e a doença, não sendo decorrentes, portanto, de outra doença subjacente. As primárias são as migrâneas, as em salvas e as do tipo tensional (CTT), enquanto as secundárias, como a própria expressão sugere, compõem, como um dos sintomas, correlação com outro quadro patológico, podendo estar associadas a infecções sistêmicas, disfunções endócrinas, meningites, hemorragia cerebral, dentre outras intercorrências.[2,3]

Destaca-se o papel da anamnese como ferramenta de avaliação. A descrição da dor é extremamente importante, o que inclui questionamentos sobre início, frequência, localização exata na cabeça, tempo de duração, intensidade, gatilhos, fatores de melhora e agravo, irradiação, periodicidade e uso prévio de medicações. Todo esse detalhamento subsidiará a diferenciação de causas primárias e secundárias. Soma-se, como ferramenta avaliativa, o exame clínico.

Seu papel é fundamental para a exclusão de causas secundárias, assim como os exames complementares, como os laboratoriais e de imagem, podem ser necessários para compor uma hipótese diagnóstica. Ressalta-se que as cefaleias primárias não necessitam de confirmação por exames desde que o exame neurológico esteja dentro da normalidade. A taxa de lesões intracranianas significativas em indivíduos com enxaqueca, sem alterações no exame neurológico, é de 0,18%.[1]

Segundo a Sociedade Internacional de Cefaleias,[3] as *cefaleias primárias* podem ser classificadas em:

- Migrânea (enxaqueca).
- Cefaleia do tipo tensão.
- Cefaleias trigeminoautonômicas.
- Outras cefaleias primárias.

As *cefaleias secundárias*, por sua vez, podem ser classificadas em:[3]

- Cefaleia atribuída a trauma ou lesão cefálica e/ou cervical.
- Cefaleia atribuída a transtorno vascular craniano e/ou cervical.
- Cefaleia atribuída a transtorno intracraniano não vascular.
- Cefaleia atribuída ao uso de substância ou a sua supressão.
- Cefaleia atribuída a infecção.
- Cefaleia atribuída a transtorno da homeostase.
- Cefaleia ou dor facial atribuída a transtorno do crânio, pescoço, olhos, orelhas, nariz, seios paranasais, dentes, boca ou outra estrutura facial ou cervical.
- Cefaleia atribuída a transtorno psiquiátrico.

Além disso, a classificação contempla uma terceira categoria, em que se incluem neuropatias cranianas dolorosas, outras dores faciais e outras cefaleias.

Segundo Lima et al.,[1] a cefaleia do tipo tensão (CTT) e a enxaqueca estão epidemiologicamente mais prevalentes na população, apresentando maior acometimento em mulheres. No primeiro tipo, tem-se que, quanto às cefaleias do tipo tensional episódicas (CTTE), a frequência é inferior a 15 dias por mês, enquanto em relação às do tipo tensional crônicas (CTTC) a frequência é superior a 15 dias por mês. Nestas últimas, os episódios de dor podem variar de 30 minutos a 7 dias, o que aponta para um risco aumentado de abuso no uso de analgésicos. Os principais tratamentos alopáticos para as CTT são os analgésicos e os anti-inflamatórios não esteroidais (AINE), que em doses usuais são o suficiente. Em casos crônicos são utilizados antidepressivos tricíclicos, como a amitriptilina, com vistas a reduzir a frequência e intensidade das crises.

No caso das migrâneas (enxaquecas), elas também podem se apresentar de forma episódica ou crônica, podendo ser incapacitantes. Na Figura 1, pode-se observar as fases da enxaqueca e sua relação com os sintomas de acordo com o tempo e a intensidade. Sua manifestação tem duração que varia de 4 a 72 horas, tendo como características principais dor unilateral, pulsátil, com agravo ao esforço e ainda acompanhada de náuseas e sensibilidade à luz, som ou odores. As auras ocorrem em cerca de 25% dos pacientes, normalmente precedendo o início da cefaleia. No tratamento farmacológico alopático no campo da APS e na perspectiva de profilaxia[1] estão os betabloqueadores (propranolol, atenolol, metoprolol), antidepressivos tricíclicos (amitriptilina, nortriptilina), medicações anticonvulsivantes (ácido valproico, divalproato de sódio) e bloqueadores de canais de cálcio (flunarizina); em alguns casos pode-se usar associação de betabloqueadores com antidepressivos tricíclicos na perspectiva de aumentar a eficácia do efeito e diminuir efeitos colaterais. Para o tratamento agudo, em casos leves, fala-se em uso de analgésicos e AINE, que, quando acompanhados de náuseas e/ou vômitos, associam-se à metoclopramida ou domperidona. Em crises moderadas, preconiza-se o uso de triptanos, devendo ser usados precocemente à crise. Em crises de maior intensidade, fala-se do uso associado de triptanos e AINE, limitados a três vezes por semana.[1] De forma geral, o acompanhamento da pessoa deve considerar a identificação de fatores desencadeantes, o que tem impacto direto na profilaxia. Nisso se enquadram as questões sobre alimentação, sono e fatores estressantes psíquicos. Técnicas de relaxamento, controle de estresse, psicoterapia e fisioterapia contribuem para seu controle.

Apesar da alta prevalência mundial das cefaleias, sua abordagem por médicos ainda é deficiente,[1] impactando o manejo dos casos. Como visto anteriormente, necessita-se de acompanhamento multiprofissional e de mudanças comportamentais, mesmo com o uso de medicações alopáticas tradicionais. Esta última sinalização é importante, considerando que atualmente tem crescido o número de pessoas que buscam alternativas ao tratamento dito tradicional, investindo no uso medicinal da *Cannabis* para tratar ou amenizar os sinais e sintomas de diversas doenças, bem como seus efeitos adversos. Destaca-se que a *Cannabis* tem sido alvo de muitos estudos nas últimas décadas, e seu

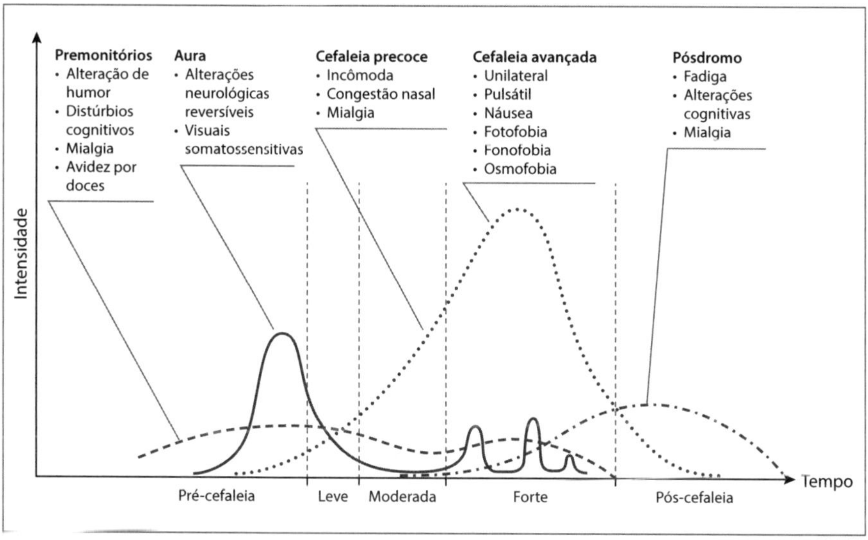


**FIGURA 1** Fases da enxaqueca.
Fonte: adaptada de Cady et al., 2002.[4]

uso medicinal tem apresentado resultados expressivos e interessantes no que concerne a seu potencial terapêutico.

Apesar dos grandes avanços nessa área, convive-se com certa restrição de estudos de alto nível de evidências. Seu uso em algumas patologias já está mais bem documentado em estudos clínicos e metanálises. No entanto, no caso das cefaleias, ainda carecem de estudos clínicos, como pode ser verificado em revisão de literatura de artigos científicos publicados nos últimos cinco anos (2017 a 2022) na plataforma da Biblioteca Virtual em Saúde (BVS) ao se utilizar os descritores combinados "*headache*" e "*Cannabis*", sem restrições quanto ao idioma de publicação. Como resultado, aparecem 67 artigos, dentre os quais excluíram-se 40 a partir da leitura dos títulos e resumos, de forma a priorizar aqueles que se referiam a cefaleias primárias.

O atual interesse e incentivo de estudos e pesquisas na área coloca num horizonte breve para a construção e fundamentação de dados de pesquisa que melhor subsidiem em termos de evidências de "nível A" a indicação da *Cannabis* para o tratamento de cefaleias. Apesar disso, os estudos pré-clínicos já apontam para resultados bastante interessantes e promissores.

O sistema endocanabinoide (SEC) é um sistema neuromodulador ligado a muitas funções fisiológicas, incluindo o processamento e a modulação da dor.[5] Em termos bioquímicos, ele atua diretamente na regulação das vias cerebrais, através de receptores, os agonistas endógenos e o aparato bioquímico relacionado responsável por sintetizar essas substâncias e finalizar suas ações. Ele apresenta, ao menos, dois receptores acoplados a uma proteína G: receptores canabinoides tipos 1 e 2 (CB1 e CB2). O primeiro está primariamente localizado nos terminais nervosos pré-sinápticos e é responsável pela maioria dos efeitos neurocomportamentais dos canabinoides. Já o segundo, ao contrário, é o principal receptor de canabidiol (CBD) no sistema imune, mas também apresenta expressão nos neurônios. Entre os principais agonistas endógenos desses receptores estão a N-araquidonoiletanolamina, conhecida como anandamida, e o 2-araquidonoilglicerol (2-AG). Além disso, endocanabinoides também podem se acoplar, por exemplo, ao receptor de potencial transitório vaniloide tipo 1 (TRPV1), que corresponde a um canal iônico.[6]

De forma geral, a anandamida liga-se a ambos os subtipos de receptores, com maior seletividade para CB1 do que para CB2, enquanto o 2-AG ativa ambos os subtipos de receptores como agonista total. Ambos são sintetizados a partir de precursores lipídicos e posteriormente liberados de neurônios pós-sinápticos para o espaço sináptico. Nesse ponto, os endocanabinoides são recuperados por meio de um transportador de membrana endocanabinoide e a anandamida é degradada pela amida hidrolase de ácidos graxos, enquanto o 2-AG é degradado pela lipase monoglicerídica.[7] Vale destacar que a ativação do receptor CB1 leva à diminuição da neurotransmissão de dopamina, ácido gama-aminobutírico (GABA) e glutamato. Por outro lado, a ativação do receptor CB2 leva à analgesia e à diminuição da função do sistema imunológico.[8]

## Evidências científicas

A *Cannabis* e os canabinoides apresentam evidências consistentes no tratamento de algumas condições, nas quais se destacam aqui o tratamento da dor neuropática/crônica, espasticidade e náusea. Trata-se de três condições presentes e associadas à experiência de cefaleia, o que sugere bastante plausibilidade de que essa atuação – por suas propriedades analgésicas, antiespasmódicas aplicadas à tensão muscular e propriedades antieméticas – se mantenha no tratamento das cefaleias.

Lochte et al.[9] realizam uma revisão de literatura na qual sistematizam um conjunto de publicações que sinalizam a eficácia terapêutica da *Cannabis* em cefaleias. Segundo os autores, apesar de não estar totalmente estabelecida sua fisiopatologia, estudos sugerem que as enxaquecas e as cefaleias em salvas são iniciadas no cérebro em áreas como hipotálamo, tronco cerebral ou possivelmente o córtex, em geral como resposta ao estresse. Ao que parece, independentemente da origem, as cefaleias apontam para a hiperativação da via trigeminovascular, resultando na liberação de peptídeos vasoativos, como o relacionado ao gene da calcitonina e a substância P, bem como mediadores vasoativos, como o óxido nitroso. Isso levaria a maior sensibilização em receptores nociceptivos na cabeça e no pescoço. Outros pontos de atenção nas cefaleias seriam a sinalização serotoninérgica, os eferentes parassimpáticos, a inflamação e o aumento da pressão intracraniana. Nesse contexto, os mecanismos fisiopatológicos também não estão totalmente esclarecidos.

Dados pré-clínicos, voltados para a investigação dos efeitos dos endocanabinoides nos sistemas neurológico e vascular, têm apontado para sua influência na modulação de vários componentes principais da patogênese da enxaqueca.[9]

Russo[10] desenvolve uma teoria sobre uma "deficiência clínica de endocanabinoides", que caracterizaria a origem de inúmeras síndromes de dor subjetivas comuns na população. O autor sustenta a hipótese de que em certas condições, sejam elas congênitas ou adquiridas, o tônus endocanabinoide torna-se deficiente e produtivo de síndromes fisiopatológicas dolorosas. Atualmente, estudos documentaram diferenças estatisticamente significativas nos níveis de anandamida no líquido cefalorraquidiano em pacientes com enxaqueca.

Lo Castro, em uma revisão narrativa sobre evidências clínicas dos canabinoides em migrâneas, destacam estudos que vêm demonstrando que a anandamida diminui a excitabilidade do sistema trigeminovascular em modelos de enxaqueca induzida por nitroglicerina.[7,11,12] Existe também atividade aumentada de ácido graxo amida hidrolase e de transportadores de membrana endocanabinoide em plaquetas em mulheres com enxaqueca, mas não em homens, tampouco em pacientes com cefaleia tensional. Como consequência, há uma redução no nível de anandamida, sugerindo um desequilíbrio na degradação do endocanabinoide em mulheres afetadas por enxaqueca sem aura.[11] Também foi possível observar uma redução significativa na atividade da amida hidrolase de ácidos graxos e de transportadores de membrana endocanabinoide em pacientes com enxaqueca crônica e cefaleia por uso excessivo de medicamento. O conjunto dos estudos analisados foi interpretado como indicativo de uma relação entre os níveis de anandamida e o efeito antinociceptivo.[12]

Della Pietra et al.[13] abordaram, em estudo de modelos *in vitro*, a atividade das enzimas metabólicas do SEC no sistema nervoso periférico (SNP), incluindo o sistema nociceptivo trigeminovascular periférico, e em áreas do sistema nervoso central (SNC), como medula espinal, tronco encefálico, cerebelo e córtex cerebral – áreas relacionadas à geração e transmissão da dor da enxaqueca, e eventos como a aura. Apoiados em ensaio quimio proteômico sensível de perfil de proteína baseado em atividade, procuraram traçar o perfil da atividade da monoacilglicerol lipase (MAGL) e amida hidrolase de ácidos graxos (FAAH) – principais enzimas hidrolisadoras de endocanabinoides nesses tecidos. Como resultados, sugerem a MAGL como potencial alvo neuronal periférico para o tratamento da dor da enxaqueca. No nível cortical, onde a atividade da FAAH foi semelhante à da MAGL, a dupla inibição dessas vias enzimáticas pode atenuar, por meio do aumento dos níveis de dois endocanabinoides principais, 2-araquidonoilglicerol (2-AG) e anandamida, o fenômeno da depressão alastrante cortical, aura subjacente e reduzir a transmissão central da dor. Propõem inibidores potentes e seletivos de lipase monoacilglicerídica e amida hidrolase de ácidos graxos recentemente desenvolvidos para a ativação de endocanabinoides em estruturas nervosas periféricas e centrais envolvidas na sinalização antinociceptiva.

Vários fatores genéticos podem predispor os indivíduos a enxaquecas. Por exemplo, estudos mostraram que uma diminuição na expressão do gene cnr1, que codifica o receptor canabinoide tipo 1 (CB1), está associada à enxaqueca e à ativação trigeminovascular. Embora a hipótese da deficiência de endocanabinoides ainda seja especulativa e necessite de mais estudos, ela sugere que estimuladores exógenos do SEC, como a *Cannabis sativa* L., poderiam tratar essas doenças em sua origem.[9]

Poudel et al.,[8] a partir da revisão de literatura realizada, destacam que a teoria atual sugere que o SEC mitiga a enxaqueca através de várias vias (glutamina, inflamatória, opiáceo e serotonina), tanto central como perifericamente. A anandamida potencializa 5-HT1A (subtipo de receptor 5-HT que se une aos neurotransmissores de serotonina endógenos) e inibe os receptores 5-HT2A (receptores de serotonina e membro da família de receptores acoplados à proteína G), apoiando a eficácia terapêutica no tratamento agudo e preventivo da enxaqueca; é ativo na substância cinzenta periaquedutal, um gerador de enxaqueca. Os receptores CB1 reduzem a nocipercepção por meio de uma via mediada pela serotonina, enquanto os receptores CB2 atuam para produzir analgesia sem desenvolver tolerância ou efeitos colaterais.

> Os canabinoides também demonstraram efeitos anti-inflamatórios e bloqueadores da dopamina e podem ter um efeito profilático específico nas enxaquecas devido a sua capacidade de inibir a liberação de serotonina plaquetária e por seu efeito vasoconstritor periférico.[8]

## Terapêutica canabinoide

Como pôde ser visto até o momento, a maior parte dos estudos sobre o uso medicinal da *Cannabis* no tratamento de cefaleias contempla modelos explicativos sobre a atuação dos canabinoides e seus mecanismos de ação para promover melhora qualitativa na vida das pessoas que sofrem com esses quadros. Majoritariamente, as publicações se referem às enxaquecas. Destaca-se que a maior parte das publicações de apoio existentes até o momento é formada por estudos pré-clínicos, retrospectivos, pesquisas *online*, relatos de casos, carecendo de ensaios controlados e com escopo amostral mais substancioso.

Apesar disso, o material já existente indica que o SEC tem se mostrado bastante promissor. Greco et al.[14] e Della Pietra et al.[13,15] destacam achados pré-clínicos e clínicos que corroboram com o papel dos endocanabinoides e lipídios no tratamento da dor relacionada à enxaqueca. Múltiplas moléculas relacionadas ao SEC ou à modulação alostérica de receptores CB1 surgiram como potenciais alvos terapêuticos na dor associada à enxaqueca.

Compreender os mecanismos até aqui explicitados leva ao questionamento prático da prescrição da *Cannabis*, um terreno bastante arenoso. Muitas são as *strains* de *Cannabis*, que variam ao que concerne à composição de canabinoides, terpenos, flavonoides e outros compostos. A sinergia desses componentes produz grandes variações de benefícios e possíveis efeitos colaterais.

> O conhecimento das propriedades medicinais individuais dos canabinoides, terpenos e flavonoides é necessário para cruzar *strains* para obter composições sinérgicas padronizadas ideais, o que permitirá direcionar sintomas e/ou doenças individuais, incluindo as cefaleias.

Ao mesmo tempo, conhecer essas composições, parte clínica, permite que se possa fazer uma espécie de terapia de múltiplos alvos usando a complexidade da *Cannabis* e seu efeito *entourage* a despeito do uso de um grande número de substâncias isoladas no tratamento alopático tradicional, que também gera muitos efeitos colaterais e por vezes até mais graves. A grande maioria dos pacientes procura o uso da *Cannabis* por falha terapêutica da medicação tradicional, e pelos efeitos colaterais dessas terapêuticas, que, mesmo quando conseguem um bom controle da enxaqueca, tornam o uso dessas medicações muito difícil.

De forma geral, a *Cannabis* já era amplamente usada por pacientes como forma de automedicação.[9] Há muitos relatos sobre a percepção de melhora no bem-estar físico e mental após o uso prolongado da *Cannabis*, e de forma geral eles atestavam mais efeitos positivos do que efeitos negativos colaterais.[7,8]

Revisões de literatura têm indicado redução da intensidade da dor e também no consumo de analgésicos após 3 a 6 meses de uso da *Cannabis*, não tanto sobre a frequência dos eventos. Como muitos estudos são retrospectivos e contemplam o autorreferenciamento sobre o uso, há uma grande variedade de fórmulas de canabinoides, que podem apresentar diferentes farmacocinéticas, e de vias de administração, dificultando a compreensão sobre quais fitocanabinoides realmente são eficientes no tratamento.[7-9]

Cuttler apresenta um estudo de análise de dados de 12.293 sessões em que a *Cannabis* foi usada para tratar a dor de cabeça e 7.441 sessões voltadas mais especificamente à enxaqueca, a partir dos arquivos do *Strainprint* - aplicativo gratuito de *Cannabis* medicinal que fornece a seus usuários ferramentas de rastreio de mudanças na gravidade dos sintomas em função de diferentes doses e *strains*. Nessa análise, procurou-se determinar se a inalação de *Cannabis sativa* diminui as classificações de dor de cabeça e enxaqueca, bem como se gênero, tipo de *Cannabis* (concentrado *versus* infrutescências), delta-9-tetra-hidrocanabinol (delta-9-THC), CBD ou dose contribuem para mudanças nessas classificações.[16]

A análise indica reduções significativas nas classificações de dor de cabeça (maior nos relatos de dores mais severas) e enxaqueca após o uso da *Cannabis*. Em termos de gênero, homens relataram maiores reduções na dor de cabeça em comparação às mulheres, sendo equivalentes no caso das enxaquecas, no consumo pela via inalatória. O uso de concentrados foi associado a maiores reduções na dor de cabeça do que por infrutescências. A forma inalada diminui a gravidade da dor de cabeça e da enxaqueca autorrelatada em quase 50%.

No entanto, os autores destacam que, ao longo do tempo, os pacientes parecem usar doses maiores para alcançar os mesmos efeitos, o que sugere tolerância com o uso contínuo. Não foram verificadas nesse estudo diferenças significativas quanto aos efeitos da concentração de THC, CBD ou dose na redução da dor de cabeça e enxaqueca.[16]

Apesar dos resultados variados sobre a eficácia do uso medicinal da *Cannabis* em dores de cabeça e enxaquecas, parecem convergir as indicações quando o tratamento de primeira e segunda linha não tem resultados satisfatórios. Segundo revisão realizada por Poudel et al.,[8] estudos bioquímicos de THC e anandamida forneceram uma base científica para o tratamento sintomático e profilático da enxaqueca. Dronabinol e Nabilone – canabinoides sintéticos – demonstraram atuar no lugar da terapêutica de primeira linha para cefaleias em salvas (triptanos, verapamil) e podem efetivamente atuar no controle da dor. Apontam também que a versão não sintética, administrada por vias oral, inalada, sublingual, comestível e tópica, pode ser indicada para o controle dos sintomas de dor de cabeça e enxaqueca, mas é dose-dependente.[17,18]

Em termos de indicação e dosagem, Baron et al. destacam dois estudos prospectivos contendo um grupo controle avaliando o uso de canabinoides no tratamento de distúrbios de cefaleia, especificamente enxaqueca crônica, cefaleia em salvas e cefaleia por uso excessivo de medicamentos. O primeiro, *Nabilone for the treatment of medication overuse headache: results of a preliminary double-blind, active-controlled, randomized trial*, foi um estudo cruzado, randomizado, duplo-cego e controlado por pacientes com cefaleia por uso excessivo de medicação, refratária ao tratamento com ingestão diária de analgésicos por pelo menos cinco anos e várias tentativas de desintoxicação fracassadas. Os pacientes completaram um curso de 400 mg de ibuprofeno ou 0,5 mg de nabilona diariamente por oito semanas, realizaram uma interrupção por uma semana, retornando, em seguida, novo ciclo de oito semanas da outra medicação. Os resultados mostraram que Nabilone 0,5 mg por dia foi superior na redução da ingestão diária de analgésicos, intensidade da dor, nível de dependência de medicamentos e melhora da qualidade de vida nesses pacientes.[19]

O segundo estudo, *Therapeutic use of cannabinoid: dose finding, effects, and pilot data of effects in chronic migraine and cluster headache*, avaliou o uso de canabinoides como profilaxia e tratamento agudo para enxaqueca crônica e cefaleia em salvas crônica. Foram utilizados compostos contendo 19% de THC ou uma combinação de 0,4% de THC + 9% de CBD. Uma primeira fase se apoiou em 48 pacientes com enxaqueca crônica para determinar uma dosagem eficaz. Como resultado preliminar, verificou-se que doses inferiores a 100 mg não produziram nenhum benefício, enquanto uma dose oral de 200 mg administrada durante uma crise de enxaqueca diminuiu a intensidade da dor aguda em 55%. Esse foi o parâmetro utilizado na fase 2. Nela, os pacientes com enxaqueca crônica se submeteram a um tratamento profilático por três meses, fazendo uso de 25 mg por dia de amitriptilina ou THC + CBD 200 mg por dia, enquanto os pacientes com cefaleia em salvas crônica foram designados para tratamento de profilaxia de 1 mês com verapamil 480 mg por dia ou THC + CBD 200 mg por dia. Para crises de dor aguda, a dosagem adicional de THC + CBD 200 mg foi permitida em ambos os grupos. A análise dos dados desse estudo mostrou que, em pacientes com enxaqueca, a profilaxia com THC + CBD 200 mg proporcionou melhora na frequência de ataques de enxaqueca de 40,4% *versus* 40,1% com amitriptilina, não apresentando impacto significativo nos pacientes com cefaleia em salvas. A dosagem aguda adicional de THC + CBD 200 mg diminuiu a intensidade da dor em pacientes com enxaqueca em 43,5%, resultado similar a pacientes com cefaleia em salvas que apresentavam histórico de enxaqueca na infância.[19]

Na pesquisa eletrônica encaminhada por Poudel et al.,[8] a coleta de dados indicou que 445 pacientes apresentavam quadro de enxaqueca e que os tipos de *Cannabis* mais comumente usados incluíam Indica, Sativa, Híbrida, em *strains* ou extratos com alto teor de THC e baixo de CBD e, em sequência, óleos na proporção CBD:THC de (3:1) e depois (1:1). Os autores condensaram em tabelas explicativas as principais *strains* de *Cannabis* preferidas, bem como a quantificação e comparação dos canabinoides e terpenos* presentes nesses *strains*. A "OG Shark" foi a mais comumente referida como preferida pela via inalatória. Sua apresentação é alta em THC/ácido tetra-hidrocanabinólico (THCA), baixa em CBD/ácido canabidiólico (CBDA) com beta-cariofileno, seguido por beta-mirceno como os terpenos predominantes. Por sua vez, aqueles que usaram extratos de *Cannabis* (gotas, cápsulas) demonstraram preferência para a proporção (3:1) de (CBD:THC). Em termos de quantidade, estimou-se média de 11,4 g/semana, 1,7 g/dia e 0,66 g/tratamento, com frequência de 6,4 dias/semana e 3,9 vezes/dia.

* Os canabinoides analisados foram delta-9-tetra-hidrocanabinol (delta-9-THC), ácido tetra-hidrocanabinólico (THCA), canabidiol e ácido canabidiólico (CBDA). Os terpenos analisados foram alfa-pineno, beta-mirceno, D-limoneno, linalol, beta-cariofileno, humuleno, transnerolidol e bisabolol.

No livro *Cannabis pharmacy*, Backes et al. sugerem a seguinte dosagem de canabinoides para as cefaleias (ver Tabela 1).[20]

**TABELA 1** Sugestões de doses de canabinoides *full spectrum* para cefaleias

| Condição | Forma | Dose | Via de administração |
|---|---|---|---|
| Enxaqueca | Profilático | 0,5-2,5 mg/dia de THC pela manhã ou à tarde | Via oral, sublingual, inalada ou vaporizada |
| | Aguda com náuseas | 2,5-25 mg/dia de THC + 10 mg de CBD | Via sublingual, inalada ou vaporizada |
| Cefaleia tensional | Aguda | 2,5-5 mg/dia de THC + 2,5 mg de CBD | Via sublingual, inalada ou vaporizada |

CBD: canabidiol; THC: tetra-hidrocanabinol.
Fonte: Backes, 2017.[20]

## Considerações finais

Os estudos disponíveis ainda apresentam limitações, porém os existentes mostram caminhos promissores, sendo essenciais para resumir como a *Cannabis* pode ser eficaz no gerenciamento de dores de cabeça e enxaquecas. Apesar de não existirem dados suficientes disponíveis para recomendações de doses específicas, o THC e o CBD parecem ter efeitos interessantes.

Destaca-se que efeitos colaterais podem existir, sendo a grande maioria descrita como leve. Mudanças na proporção de CBD e THC, a associação de outros canabinoides e o uso de *strains* com terpenos específicos podem ajudar a mitigar esses efeitos do tratamento. No caso de enxaquecas relacionadas ao período menstrual, sugere-se incrementar de 25 a 50% da dose usual.

A experiência anterior de uso da *Cannabis* ou mesmo as diferenças de massa corporal podem requerer doses diferentes para se alcançar os efeitos desejados. Outro ponto que não deve ser esquecido é que o tratamento do paciente com cefaleia deve sempre incluir em sua abordagem aspectos educacionais, especialmente no quadro das cefaleias crônicas. Nesse contexto, é importante municiar o paciente sobre sua condição, a importância da alimentação e da atividade física. Além disso, é essencial ajudá-lo a identificar fatores predisponentes e gatilhos que podem agravar o quadro, bem como a necessidade de tratamento voltado para a profilaxia, quando indicado, e discutir amplamente com ele sobre o uso sintomático de medicação e os riscos do uso abusivo.

## Referências bibliográficas


1. Lima DB, Santos IS, Moraes MSB, Benseñor IM. Cefaleia e enxaqueca. In: Gusso G, Lopes JMC (eds.). Tratado de medicina de família e comunidade: princípios, formação e prática. Porto Alegre: Artmed; 2012. p.1354.
2. Stovner L j., Hagen K, Jensen R, Katsarava Z, Lipton R, Scher A, et al. The global burden of headache: a documentation of headache prevalence and disability worldwide. Cephalalgia. 2007;27(3):193-210.
3. Comitê de Classificação das Cefaleias da Sociedade Internacional de Cefaleia. Tradução da Sociedade Brasileira de Cefaleia com autorização da Sociedade Internacional de Cefaleia. Classificação Internacional das Cefaleias. 3.ed. Kowacs F, Macedo DDP de, Silva-Néto D (eds.). São Paulo, 2019.
4. Cady R, Schreiber C, Farmer K, Sheftell F. Primary headaches: a convergence hypothesis. Headache. 2002;42:3, 204-16, pela Sociedade Brasileira da Cefaleia, disponível em: https://sbcefaleia.com.br/noticias.php?id=351; acessado em: 13 de outubro de 2022.
5. Guindon J. The endocannabinoid system and pain. CNS Neurol Disord Drug Targets. 2009;8(6):403-21.
6. Ross RA. Allosterism and cannabinoid CB(1) receptors: the shape of things to come. Trends Pharmacol Sci. 2007;28(11):567-72.
7. Lo Castro F, Baraldi C, Pellesi L, Guerzoni S. Clinical evidence of cannabinoids in migraine: a narrative review. J Clin Med. 2022;11(6).
8. Poudel S, Quinonez J, Choudhari J, Au ZT, Paesani S, Thiess AK, et al. Medical Cannabis, headaches, and migraines: a review of the current literature. Cureus. 2021;13(8).
9. Lochte BC, Beletsky A, Samuel NK, Grant I. The use of Cannabis for headache disorders. Cannabis Cannabinoid Res. 2017;2:61-71.
10. Russo EB. Clinical endocannabinoid deficiency reconsidered: current research supports the theory in migraine, fibromyalgia, irritable bowel, and other treatment-resistant syndromes. Cannabis Cannabinoid Res. 2016;1(1):154-65.
11. Cupini LM, Bari M, Battista N, Argirò G, Finazzi-Agrò A, Calabresi P, et al. Biochemical changes in endocannabinoid system are expressed in platelets of female but not male migraineurs. Cephalalgia. 2006;26:277-81.
12. Cupini LM, Costa C, Sarchielli P, Bari M, Battista N, Eusebi P, et al. Degradation of endocannabinoids in chronic migraine and medication overuse headache. Neurobiol Dis. 2008;30:186-9.
13. Della Pietra A, Giniatullin R, Savinainen JR. Distinct activity of endocannabinoid-hydrolyzing enzymes MAGL and FAAH in key regions of peripheral and central nervous system implicated in migraine. Int J Mol Sci. 2021;22(3):1-17.
14. Greco R, Demartini C, Zanaboni AM, Francavilla M, De Icco R, Ahmad L, et al. The endocannabinoid system and related lipids as potential targets for the treatment of migraine-related pain. Headache. 2022;62(3):227-40.
15. Della Pietra A, Savinainen J, Giniatullin R. Inhibiting endocannabinoid hydrolysis as emerging analgesic strategy targeting a spectrum of ion channels implicated in migraine pain. Int J Mol Sci. 2022;23(8).
16. Cuttler C, Spradlin A, Cleveland MJ, Craft RM. Short- and long-term effects of Cannabis on headache and migraine. The Journal of Pain. 2020;21(5-6):722-30.
17. Bagshaw SM, Hagen NA. Medical efficacy of cannabinoids and marijuana: a comprehensive review of the literature. J Palliat Care. 2002;18(2):111-22.
18. Pini LA, Guerzoni S, Cainazzo MM, Ferrari A, Sarchielli P, Tiraferri I, et al. Nabilone for the treatment of medication overuse headache: results of a preliminary double-blind, active-controlled, randomized trial. J Headache Pain. 2012;13(8):677-84.
19. Baron EP, Lucas P, Eades J, Hogue O. Patterns of medicinal cannabis use, strain analysis, and substitution effect among patients with migraine, headache, arthritis, and chronic pain in a medicinal Cannabis cohort. J Headache Pain. 2018;19(1).
20. Backes M. Cannabis pharmacy: the practical guide to medical marijuana: revised and updated. Hachette UK, 2017. p.232-4.

# 9

# Cuidados paliativos

Alessandro Gonçalves Campolina

## Introdução

Em 22 de novembro de 1838 o médico irlandês William Brooke O'Shaughnessy realizou o tratamento de um paciente chamado Hakim Abdullah, que tinha sido mordido por um cão raivoso três semanas antes. Na ocasião, o paciente apresentava-se com uma frequência cardíaca de 125 batimentos por minuto, com a pele fria e úmida e com uma cicatriz dolorosa e avermelhada no antebraço ferido. Além disso, o paciente apresentava intensa dificuldade para ingerir líquidos (hidrofobia), uma vez que o simples gotejamento de líquidos na língua já era acompanhado de paroxismos graves.[1]

Diante do quadro, O'Shaughnessy prescreveu o equivalente a aproximadamente 129 mg de extrato de *Cannabis* a cada hora e iniciou o acompanhamento com relatórios diários. Após a terceira dose do medicamento, o paciente começou a ingerir líquidos progressivamente, começando com suco de laranja, seguido de arroz umedecido e cana-de-açúcar. Cinco dias após o início do tratamento, tendo sido capaz de dormir por alguns instantes e receber líquidos de modo parcimonioso, o paciente evoluiu em estupor profundo, e de modo sereno encerrou sua existência na madrugada de 27 de novembro daquele ano.[1]

A abordagem clínica de O'Shaughnessy retrata um dos vários episódios de utilização terapêutica de extratos de *Cannabis*, ocorridos no fim do século XIX e início do século XX, mas também destaca o importante papel dessa terapêutica no alívio de sofrimento, na melhora de qualidade de vida e na manutenção da dignidade da vida, diante dos desafios da finitude. Ao longo do século XX, alguns desses valores foram incorporados à prática médica e à rotina de diversos profissionais de saúde comprometidos com os cuidados paliativos e de suporte a pacientes com doenças que ameaçam a vida e que transcendem as possibilidades terapêuticas de cura. Mais do que um movimento técnico-científico, os cuidados paliativos promoveram uma transformação cultural profunda, que trouxe novos significados para a percepção social da experiência de finitude e novos sentidos para os cuidados em saúde.

Segundo a Organização Mundial da Saúde (OMS), os cuidados paliativos podem ser definidos como:[2]

> Uma abordagem que melhora a qualidade de vida de pacientes e familiares que enfrentam o problema da doença ameaçadora da vida, através da prevenção e alívio do sofrimento por meio de identificação precoce e avaliação impecável e tratamento da dor e outros problemas físicos, psicossociais e espirituais.

Os cuidados paliativos foram fundados para trazer maior dignidade ao final da vida, mudando o foco de uma abordagem puramente biomédica para o cuidado que visa aliviar o sofrimento, ao combinar conhecimento científico com cuidado, apoio e valorização das preferências dos pacientes.[2]

Os cuidados paliativos geralmente são enquadrados em um *continuum* de serviços de saúde necessários ao longo da evolução da doença de um paciente. Embora esses serviços se sobreponham durante o processo terapêutico, é importante perceber a integração e a transição entre as diferentes modalidades de serviço, incluindo os cuidados paliativos, que são oferecidos em diferentes fases de evolução da sua doença.[3]

A Figura 1 apresenta esse *continuum* de cuidados de saúde, destacando a relação dos cuidados curativos com os cuidados paliativos. O *continuum* começa com o diagnóstico inicial, segue à medida que a doença progride e continua através do diagnóstico do estágio final da doença, ou seja, o tempo entre a fase de terminalidade da doença e a morte do paciente. A partir do diagnóstico inicial, o paciente em geral tem acesso à terapia curativa padrão, na qual o foco está em tratamentos, curas e prolongamento da vida.[4]

Os cuidados paliativos ocorrem de modo paralelo aos cuidados curativos, em diferentes ambientes clínicos. Embora historicamente disponível apenas quando as condições avançam para o estado terminal, muitas diretrizes clíni-

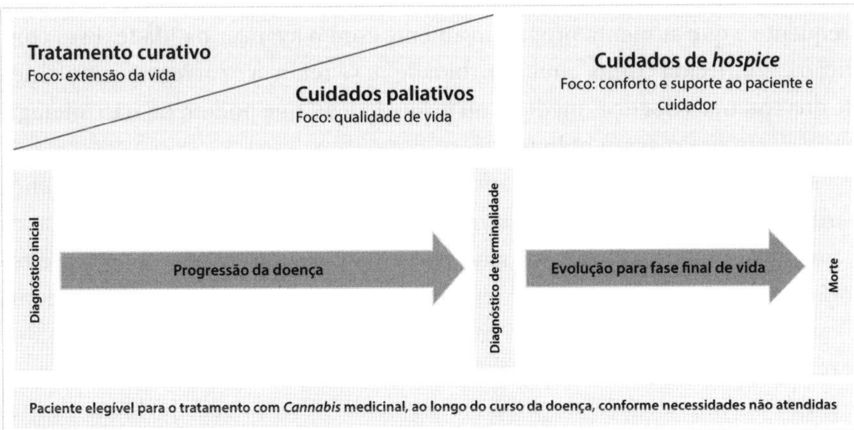


FIGURA 1 Transição de cuidados e tratamento com *Cannabis* medicinal.
Fonte: adaptada de Rozman et al., 2018.[4]

cas atuais preconizam que os cuidados paliativos estejam disponíveis para pacientes com qualquer condição grave o mais próximo possível do diagnóstico, pois a oferta precoce desses serviços pode reduzir hospitalizações desnecessárias e a utilização de serviços de saúde dispendiosos.[4]

Ao longo da evolução da doença, a necessidade de cuidados paliativos torna-se cada vez maior, fazendo com que o foco do cuidado mude da cura ou prolongamento da sobrevida para a melhoria de qualidade de vida e buscando valorizar as preferências dos pacientes em relação aos cuidados de fim de vida, de modo a proporcionar conforto não somente ao paciente, mas também a seus familiares e cuidadores. Nesse *continuum*, os cuidados de *hospice* (ou hospedaria de cuidados paliativos) podem ser uma alternativa importante para pacientes com o diagnóstico de uma doença terminal e que necessitam de cuidados especializados na fase final de vida.[3]

Em todo esse *continuum* é possível pensar o papel da terapêutica com canabinoides, observando as evidências científicas disponíveis, mas principalmente atentando para necessidades não atendidas pelas terapêuticas vigentes e para a singularidade do manejo da multimorbidade, da polifarmácia e do sofrimento espiritual.

## Multimorbidade

Em virtude do aumento da prevalência de doenças ao longo do envelhecimento, a ocorrência simultânea de múltiplas doenças crônicas é um fenômeno frequente e que aumenta progressivamente com o avançar da idade. Essa condição é conhecida como "multimorbidade" e se refere à ocorrência simultânea de duas ou mais doenças médicas ou psiquiátricas, que podem ou não interagir entre si, em um mesmo indivíduo.[5]

A multimorbidade inclui doenças e síndromes tradicionais como a doença cardíaca, o diabetes, as doenças reumáticas, a doença pulmonar crônica, as demências e as neoplasias, tornando-se uma condição clínica de grande relevância para a atenção à saúde, em geral por implicar um aumento de complexidade do manejo terapêutico da população acometida.[5] Indivíduos multimórbidos apresentam risco aumentado de desfechos de saúde adversos, para além dos efeitos de suas doenças em particular. Esses riscos incluem: morte, limitação, incapacidade funcional, fragilidade, institucionalização, diminuição de qualidade de vida, necessidade de tratamento de complicações e internações evitáveis.[5]

Em um contexto de cuidados paliativos, pode-se considerar que a magnitude do aumento de demanda por assistência à saúde é dada, portanto, pelo número de problemas crônicos e suas respectivas manifestações sintomáticas de saúde, que representam necessidades permanentes de atenção à saúde. Se considerarmos também o aumento progressivo da multimorbidade na população idosa, a demanda por serviços de saúde pode ser ainda maior, acompanhando uma piora da qualidade de vida dessa população, mesmo naqueles indivíduos que sofrem de doenças estáveis e com sintomas controlados.

Os desafios para a assistência à saúde integral do paciente multimórbido envolvem:[5]

- **Adesão a múltiplas diretrizes clínicas:** a maioria das diretrizes para a prática clínica é desenvolvida para o diagnóstico e tratamento de uma única entidade clínica. O potencial de iatrogenia trazido pela adesão rígida e simultânea a múltiplas diretrizes, na abordagem do indivíduo multimórbido, tem sido ressaltado, reconhecendo a necessidade de adaptação das recomendações para pacientes de alta complexidade.
- **Demandas competitivas e mudanças de prioridade:** os pacientes multimórbidos tipicamente apresentam um estado de saúde flutuante, com grande variação dos fatores que a cada instante afetam seu bem-estar. Para otimizar sua qualidade de vida, esses pacientes necessitam de um balanço constante de objetivos terapêuticos a serem alcançados, em relação às restrições impostas por um programa de gestão de doenças crônicas. Re-

comendações de tratamento mais agressivas, que desconsideram as prioridades do paciente, podem resultar em situações desconfortáveis e não realísticas para ele.

- **Evidências científicas limitadas:** muitos pesquisadores consideram que o maior desafio para a atenção à saúde de pacientes multimórbidos é o fato de esses pacientes complexos serem sub-representados em populações de estudos clínicos. A comorbidade é um fator de exclusão típico no recrutamento de pacientes para estudos clínicos que abordam doenças específicas. Como consequência, as evidências que dão suporte à abordagem clínica desses pacientes são insuficientes; a própria natureza heterogênea da multimorbidade já dificulta o controle de fatores de confusão, que podem afetar as inferências feitas a partir de estudos clínicos.

> Em se tratando de cuidados paliativos oncológicos, muitos sintomas de multimorbidade podem estar presentes. Alguns dos mais frequentemente abordados são: dor, náusea, vômitos, falta de apetite, perda de peso e ansiedade.[6]

## Polifarmácia

O uso de múltiplos medicamentos, comumente conhecido como polifarmácia, é comum na população em cuidados paliativos, em especial nos multimórbidos, pois um ou mais medicamentos podem ser utilizados para tratar especificamente cada uma das doenças que se apresentam simultaneamente. Os pacientes que apresentam múltiplas doenças crônicas e que realizam maior número de consultas médicas utilizam uma quantidade maior de medicamentos e estão sob risco aumentado de receberem uma prescrição inapropriada. Mesmo quando a medicação está indicada de modo correto, a polifarmácia está associada a maior carga de doença, custos e risco de efeitos relacionados à interação medicamentosa.[7]

A polifarmácia pode ser definida como o uso regular de pelo menos cinco medicamentos e está associada com resultados adversos, incluindo mortalidade, quedas, efeitos adversos, aumento do tempo de internação hospitalar e readmissões hospitalares frequentes.[7] Os pacientes em cuidados paliativos estão em maior risco de efeitos adversos, em função da diminuição da função renal e hepática relacionada à idade, e de alterações corporais frequentes com o avanço da doença de base, como a redução da massa magra e da mobilidade, principalmente em pacientes com doença oncológica avançada.

Nesse contexto, os médicos devem ser capazes de identificar e priorizar os medicamentos a serem descontinuados e discutir a possível otimização do tratamento medicamentoso com o paciente. Uma primeira abordagem para a otimização medicamentosa é o que tem sido chamado de desprescrição. Uma definição possível para o conceito de desprescrição é: "um processo sistemático para identificar e descontinuar medicamentos em casos em que os danos existentes ou potenciais superam os benefícios potenciais dentro do contexto das metas de cuidados, do nível de funcionamento, da expectativa de vida, dos valores e das preferências de um paciente em particular".[8] Desprescrever pode ser, portanto, descontinuar medicamentos em uso, diminuir suas respectivas dosagens e/ou substituir os medicamentos em uso para otimizar os resultados clínicos.

## Sofrimento espiritual

As folhas, flores e sementes de *Cannabis* têm sido utilizados por seres humanos por pelo menos 4.500 anos, e relatos de aplicações medicinais têm ocorrido ao longo de toda essa história. Na Ásia Central, o uso de *Cannabis* precede o desenvolvimento da religião, sendo praticado em tradições espirituais que mesclam magia, mitologia e cura.[9]

Os praticantes de antigas religiões, como sufistas, budistas tibetanos, rastafáris e hindus, utilizavam a *Cannabis* como uma erva medicinal, e, por causa de sua centralidade em encantos e feitiços, a planta foi considerada uma "erva sagrada" por seu poder de combater diversas doenças. Durante certos ritos, ramos de cânhamo eram jogados ao fogo "para vencer as forças do mal", de modo a trazer alegria e a funcionar como uma fonte de liberdade.[9]

Nesse sentido, a história do uso religioso da *Cannabis* demonstra sua persistência como uma substância capaz de desencadear o que Abraham Maslow chamou de "experiências de pico": momentos místicos, transcendentais, extáticos e epifânicos que constituem o alicerce da experiência religiosa humana.[9,10] "Experiências de pico" são úteis quando usadas com sabedoria para a percepção clara do eu, do universo como um todo unificado e das relações dos indivíduos com seu entorno. Algumas tradições espirituais defendem que o uso da *Cannabis*, quando consumidas em ambientes apropriados, pode desencadear "experiências de pico" que predizem efeitos antidepressivos, de modo semelhante aos efeitos ocasionados por outras substâncias, conforme demonstrado em estudos recentes sobre a psilocibina.[11]

Na última década, ensaios clínicos demonstraram a eficácia da intervenção psicoterápica acompanhada de uma substância psicoativa, como a psilocibina, em pacientes oncológicos cuidadosamente selecionados. Em especial, esses estudos mostraram a capacidade da psilocibina para induzir experiências místicas, reproduzindo estudos prévios realizados na década de 1960. Além disso, estudos com substâncias indutoras de "experiências de pico", em pacientes com câncer avançado, têm demonstrado a contribuição dessas substâncias para a redução de sintomas ansiosos e depressivos, levando ao alívio da angústia existencial relacionada à iminência da morte.[11]

Recentemente, um estudo investigou a expectativa de efeitos antidepressivos em participantes de sessões de psicoterapia assistida pela *Cannabis* e mostrou, a partir do relato de 500 participantes, que essa modalidade de terapia poderia alterar atitudes capazes de abrir caminhos para os efeitos antidepressivos desejados.[10] Esses resultados reforçam a necessidade de estudos clínicos sobre o papel da psicoterapia assistida pela *Cannabis* e sugerem que seus usuários esperam que essa modalidade de tratamento funcione para depressão de maneira semelhante à psilocibina ou outras substâncias psicoativas capazes de induzir "experiências de pico".

É possível pensar que o uso da *Cannabis* em cuidados paliativos poderia abrir caminhos para novas possibilidades terapêuticas, alinhadas à psicoterapia, que visem atender necessidades espirituais de pacientes em fase avançada da doença ou mesmo em fase final de vida.[10]

Alguns sintomas alvo na abordagem do sofrimento espiritual são relevantes quando se considera a utilização da *Cannabis* em intervenções assistidas por psicoterapia. Pode-se considerar a euforia, a extinção de memórias aversivas, o aprimoramento sensorial e a catálise do *insight* espiritual efeitos psicoativos esperados do uso da *Cannabis*, que seriam positivos ao longo do manejo do sofrimento espiritual.[9,10] Uma leve euforia ou sensação de bem-estar, se provocada por meio do uso de canabinoides, poderia muito bem desempenhar um papel terapêutico importante para os pacientes diante do desespero de uma doença terminal e do declínio funcional que normalmente acompanha esses processos mórbidos. Além disso, esse efeito poderia ter um papel na otimização de prazeres sensoriais primitivos, o que poderia incluir maior apreciação de música, gostos, aromas ou outros prazeres estéticos.[9] Desse modo, poderia também ajudar a aumentar a consciência do momento presente, permitindo a apreciação de pequenos momentos do dia a dia em um estado de ser que é ainda mais crítico quando se está diante dos últimos dias de vida. Finalmente, o aumento da consciência do momento presente, juntamente com o aumento da introspecção, poderia contribuir para um crescimento espiritual que é significativo para ajudar a criar as condições necessárias para "uma boa morte".[11,12]

## Evidências científicas

Diante da dificuldade de manejo dos sintomas em fases avançadas de doença, a utilização de *Cannabis* medicinal pode ser uma opção a ser considerada, mesmo que as evidências científicas ainda sejam limitadas até o momento (Tabela 1).

**TABELA 1** *Cannabis* medicinal e manejo de sintomas em cuidados paliativos

| Sintoma | Evidência científica |
|---|---|
| Dor | ▪ "... os autores de uma revisão sistemática de 2015 concluíram que, apesar de efetivos, os medicamentos baseados em *Cannabis*, atualmente disponíveis, só reduzem a dor em um nível moderado, de modo similar a outros medicamentos no mercado."[14]<br>▪ "... o nível de significância da comparação *Cannabis*-placebo, em relação a um alívio mínimo de 30% da dor, ficou abaixo do limiar de $p \leq 0{,}05$."[15]<br>▪ "Há uma tendência estatística a uma maior redução da dor com o uso de canabinoides em pacientes com câncer."[7] |
| Perda de peso | ▪ "Uma revisão de 2016 concluiu que ainda não há evidência suficiente para recomendar ou desencorajar o uso de canabinoides para o tratamento de caquexia relacionada ao câncer."[14]<br>▪ "Uma revisão sistemática identificou um aumento clinicamente relevante no apetite e ganho de peso."[15]<br>▪ "Em um estudo com 243 pacientes, não houve diferença no ganho de peso observado."[7] |
| Anorexia | ▪ "Um estudo pequeno (n = 46) sobre o uso de dronabinol em pacientes com câncer demonstrou um aumento do gosto da comida, comparado com placebo."[14]<br>▪ "Um estudo pequeno com 21 participantes não relatou uma diferença estatística significante na ingestão calórica de pacientes tratados com THC ou placebo."[7]<br>▪ "Três estudos envolvendo 441 pacientes com câncer não encontraram uma superioridade estatisticamente significativa de canabinoides em relação a placebo."[7] |

*(continua)*

TABELA 1 *Cannabis* medicinal e manejo de sintomas em cuidados paliativos *(continuação)*

| Sintoma | Evidência científica |
|---|---|
| Fadiga | "Nenhum estudo do nosso conhecimento avaliou especificamente o uso da *Cannabis* em humanos para o tratamento de problemas do sono e fadiga, em pacientes com câncer."[14] |
| Náuseas e vômitos | ▪ "Dronabinol foi semelhante a ondansetrona na prevenção de náuseas e vômitos relacionados a quimioterapia... Combinando estes dados com outros produzidos nas décadas de 1970 e 1980, um relatório de 2017 concluiu que existe evidência conclusiva de que canabinoides orais são efetivos no tratamento de náuseas e vômitos induzidos por quimioterapia."[14]<br>▪ "Um estudo com 243 pacientes, comparando extrato de *Cannabis* (CBD/THC), com THC ou placebo encontrou evidências sugestivas de um efeito antiemético do extrato de *Cannabis*..."[7] |
| Alterações intestinais | "Não existem dados disponíveis em humanos sobre a eficácia de produtos derivados de *Cannabis* para prevenir ou tratar sintomas gastrointestinais relacionados ao câncer ou induzidos por quimioterapia, mas a *Cannabis* tem sido utilizada há séculos para aliviar diarreia e constipação."[14] |
| Insônia | "Dois estudos com 203 pacientes com câncer não encontraram superioridade em promover o sono, de canabinoides em relação a placebo."[7] |
| Sintomas ansiosos e depressivos | ▪ "Ensaios clínicos randomizados em populações clínicas, com medidas exploratórias de ansiedade e depressão, sugerem uma redução ou ausência de efeito para depressão e ansiedade, quando comparado a placebo, em pacientes com câncer, Alzheimer ou diabetes."[14]<br>▪ "Nenhum estudo do nosso conhecimento avaliou o efeito da *Cannabis* para a redução de ansiedade e depressão em pacientes com câncer, como objetivo primário."[14]<br>▪ "Um estudo com 243 pacientes com câncer relatou uma melhora do humor depressivo em 60% dos pacientes recebendo extrato de *Cannabis* (CBD/THC) em relação aos que receberam THC e em 64% em relação aos que receberam placebo."[7] |
| Declínio cognitivo | "Em humanos, ainda não existem estudos com *Cannabis* que testaram a função cognitiva, como um desfecho primário, em pacientes com câncer."[14] |

CBD: canabidiol; THC: tetra-hidrocanabinol.
Fonte: Masnoon et al., 2017;[7] Mücke et al., 2018;[13] Kleckner et al., 2019;[14] Haüser et al., 2017.[15]

## Terapêutica canabinoide

As diretrizes geralmente discutem como iniciar terapias, mas raramente discutem quando e como interrompê-las. Entretanto, a desprescrição criteriosa é tão importante quanto a prescrição criteriosa. Os médicos devem, portanto, ver a desprescrição como o início de uma "intervenção terapêutica", semelhante ao início de uma nova terapia clinicamente apropriada. Em cuidados paliativos, um processo de desprescrição otimizado pela introdução da terapêutica canabinoide precisa observar alguns passos essenciais para uma boa prática de avaliação e manejo de sintomas do paciente, a saber:[12]

- Realizar avaliação cuidadosa, incluindo a consideração da fisiopatologia e das causas da doença de base.
- Considerar as evidências mais recentes, referentes à segurança e ao benefício dos tratamentos propostos.
- Considerar o papel das terapias não farmacológicas.
- Realizar uma reavaliação regular de benefícios e danos do tratamento proposto.
- Ter conhecimento de usos *off-label* (dose, via e/ou indicação não aprovada) das opções disponíveis de tratamento, incluindo medicamentos à base de canabinoides, associado ao engajamento em processos de decisão compartilhada com o paciente.
- Considerar a farmacocinética (insuficiência renal, insuficiência hepática, perda de peso) para o uso de canabinoides.
- Considerar a farmacodinâmica (p. ex., a coexistência de múltiplas doenças) para o uso de canabinoides.
- Considerar interações medicamentosas com canabinoides (p. ex., outras substâncias psicoativas, como opioides, benzodiazepínicos, antidepressivos, anticonvulsivantes e antipsicóticos).

## Considerações finais

O objetivo mais importante dos cuidados paliativos é otimizar a qualidade de vida relacionada à saúde, reduzindo um amplo espectro de sintomas e abordando simultaneamente problemas sociais, psicológicos e espirituais. Os cuidados paliativos podem, portanto, ser uma abordagem adequada em diferentes doenças, como câncer, insuficiência cardíaca, doença pulmonar crônica, doença renal avançada, esclerose lateral amiotrófica e doenças neurodegenerativas, como os quadros demenciais oriundos das doenças de Alzheimer e de Parkinson. Nesse sentido, os canabinoides, graças a sua atividade multimodal e bom perfil de segurança, podem oferecer uma valiosa contribuição complementar ao tratamento paliativo padrão, principalmente se considerarmos as características de multimorbidade, polifarmácia e sofrimento espiritual desses pacientes.

## Referências bibliográficas


1. O'Shaughnessy WB. On the preparations of the Indian hemp, or gunjah: Cannabis indica their effects on the animal system in health, and their utility in the treatment of tetanus and other convulsive diseases. Prov Med J Retrosp Med Sci. 1843;5:363-9.
2. World Health Organization. WHO definition of palliative care. Disponível em: http://www.who.int/cancer/palliative/definition/en/; acessado em: 14 de abril de 2022.
3. Croker JA, Bobitt J, Arora K, Kaskie B. Medical Cannabis and utilization of nonhospice palliative care services: complements and alternatives at end of life. Innovation in Aging. 2022:6(1):1-15.
4. Rozman LM, Campolina AG, López RVM, Kobayashi ST, Chiba T, de Soárez PC. Early palliative care and its impact on end-of-life care for cancer patients in Brazil. J Palliat Med. 2018 May;21(5):659-664.
5. Boyd CM, Darer J, Boult C, et al. Clinical practice guidelines and quality of care for older patients with multiple comorbid diseases: implications for pay for performance. JAMA. 2005;294:716-24.
6. Dzierzanowski T. Prospects for the use of cannabinoids in oncology and palliative care practice: a review of the evidence. Cancers. 2019;11:129.
7. Masnoon N, Shakib S, Kalisch-Ellett L, Caughey GE. What is polypharmacy? A systematic review of definitions. BMC Geriatrics. 2017;17:230.
8. Halli-Tierney AD, Scarbrough C, Carroll D. Polypharmacy: evaluating risks and deprescribing. Am Fam Physician. 2019;100(1):32-8.
9. Ferrara MS. Peak-experience and the entheogenic use of cannabis in world religions. Journal of Psychedelic Studies. 2020;4 (3):179-91.
10. Earleywine M, Mian MN, Altman BR, De Leo JA. Expectancies for Cannabis induced emotional breakthrough, mystical experiences and changes in dysfunctional attitudes: perceptions of the potential for Cannabis-assisted psychotherapy for depression. Cannabis 2022. Disponível em: https://publications.sciences.ucf.edu/cannabis/index.php/Cannabis/article/view/114; acessado em: 14 de abril de 2022.
11. Rosenbaum D, Boyle AB, Rosenblum AM, Ziai S, Chasen MR. Psychedelics for psychological and existential distress in palliative and cancer care. Current Oncology. 2019;26(4):225-6.
12. Agar M. Medicinal cannabinoids in palliative care. Br J Clin Pharmacol. 2018;84:2491-4.
13. Mücke M, Weier M, Carter C, Copeland J, Degenhardt L, Cuhls H, et al. Systematic review and meta-analysis of cannabinoids in palliative medicine. Journal of Cachexia, Sarcopenia and Muscle. 2018;9:220-34.
14. Kleckner AS, Kleckner IR, Kamen CS, Tejani MA, Janelsins MC, Morrow GR, et al. Opportunities for cannabis in supportive care in cancer. Ther Adv Med Oncol. 2019;11:1-29.
15. Häuser W, Fitzcharles MA, Radbruch L, Petzke F. Cannabinoids in pain management and palliative medicine: an overview of systematic reviews and prospective observational studies. Dtsch Arztebl Int. 2017,114.627-34.

# 10

# Doença de Huntington

Fernanda K. M. S. Pinto
Paulo Cesar Trevisol Bittencourt
Ronaldo Zonta

## Introdução

Doença de Huntington (DH) é uma desordem neurodegenerativa caracterizada por movimentos coreiformes (movimentos involuntários repetitivos, breves, irregulares e rápidos, que começam em uma parte do corpo e passam para outra, de modo abrupto, imprevisível e, geralmente, contínuo), problemas psiquiátricos e demência. É uma doença autossômica dominante causada por uma mutação genética. Não tem uma fisiopatologia completamente elucidada, mas estaria relacionada com a toxicidade de uma proteína Huntington mutante (Huntingtina – Htt) e parece ter relação com disfunções na via mediada pelo ácido gama-aminobutírico (GABA) nos neurônios espinais e nos neurônios piramidais do córtex cerebral. Ela não tem cura, seu tratamento é apenas sintomático e de suporte. Entre seus diagnósticos diferenciais estão: esclerose múltipla, coreia-acantocitose e doença de Creutzfeldt-Jakob.[1-3] É uma doença rara, com prevalência de 5 a 10 a cada 100 mil pessoas, acometendo igualmente homens e mulheres, principalmente entre 35 e 45 anos, tendo prognóstico de cerca de 17 anos de vida desde o diagnóstico.[4-6] Apresenta uma evolução lenta, gradual e progressiva, afetando cognição, humor, coordenação e capacidade de realizar movimentos voluntários, podendo resultar em lesões, quedas, dificuldade de fala e deglutição, problemas de sono e contribuir para dor e perda de peso.[5-7]

Clinicamente, o estágio inicial é caracterizado por dificuldade de realização dos movimentos voluntários, com ocorrência de distonia (contrações musculares involuntárias que causam movimentos repetitivos ou de torção) e discinesia e prejuízo na cognição. Nos estágios finais predominam sintomas disfuncionais e parkinsonianos, incluindo rigidez, bradicinesia e coreia.[2,8] Quando ocorre antes dos 20 anos é chamada de doença de Huntington juvenil, e sua apresentação clínica inclui mioclonias, convulsões, alterações de comportamento e parkinsonismo. Geralmente não tem coreia.[3] Nas fases iniciais da doença de Huntington foram demonstradas, em alguns estudos, disfunções nos níveis dos receptores canabinoides, e essas disfunções foram correlacionadas em estudos pré clínicos, progressão da degeneração e do estresse oxidativo.[9,10] Nos estágios finais, outras alterações neuroquímicas correlacionam a depleção dos receptores canabinoides em regiões específicas do cérebro, tendo sido demonstrados no corpo estriado, substância negra e globo pálido de pacientes de Huntington.[10,11]

Considerando o amplo espectro de sinais e sintomas, é importante o acompanhamento integral e multiprofissional. Esses pacientes podem se beneficiar de intervenções farmacológicas e nao farmacológicas. De modo geral, o tratamento medicamentoso reserva-se para casos em que o acometimento neuromuscular é proeminente, muitas vezes representado pela coreia, que interfere de modo significativo nas atividades do dia a dia. No entanto, é importante citar que o tratamento farmacológico da coreia pode piorar outros aspectos da doença de Huntington, incluindo parkinsonismo, cognição e depressão. Além disso, pode ocorrer aumento de ideações suicidas, como efeito adverso de algumas medicações utilizadas, tetrabenazina e deutetrabenazina. Nesse contexto, os derivados canabinoides entram como possível opção terapêutica.[12,13] Devido à pouca responsividade aos medicamentos convencionais atualmente disponíveis, assim como aos inúmeros efeitos adversos associados, é imperativa a busca por alternativas para o manejo.

Nesse contexto, o potencial terapêutico da *Cannabis* deve ser objeto da nossa atenção, pois há indícios de que possa ser útil na atenuação de sintomas incapacitantes associados a essa condição singular e com efeitos colaterais irrelevantes.

## Evidências científicas

Há uma série de estudos pré-clínicos e clínicos que buscam compreender os efeitos farmacológicos, fisiológicos e terapêuticos dos canabinoides nas desordens do movimento como a doença de Huntington. Esses estudos apontam para possíveis benefícios nos sintomas motores (espasmos, rigidez, tremores, espasticidade, coreia, distonia) e para melhora clínica em outros parâmetros, como marcha, habilidades motoras finas e qualidade do sono. Também podem ser observadas mudanças como menor irritabilidade e apatia, melhora da perda de peso e até mesmo menor hipersalivação em alguns casos.[2,7,14-17]

Além disso, o uso de *Cannabis* para doença de Huntington poderia ajudar a retardar e até mesmo interromper a progressão da doença e reparar estruturas danificadas.[18-20] Diversas teorias procuram compreender a relação do sistema endocanabinoide e a doença de Huntington, sendo importante conhecer os possíveis mecanismos de ação que o uso da *Cannabis* e seus derivados pode desempenhar no sistema nervoso central (SNC) em relação à fisiopatologia dessa doença e seus potenciais benefícios e riscos.

## Neuroproteção contra a neurodegeneração e atuação na disfunção dos receptores canabinoides

Há uma alta densidade de receptores canabinoides tipo 1 (CB1) no córtex cerebral, cerebelo e gânglios da base, locais relacionados às habilidades motoras.[6,8,21] Entre as possíveis explicações etiológicas para a doença de Huntington estão as relacionadas com a neurodegeneração e a disfunção dos receptores canabinoides (em especial perda de receptores CB1 e aumento de receptores canabinoides tipo 2 – CB2),[22] que poderiam interferir nas vias gabaérgicas, dopaminérgicas e glutaminérgicas, o que indicaria um papel central dos canabinoides no tratamento da doença de Huntington.[10-12,21-23] Alguns estudos demonstram o papel do sistema endocanabinoide como sistema neuroprotetivo.[24] Esse papel estaria relacionado com propriedades antioxidantes e anti-inflamatórias dos canabinoides e com a ativação de receptores CB2; em doenças neurodegenerativas como a doença de Parkinson e a doença de Huntington o aumento desses receptores está relacionado com a neuroproteção.[19,22,25]

Estudos com tetra-hidrocanabinol (THC) e canabidiol (CBD) sugerem que eles poderiam ter efeitos neuroprotetivos, ajudando também a reduzir a progressão da doença. Outros estudos encontraram que a administração de CBD poderia ajudar na reversão da neurodegeneração. Além disso, pesquisas demonstram que a estimulação direta dos receptores de THC, CB1 e CB2 também estaria implicada. Esses efeitos ajudariam nos sintomas motores e cognitivos da doença de Huntington.[9-11] No mesmo sentido, as explicações que relacionam a fisiopatologia dessa doença com a perda e a disfunção de receptores canabinoides esclareceriam a falta de benefícios encontrados em alguns estudos com pacientes com doença de Huntington mais avançada, em que a perda dos receptores canabinoides estaria relacionada ao menor efeito do tratamento com *Cannabis*.[10]

> Os sintomas observados na doença de Huntington, principalmente motores, tendem a piorar com o estresse e a ansiedade, entre as possíveis explicações para os benefícios do uso do CBD para essa doença estaria seu efeito ansiolítico.[7]

Apesar de diversos estudos que demonstram possíveis benefícios, outros estudos com o canabinoide sintético Nabilone observaram uma piora da coreia, o que poderia também levar à possibilidade de pesquisas envolvendo antagonistas de receptores canabinoides para o tratamento da doença de Huntington.[5,12,26] Outros estudos não observaram melhoras consideráveis dos sintomas.[27-32]

## Uso da *Cannabis* para doença de Huntington

De modo geral, podemos dizer que as evidências para doença de Huntington são conflitantes. Ainda são necessárias mais pesquisas para comprovar os benefícios do uso dos canabinoides para o tratamento dos sintomas motores e cognitivos da doença[9,11,28,33] e que comparem o tratamento com a *Cannabis sativa*, seja com o uso de diferentes combinações de canabinoides ou com o uso de composições *full spectrum*, em pacientes com diferentes estágios de progressão da doença de Huntington e sua consequente neurodegeneração, além de avaliar possíveis riscos de uso a longo prazo.[7,8,10] Contudo, há diversos estudos que encontraram evidências sobre o uso de canabinoides para tratar esclerose múltipla e um espectro de sintomas (espasticidade, fraqueza, fadiga, ansiedade, perda de apetite) que também podem ser encontrados na doença de Huntington. Em especial, há evidências para o tratamento da espasticidade.[33,34]

Dada essa similaridade de sintomas, os pacientes com doença de Huntington podem se beneficiar do uso da *Cannabis* para melhorar os sintomas relacionados.[35]

## Terapêutica canabinoide

De modo geral, sempre devemos tomar decisão compartilhada a respeito dos potenciais riscos e benefícios dos canabinoides para os pacientes com diagnóstico de doença de Huntington, mesmo em fase inicial.

Ainda que os derivados canabinoides não sejam indicados como terapia de primeira linha, já podem ser considerados como adjuvantes do tratamento, levando em conta a plausibilidade de neuroproteção – diminuindo a progressão dos sintomas cognitivos e psiquiátricos, além do potencial efeito ansiolítico e analgésico.[6,9,11,36]

Devido à falta de alternativas terapêuticas convencionais eficazes, em todo paciente com doença de Huntington o profissional pode considerar o uso da *Cannabis* e avaliar a resposta.

**TABELA 1** Doses de canabinoides para pacientes em estágio inicial da doença de Huntington

| | Doses | Observações |
|---|---|---|
| Óleo *full spectrum* rico em CBD | 0,1 mg/kg em duas tomadas | Aumento de dose a cada 7 dias, com doses alvo de até 10 mg/dia |
| CBD isolado | 100 mg de 8 em 8 horas | Aumento semanal de doses até a dose máxima de 500 mg a cada 8 horas |

CBD: canabidiol.
Fonte: Koppel et al., 2014.[35]

Para pacientes com desordens neuromusculares, incluindo discinesia, espasmos dolorosos, doses semelhantes às utilizadas na esclerose múltipla parecem ser efetivas. Nesses casos pode ser utilizado óleo *full spectrum* em doses iniciais de 0,1 mg/kg/dia divididas em duas tomadas, com aumento a cada 2 a 4 semanas, com dose máxima de 25 mg/dia. Após atingir a dose máxima tolerada, em 2 a 4 semanas o paciente deve ser reavaliado; em caso de melhora, manter a dose atingida por pelo menos 10 semanas e manter reavaliação a cada 2 semanas nos 3 primeiros meses.[35] Apesar de indisponível no Brasil, o uso do Nabilone 1 a 2 mg/dia foi apontado em alguns estudos como eficaz para a redução de sintomas em pacientes com coreia.[5,37] Recomenda-se usar por um período de 3 meses para avaliar os efeitos no paciente.

O uso da *Cannabis* inalada, em alguns estudos, parece ineficaz no controle de espasmos e da dor e teve eficácia não esclarecida quanto ao controle da coreia mesmo em doses de 10 mg/kg/dia. Desse modo, para fins terapêuticos não recomendamos o uso fumado.[35,38]

Sempre que se prescrever derivados canabinoides, é importante orientar o paciente a suspender qualquer uso recreativo adicional de *Cannabis*. Além disso, deve-se monitorar a ocorrência de possíveis eventos neuropsiquiátricos negativos, por exemplo, aumento de sedação.

## Considerações finais

Ao longo dos últimos anos de seu uso compassivo, temos observado que, tanto nas formas juvenis como nas adultas, ambas com prognóstico ruim, há sinais de melhora com o uso do óleo de *Cannabis*, seja na formulação *full spectrum* ou no uso isolado de canabidiol. Assim, uma dose inicial de 100 mg de CBD a cada 8 horas e aumento semanal até a dose máxima de 500 mg a cada 8 horas (ou até atingir a dosagem máxima tolerada) é uma sugestão de prescrição. Por outro lado, observa-se a presença constante de sintomas como ansiedade e melancolia reacional nos pacientes com doença de Huntington. Tais sintomas podem ser atenuados por meio do uso de alguma formulação *full spectrum* e que contenha uma concentração mínima de THC.

É recomendável iniciar com doses baixas e aumentar gradualmente, em passos semanais, de acordo com a resposta clínica. Sugere-se iniciar com 5 a 10 mg de formulação *full spectrum* a cada 8 horas. Como as respostas são de natureza individual, deve-se atentar tanto para uma dose exagerada, cujos sintomas são de fácil identificação e reparação, como para uma dose subterapêutica, que pode desprezar uma opção medicamentosa alvissareira pelo uso inadequado.

## Referências bibliográficas


1. Colín-González AL, Aguilera G, Santamaría A. Cannabinoids: glutamatergic transmission and kynurenines. In: Essa MM, Akbar M, Guillemin G (eds.). The benefits of natural products for neurodegenerative diseases. Springer; 2016. p.173-98.
2. Antonazzo M, Botta M, Bengoetxea H, Ruiz-Ortega JA, et al. Therapeutic potential of cannabinoids as neuroprotective agents for damaged cells conducing to movement disorders. International Review of Neurobiology. 2019;146:229-57.
3. Suchowersky O. Huntington disease: clinical features and diagnosis. UpToDate; 2014.
4. Dash R, Ali MC, Jahan I, Munni YA, Mitra S, Hannan MA, et al. Emerging potential of cannabidiol in reversing proteinopathies. Ageing Research Reviews. 2021;65:101209.

5. Müller-Vahl KR, Kolbe H, Schneider U, Emrich HM. Cannabis in movement disorders. Complementary Medicine Research. 1999;6(Suppl 3):23-7.
6. Vasincu A, Rusu R-V, Abadei D-C, Larion M, Bild W, Stanciu GD, et al. Endocannabinoid modulation in neurodegenerative diseases: in pursuit of certainty. Biology. 2022;11(3):440.
7. Akinyemi E, Randhawa G, Longoria V, Zeine R. Medical marijuana effects in movement disorders, focus on Huntington disease: a literature review. Journal of Pharmacy & Pharmaceutical Sciences. 2020;23:389-95.
8. Arjmand S, Vaziri Z, Behzadi M, Abbassian H, Stephens GJ, Shabani M. Cannabinoids and tremor induced by motor-related disorders: friend or foe? Neurotherapeutics. 2015;12(4):778-87.
9. Alsasua del Valle A. Implication of cannabinoids in neurological diseases. Cellular and Molecular Neurobiology. 2006;26(4):577-89.
10. Glass M. The role of Cannabinoids in neurodegenerative diseases. Prog Neuro-Psychopharmacol Biol Pscyhiat. 2001;25:743-65.
11. Ortiz YT, Mcmahon LR, Wilkerson JL. Medicinal Cannabis and central nervous system disorders. Frontiers in Pharmacology. 2022;13.
12. Aymerich MS, Aso E, Abellanas MA, Tolon RM, Ramos JA, Ferrer I, et al. Cannabinoid pharmacology/therapeutics in chronic degenerative disorders affecting the central nervous system. Biochemical Pharmacology. 2018;157:67-84.
13. Armstrong MJ, Miyasaki JM. Evidence-based guideline: pharmacologic treatment of chorea in Huntington disease: report of the guideline development subcommittee of the American Academy of Neurology. 2012;79(6):597.
14. Bahji A, Breward N, Duff W, Absher N, Patten SB, Alcorn J, et al. Cannabinoids in the management of behavioral, psychological, and motor symptoms of neurocognitive disorders: a mixed studies systematic review. Journal of Cannabis Research. 2022;4(1):1-19.
15. Saft C, Von Hein SM, Lücke T, Thiels C, Peball M, Djamshidian A, et al. Cannabinoids for treatment of dystonia in Huntington's disease. J Huntingtons Dis. 2018;7(2):167-73.
16. Sagredo O, Pazos MR, Valdeolivas S, Fernandez-Ruiz J. Cannabinoids: novel medicines for the treatment of Huntington's disease. Recent Pat CNS Drug Discov. 2012 Apr 1;7(1):41-8.
17. Saft C, von Hein SM, Lücke T, Thiels C, Peball M, Djamshidian A, et al. Cannabinoids for treatment of dystonia in Huntington's disease. 2018 Jan 1:1677-73.
18. Fernández-Ruiz J. The endocannabinoid system as a target for the treatment of motor dysfunction. British Journal of Pharmacology. 2009;156(7):1029-40.
19. Fernández-Ruiz J, Moreno-Martet M, Rodríguez-Cueto C, Palomo-Garo C, Gómez-Cañas M, Valdeolivas S, et al. Prospects for cannabinoid therapies in basal ganglia disorders. British Journal of Pharmacology. 2011;163(7):1365-78.
20. Valdeolivas S, Satta V, Pertwee RG, Fernández-Ruiz J, Sagredo O. Sativex-like combination of phytocannabinoids is neuroprotective in malonate-lesioned rats, an inflammatory model of Huntington's disease: role of CB1 and CB2 receptors. ACS Chemical Neuroscience. 2012;3(5):400-6.
21. Wróblewska-Łuczka P, Florek-Łuszczki M, Łuszczki J. Importance of cannabinoids in the functioning of the central nervous system. Health Problems of Civilization. 2018;12(3):223-30.
22. Cristino L, Bisogno T, Di Marzo V. Cannabinoids and the expanded endocannabinoid system in neurological disorders. Nature Reviews Neurology. 2020;16(1):9-29.
23. Lastres-Becker L, De Miguel R, De Petrocellis L, Makriyannis A, Di Marzo V, Fernandez-Ruiz J. Compounds acting at the endocannabinoid and/or endovanilloid system reduce hyperkinesia in a rat model of Huntington's disease. J Neurochem. 2003;84:1097-109.
24. Pérez-Olives C, Rivas-Santisteban R, Lillo J, Navarro G, Franco R. Recent advances in the potential of cannabinoids for neuroprotection in Alzheimer's, Parkinson's, and Huntington's diseases. Adv Exp Med Biol. 2021;1264:81-92.
25. Fagan SG, Campbell VA. The influence of cannabinoids on generic traits of neurodegeneration. British Journal of Pharmacology. 2014;171(6):1347-60.
26. Muller-Vahl K, Schneider U, Emrich HM. Nabilone increases choreatic movements in Huntingdon's disease. Mov Disord. 1999;14(6):1038-40.

27. Lopez-Sendon Moreno JL, Garcia Caldentey J, Trigo Cubillo P, Ruiz Romero C, García Ribas G, Alonso Arias MA, et al. A double-blind, randomized, cross-over, placebo-controlled, pilot trial with Sativex in Huntington's disease. J Neurol. 2016;263:1390-400.
28. Noel C. Evidence for the use of "medical marijuana" in psychiatric and neurologic disorders. Ment Health Clin. 2018 Mar 23;7(1):29-38.
29. Bonelli RM, Wenning GK. Pharmacological management of Huntington's disease: an evidence--based review. Curr Pharm Des. 2006;12(21):2701-20.
30. Lopez-Sendon Moreno JL, Garcia Caldentey J, Trigo Cubillo P, Ruiz Romero C, Garcia Ribas G, Alonso Arias MA, et al. A double-blind, randomized, cross-over, placebo-controlled, pilot trial with Sativex in Huntington's disease. J Neurol. 2016;263(7):1390-400.
31. Curtis A, Mitchell I, Patel S, Ives N, Rickards H. A pilot study using nabilone for symptomatic treatment in Huntington's disease. Mov Disord. 2009;24(15):2254-9.
32. Klumpers LE, Thacker DL. A brief background on Cannabis: from plant to medical indications. J AOAC Int. 2019 Mar 1;102(2):412-20.
33. Whiting PF, Wolff RF, Deshpande S, Di Nisio M, Duffy S, Hernandez AV, et al. Cannabinoids for medical use: a systematic review and meta-analysis. JAMA. 2015;313(24):2456-73.
34. Freeman TP, Hindocha C, Green SF, Bloomfield MAP. Medicinal use of Cannabis based products and cannabinoids. BMJ. 2019;365.
35. Koppel BS, Brust JCM, Fife T, Bronstein J, Youssof S, Gronseth G, et al. Systematic review: efficacy and safety of medical marijuana in selected neurologic disorders: report of the Guideline Development Subcommittee of the American Academy of Neurology. Neurology 2014 Apr;82(17):1556-63.
36. Curtis A, Mitchell I, Patel S, Ives N, Rickards H. A pilot study using nabilone for symptomatic treatment in Huntington's disease. Mov Disord. 2009;24:2254-9.
37. Vasincu A, Rusu R-N, Ababei D-C, Larion M, Bild W, Stanciu GD, et al. Endocannabinoid modulation in neurodegenerative diseases: in pursuit of certainty. Biology. 2022;11(3):440.
38. Koppel BS. Cannabis in the treatment of dystonia, dyskinesias, and tics. Neurotherapeutics. 2015;12(4):788-92.

# 11

# Dor

Pedro da Costa Mello Neto
Fernando Edson Cerqueira Filho

## Introdução

Desde sempre o ser humano busca os mais diversos meios para aliviar a dor, seja ela aguda ou crônica, física ou mental. A *Cannabis sativa* L. é utilizada para tratamento da dor há milhares de anos, e, com os avanços dos estudos científicos, sua indicação vem ganhando força nas diversas partes do mundo, ora para reduzir o quadro álgico, ora para aliviar os sintomas que costumam vir associados ao quadro de dor crônica. O objetivo deste capítulo é aproximar o(a) médico(a) dos conhecimentos a respeito dos efeitos dessa terapêutica.

O conceito de dor, criado em 1978 pela International Association for the Study of Pain (IASP) como "uma experiência sensitiva e emocional desagradável associada a uma lesão tecidual real ou potencial, ou descrita nos termos de tal lesão", foi amplamente utilizado por mais de 40 anos. Apesar de abrangente, esse conceito foi aos poucos perdendo espaço devido aos avanços na área da saúde, que nos permitiram ter maior entendimento sobre o processo fisiopatológico da dor.[1]

Novas descobertas na área da neurociência aplicada à dor, novas classificações e novas condições clínicas levaram à necessidade de atualização dos conceitos. Assim, em 2018 a IASP convocou um grupo de estudiosos para atualizar os conceitos e definições, e em 2020 essa força-tarefa recomendou a seguinte definição: "Uma experiência sensitiva e emocional desagradável associada, ou semelhante àquela associada, a uma lesão tecidual real ou potencial". Mostrou-se assim que o conceito deveria valer para dores agudas e crônicas, independentemente da fisiopatologia (nociceptiva, neuropática e nociplástica), devendo ser aplicada para humanos e animais, além de ser definida com base na perspectiva de quem sente a dor e não de observadores externos.[1]

Em conjunto, foram lançadas seis notas explicativas que buscam apoiar o novo conceito, reconhecendo avanços na neurociência moderna aplicada à dor e adicionando outros conceitos relevantes ao momento de avaliar o paciente, conforme apresentado no Quadro 1.

**QUADRO 1** Resumo das notas explicativas da IASP de 2020

| |
|---|
| A dor é sempre uma experiência pessoal que é influenciada, em graus variáveis, por fatores biológicos, psicológicos e sociais. |
| Dor e nocicepção são fenômenos diferentes. A dor não pode ser determinada exclusivamente pela atividade dos neurônios sensitivos. |
| Por meio de suas experiências de vida, as pessoas aprendem o conceito de dor. |
| O relato de uma pessoa sobre uma experiência de dor deve ser respeitado. |
| Embora a dor geralmente cumpra um papel adaptativo, ela pode ter efeitos adversos na função e no bem-estar social e psicológico. |
| A descrição verbal é apenas um dos vários comportamentos para expressar a dor; a incapacidade de comunicação não invalida a possibilidade de um ser humano ou um animal sentir dor. |

Fonte: DeSantana et al., 2020.[2]

A prevalência da dor crônica no Brasil é alta, ainda que seja difícil mensurar, pois há poucos estudos amplos sobre o tema. Segundo Aguiar,[3] em uma revisão bibliográfica, a prevalência de dor crônica no país varia de 23,02 a 76,17%, com média nacional de 45,59%, tendo as mulheres como maiores portadoras e com predomínio da dor nociceptiva. A região Centro-Oeste apresenta maior prevalência, e a região Sudeste aparece com maior quantidade de estudos. Nos EUA, estudos indicam que 1 a cada 5 americanos padecem de dor crônica, podendo chegar a mais de 50 milhões de pessoas.[4] Em outro importante estudo internacional em mais de 50 países, a prevalência global foi estimada em 27,5% da população, com variação significativa entre os países (9,9-50,3%) com mulheres, idosos e moradores de áreas rurais sendo mais propensos a padecer de dor crônica.[4,5] Em outra revisão de literatura, os índices de prevalência da fibromialgia no Brasil podem chegar a mais de 6% entre a população em geral, chegando a 11% entre as mulheres do país. Número que, segundo o estudo, aumentou consideravelmente desde a última versão do trabalho, em 2006.[6]

A IASP desenvolveu uma taxonomia que classifica a dor em cinco itens principais: de acordo com a região acometida, o sistema envolvido, a característica temporal da dor, a intensidade da dor relatada pelo paciente e a etiologia da dor. Outras classificações podem ser utilizadas, como as que se baseiam na origem (oncológicas e não oncológicas), na evolução (aguda e crônica) e nos mecanismos da dor (somático, neuropático e disfuncional e/ou psicogênico).[7] A Tabela 1 traz um resumo dessa classificação.

TABELA 1 Resumo da classificação de dor pela IASP

| | | | |
|---|---|---|---|
| **Região acometida** | ▪ Cabeça, face e boca<br>▪ Região cervical<br>▪ Ombros e membros superiores<br>▪ Região torácica<br>▪ Região abdominal<br>▪ Coluna lombossacral e cóccix<br>▪ Membros inferiores<br>▪ Região pélvica<br>▪ Região perianal, anal e genital | **Origem** | ▪ Oncológica<br>▪ Não oncológica |
| **Sistema envolvido** | ▪ Nervoso: central, periférico e/ou neurodegenerativo<br>▪ Fatores psicológicos e sociais<br>▪ Respiratório e/ou cardiovascular<br>▪ Musculoesquelético e/ou tecido conjuntivo<br>▪ Cutâneo, subcutâneo e/ou glandular<br>▪ Gastrointestinal<br>▪ Geniturinário<br>▪ Outros órgãos ou vísceras | **Etiologia** | ▪ Transtornos congênitos ou genéticos<br>▪ Trauma, cirurgias e/ou queimaduras<br>▪ Infecciosa e/ou parasitária<br>▪ Inflamatória<br>▪ Neoplasia<br>▪ Tóxica, metabólica e/ou por irradiação<br>▪ Mecânica e/ou degenerativa<br>▪ Disfuncional e/ou psicológica<br>▪ Desconhecida, criptogênica |
| **Característica da dor** | ▪ Contínua ou quase contínua, sem flutuações<br>▪ Contínua com exacerbações<br>▪ Recorrente com regularidade<br>▪ Recorrente sem regularidade<br>▪ Paroxística<br>▪ Combinações | **Intensidade da dor relatada** | ▪ Leve, moderada, intensa<br>▪ Fraca, moderada, forte<br>▪ Ausente, fraca, moderada, forte e insuportável |

IASP: International Association for the Study of Pain.
Fonte: adaptada de Posso et al., 2017.[7]

Ainda que a dor aguda e/ou fisiológica tenha importância fundamental para alertar o corpo ante uma possibilidade de lesão, provocando, assim, uma resposta imediata, a dor crônica não cumpre esse papel. Ela causa sofrimento, agrava a causa e pode causar incapacidade, desencadeando repercussões biopsicossociais inimagináveis.

> A dor não depende somente da natureza e da intensidade do estímulo. É influenciada por fatores psicossociais e neurossensitivos. Sofre uma modulação no sistema nervoso central, e da interação entre os estímulos nociceptivos e fatores moduladores é que resulta a experiência neurossensitiva da dor. A qualidade e a quantidade da dor dependem (e varia de pessoa para pessoa) do entendimento da situação geradora da dor, experiência prévia com o desencadeador álgico, cultura, da atenção, ansiedade e capacidade da pessoa em se abstrair das sensações nóxicas (distração) e dos sentimentos de controle da dor.[8]

A dor crônica é uma das principais razões pelas quais os pacientes buscam a terapêutica com derivados da *Cannabis sativa* L. Drogas alopáticas utilizadas no tratamento da dor impõem alguns desafios ao médico e ao paciente, como dificuldade de acesso, alto custo, baixa eficácia e segurança, alta toxicidade, podendo levar a uma baixa adesão e consequentemente a um alto índice de falha terapêutica. Alguns fármacos usualmente podem ser utilizados para o tratamento da dor, como anti-inflamatórios não esteroides, analgésicos, opioides, corticoides, capsaicina, triptanos, anticonvulsivantes, bloqueadores dos canais de $Ca^{++}$, relaxantes musculares, vasoconstritores, neurolépticos, antidepressivos, antiespasmódicos, benzodiazepínicos, agonistas alfa-2, betabloqueadores, bifosfonatos, entre outros.[7]

Há também várias técnicas e especialidades que buscam aliviar a dor por meio de procedimentos, invasivos ou não, como a acupuntura, a quiropraxia, a neuromodulação, entre outras, e devem ser sempre utilizadas se necessário. O tratamento da dor deve ser realizado com equipe interdisciplinar, muitas vezes composta por profissionais da psicologia, fisioterapia e educação física. Todo o processo deverá ser compartilhado, estabelecendo objetivos claros e reais, contando sempre com a participação dos pacientes e familiares, pois a obtenção de resultados positivos depende da integralidade do cuidado. É por isso que se deve lançar mão de várias ferramentas para aliviar a dor do paciente.[9]

Os avanços da neurofisiologia moderna nos permitiram aprender os principais contextos fisiopatológicos em que a dor é o principal sintoma como resultado de um fenômeno de injúria tecidual.

Existem quatro etapas da nocicepção:[7]

1. **Transdução:** fenômeno no qual um estímulo nociceptor, seja ele mecânico, térmico ou químico, desencadeia um estímulo elétrico (potencial de ação) em outro neurônio.
2. **Transmissão:** o impulso elétrico desencadeado viaja pelo axônio até o corno dorsal da medula espinal.
3. **Modulação:** no corno dorsal da medula espinal o estímulo é modulado antes de continuar seu trajeto até o sistema nervoso central.
4. **Percepção:** nesta etapa os impulsos dolorosos são integrados e percebidos.

Quando a periferia do corpo sofre alguma injúria, ocorre a liberação de algumas substâncias, que denominamos "sopa" inflamatória, contendo peptídeos (substância P, bradicinina), neurotransmissores (glutamato, serotonina, adenosina, adenosina trifosfato – ATP), lipídios (prostaglandinas, endocanabinoides), proteases, neurotrofinas, citocinas, quimiocinas e íons, entre outras substâncias, que podem desencadear os chamados sinais flogísticos (dor, calor, rubor e tumor ou edema).[10-12] Nesse momento ocorre a transdução, processo em que essas substâncias se colocam em contato com as terminações nervosas livres dos axônios do primeiro neurônio, transformando esse estímulo em potenciais receptores, que vão desencadear o potencial de ação. Esse primeiro neurônio, cujo corpo celular forma os gânglios da raiz dorsal ou trigeminal (dependendo da localização), envia um axônio para a periferia e outro para o corno da raiz dorsal da medula espinal ou para o núcleo espinal do trigêmeo, no tronco encefálico, respectivamente, onde farão a primeira sinapse com o segundo neurônio.[10-13]

Vale lembrar que os axônios responsáveis por transmitir a nocicepção são axônios de transmissão lenta em comparação aos axônios que transmitem a sensação inócua de temperatura ou do tato. Isso se deve ao fato de esses axônios, associados aos nociceptores, serem pouco mielinizados (fibras A-delta), que respondem a estímulos nocivos mecânicos e de temperatura, ou desmielinizados (fibras C), que respondem a estímulos mecânicos, térmicos e químicos, razão pela qual são chamados de receptores polimodais.[11,12]

Os neurônios do corno dorsal da medula espinal estão distribuídos de maneira bastante organizada, divididos nas denominadas lâminas de Rexed, que são numeradas de I a X (ver Figura 1).[10-14]

As lâminas I e II recebem fibras A-delta e fibras C. A primeira lâmina é a mais superficial do corno dorsal, e a segunda (também chamada de substância gelatinosa) contém alguns interneurônios que respondem de forma seletiva

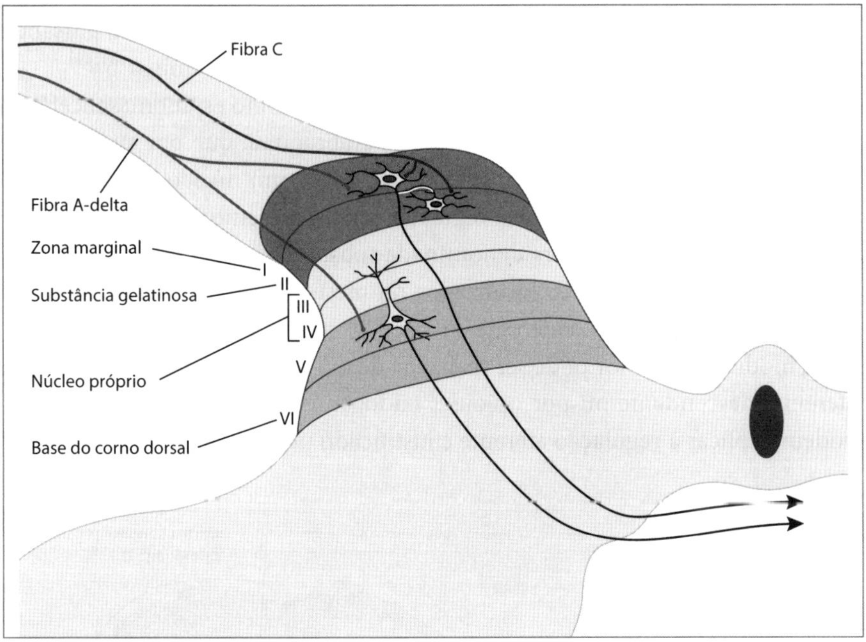


**FIGURA 1** Sistema anterolateral.

Fonte: adaptada de Purves et al., 2008.[10]

aos estímulos nociceptivos. As fibras A-delta também terminam na lâmina V, local onde os axônios dos neurônios de segunda ordem decussam (cruzam a linha média) para ascender a estruturas como o tronco encefálico e o tálamo. A lâmina V também recebe aferência de nociceptores viscerais, o que explica o fenômeno da "dor referida", no qual a lesão de um tecido visceral pode ser percebida como originada em determinada área superficial do corpo.[10-14] A partir de então, a informação nociceptiva percebida na medula espinal é transmitida ao tálamo através de cinco vias ascendentes principais:

1. Trato espinotalâmico.
2. Trato espinorreticular.
3. Trato espinomesencefálico.
4. Trato cervicotalâmico.
5. Trato espino-hipotalâmico.

De todas a vias mencionadas, a via espinotalâmica (ver Figura 2) se destaca como a principal via aferente de transmissão de informações de dor e temperatura para o córtex somatossensorial primário, no giro pré-central, passando antes pelo tálamo em seus núcleos ventral posterior e intralaminar.[10,13,14]

Outro aspecto importante é o de que axônios do trato espinomesencefálico são projetados para neurônios do núcleo parabraquial, que por sua vez possuem neurônios que se projetam para a amígdala, um núcleo importante do sistema límbico responsável pela regulação do estado emocional, além de enviar fibras para uma estrutura denominada substância cinzenta periaquedutal, cujos corpos celulares estão localizados no mesencéfalo e exercem um papel fundamental na regulação eferente da dor.[10,13,14]

A modulação da dor pode ser realizada de diferentes formas, por regulação aferente, descendente ou por opioides endógenos. Um dos mecanismos que podem explicar a regulação aferente é justificado pela teoria do portão da dor,

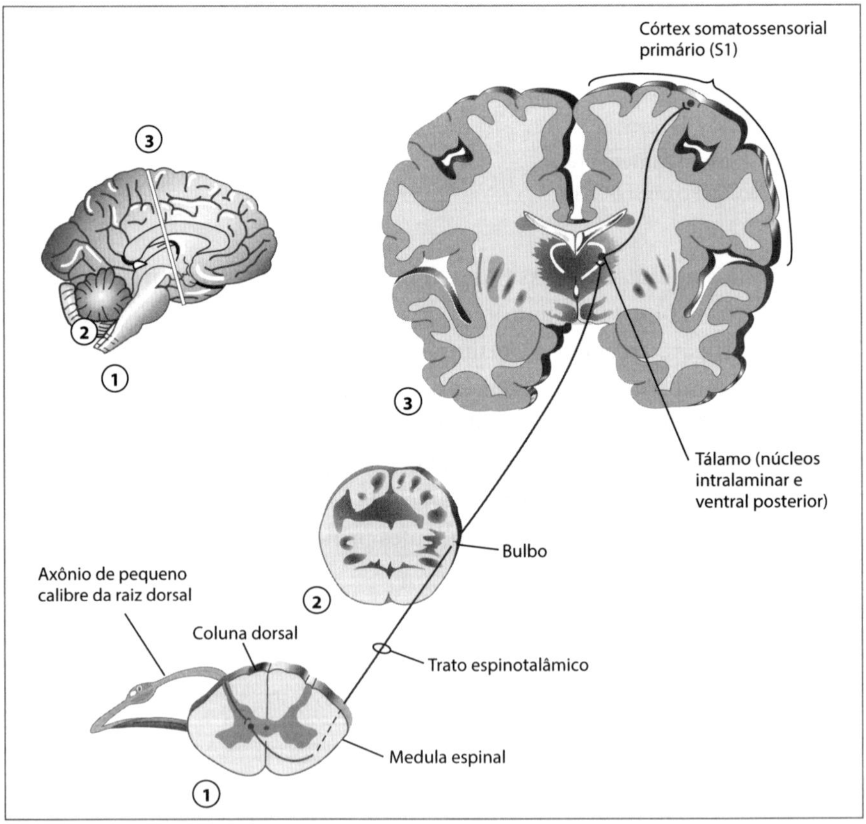


**FIGURA 2** Via de transmissão do trato espinotalâmico.

Fonte: adaptada de Purves et al., 2008.[10]

desenvolvida por Melzack e Wall, segundo a qual alguns neurônios do corno dorsal da medula que projetam fibras para o trato espinotalâmico são excitados por axônios de grosso calibre, como também são excitados por axônios não mielinizados. Esse neurônio de projeção também é inibido por interneurônios, que sofrem influência dos neurônios de grosso calibre (sendo excitados por estes) e por axônios nociceptivos, que o inibem.[10,13,14]

Como exemplo de modulação descendente ou eferente, pode-se citar uma área chamada *substância cinzenta periaquedutal* (*periaquedutctal gray matter*, PGM, na sigla em inglês), localizada no mesencéfalo e que, uma vez estimulada eletricamente, provoca analgesia. Os neurônios dessa estrutura estimulam outras regiões, como os núcleos da rafe, que contêm neurônios encarregados da secreção de serotonina. Outro elemento que desempenha um papel fundamental na modulação da dor são os chamados opioides endógenos, como as endorfinas, substâncias encarregadas de provocar analgesia utilizando receptores espalhados no sistema nervoso.[10,13,14]

## Semiologia

Um novo conceito tem sido abordado nos últimos anos em relação à dor e aos pacientes críticos, principalmente em emergências médicas. Tratada como o quinto sinal vital, a dor, nesse conceito, expressa a importância de sua semiologia na avaliação dos sinais vitais de um paciente grave. Uma variedade de ferramentas vem sendo estudada em todo o mundo, e a crescente necessidade de criar protocolos para equipes de paramédicos, enfermeiros e socorristas no momento de avaliar a dor ganha especial atenção quando o desfecho do atendimento está diretamente relacionado à avaliação da dor no primeiro encontro com o paciente.[15]

Ao avaliar um paciente com queixa de dor, busca-se ampliar o conhecimento sobre o fenômeno. É imprescindível obter informações detalhadas, procurando entender o processo percorrido até a sensação de dor. A necessidade de utilizar ferramentas da semiologia visa abranger a maior quantidade de diagnósticos possíveis, dos mais simples até os mais complexos. No interrogatório é importante buscar algumas características que ajudarão o profissional a realizar um diagnóstico diferencial completo e efetivo, e algumas delas são listadas a seguir:[15]

- Características da dor importantes na anamnese: aparição, localização, irradiação, caráter, intensidade, alívio, frequência e duração.
- Sintomas acompanhantes.
- Antecedente patológico familiar e pessoal.
- Atividade de rotina diária.
- Atividade laboral.
- Atividade física.
- Uso de medicações.
- Hábitos de vida.
- Presença de distúrbios cognitivos.

Na literatura encontramos diversos estudos que buscam mostrar as melhores escalas e questionários a serem seguidos no momento de avaliar um paciente com dor. A Tabela 2 apresenta algumas das mais utilizadas.

TABELA 2 Abordagens para avaliar a dor

| **Qualidades sensoriais e afetivas da dor** | | |
|---|---|---|
| **O que medir** | **Como medir** | **Comentários** |
| Intensidade da dor – sua força ou "volume" | ▪ Escalas categóricas<br>▪ NRS<br>▪ EVA<br>▪ Escala de rostos<br>▪ Escalas de descritores verbais<br>▪ Inventário breve de dor | ▪ 0 (sem dor) – 10 (dor mais intensa imaginável).<br>▪ O NRS é recomendado para a maioria das configurações devido a sua facilidade de uso e propriedades estatísticas. |
| **Escala de dor crônica classificada** | | |
| Afetação da dor – quão desagradável e perturbadora | ▪ Escalas categóricas<br>▪ NRS<br>▪ EVA<br>▪ Escala de rostos<br>▪ Escalas de descrição verbal | ▪ 0 (nem um pouco desagradável) – 10 (o sentimento mais desagradável imaginável).<br>▪ O NRS é recomendado para a maioria das configurações devido a sua facilidade de uso e propriedades estatísticas. |
| Qualidades perceptivas da dor: descrição das características sensoriais e outras, como a dor é sentida | ▪ MPQ<br>▪ PainDetect<br>▪ Escala de dor neuropática<br>▪ Inventário de sintomas de dor neuropática<br>▪ LANSS<br>▪ DN4 | ▪ O MPQ produz subescalas sensoriais, afetivas e avaliativas.<br>▪ Os outros instrumentos são uma ferramenta de triagem para identificar características da dor neuropática e para rastrear os resultados do tratamento da dor neuropática. |

*(continua)*

TABELA 2 Abordagens para avaliar a dor *(continuação)*

| **Características temporais da dor** | | |
|---|---|---|
| **O que medir** | **Como medir** | **Comentários** |
| Duração da dor – tempo desde o início da dor crônica em meses ou anos | Autorrelato retrospectivo | Muitas vezes é difícil para os pacientes relatar, especialmente com início insidioso de dor. |
| Variabilidade da dor – presença *vs.* ausência de dor e flutuações em sua intensidade ao longo do tempo | ▪ Relato do paciente da porcentagem do dia durante o qual a dor está presente<br>▪ EMA | ▪ A avaliação EMA é mais precisa, mas exige conformidade do paciente, e EMA eletrônica requer *hardware* e *software* especializados.<br>▪ EMA pode fornecer medidas diretas de variabilidade da dor, bem como outras medidas. |
| Fatores de modificação – fatores que exacerbam ou melhoram a dor | ▪ Autorrelato retrospectivo<br>▪ EMA | |
| **Outras abordagens para avaliar a dor** | | |
| **O que medir** | **Como medir** | **Comentários** |
| Localização(ões) da dor – áreas do corpo em que o paciente sente dor; extensão corporal | Desenho de dor (papel e lápis ou eletrônico) | Identifica áreas específicas da dor, mas também avalia quão difundida é a dor. |
| Medidas provocativas de dor: coletadas via exame físico, a fim de fornecer informações de diagnóstico | ▪ Levantamento de pernas retas<br>▪ Palpação digital | Recomenda-se o levantamento da perna reta para classificação da dor lombar em estudos de intervenções invasivas; a palpação digital é parte do exame de diagnóstico para fibromialgia e distúrbios temporomandibular. |
| Comportamentos de dor – comportamentos evidentes que transmitem para o observador que o indivíduo está experimentando dor | Expressões faciais; mancando, protegendo, órtese etc. | Algumas versões de cabeceira foram desenvolvidas e validadas. |

DN4: *dolour neuropathique-4 questions*; EMA: *ecological momentary assessment*; EVA: escalas visuais analógicas; LANSS: avaliação de Leeds de sintomas e sinais neuropáticos; MPQ: questionário de dor McGill; NRS: escalas numéricas de *rating*.
Fonte: adaptada de Fillingim et al., 2016.[16]

> Além das informações obtidas na anamnese, deve-se proceder a um exame físico minucioso, completo, em local adequado e utilizando técnicas corretas. Os exames complementares devem ser um auxílio, sempre buscando não ser iatrogênico com um paciente que está em sofrimento, principalmente nos casos crônicos e de difícil tratamento. Abusar de exames invasivos pode aumentar a dor e o sofrimento do paciente.

## Evidências científicas

Em uma busca simples em *sites* de pesquisa como o Google Acadêmico ou o PubMed, encontramos uma grande quantidade de publicações nos últimos anos. Por exemplo, utilizando descritores como dor e canabidiol (CBD) ou tetra-hidrocanabinol (THC), foram encontradas mais de mil publicações dos últimos 10 anos, mostrando como a *Cannabis* medicinal vem sendo estudada como tratamento da dor crônica. Salienta-se as dificuldades enfrentadas para a realização de trabalhos científicos com a *Cannabis*, uma vez que seu marco legal ainda é uma barreira para estudos mais abrangentes e profundos sobre a atuação da planta na restauração da saúde.

### Dor crônica

Em uma grande revisão da literatura e metanálise publicada em 2015, Whiting et al.[17] revisam ensaios controlados em pacientes com dor crônica. A mostra inclui mais de 2.454 pacientes, e o resultado foi utilizado como base para o relatório *National Academies of Sciences, Engineering and Medicine* (Nasem), que incluiu 28 ensaios controlados em pacientes com dor crônica. Nesse estudo a dor neuropática foi estudada em 17 ensaios; outros utilizaram o Nabiximols e um de *Cannabis* inalada.

> Usuários de cânabis têm 40% mais chance de reduzir a dor em relação ao grupo controle. Na maior parte dos estudos, o desempenho dos canabinoides foi superior ao do placebo.[17]

### Dor oncológica

Em estudo com cerca de 17 mil pessoas em tratamento oncológico em Israel, utilizando a *Cannabis* para o tratamento de sintomas relacionados ao câncer e/ou ao tratamento utilizado (radioterapia/quimioterapia), em 61% dos pacientes estudados houve melhoria desses sintomas, tanto para câncer primário como metastático, mostrando que a *Cannabis* foi altamente eficaz no tratamento.[18] Outro grande estudo, com pacientes em uso de *Cannabis* medicinal e tratamento oncológico em 324 pacientes, publicado em 2022, mostra uma melhoria na carga de sintomas relatados pela maioria dos pacientes ($p < 0,005$), concluindo que a terapêutica é geralmente segura e com potencial de redução da carga de sintomas relacionada à patologia de base, seja ela câncer primário ou metastático.[19]

## Dor pós-operatória

Holdcroft et al. investigaram o uso de um extrato oral de *Cannabis* (Cannador®), em dose única de 5, 10 e 15 mg, para pacientes com queixa de dor moderada no pós-operatório. Mostrou-se que passando da primeira para a segunda dose, em um intervalo de 6 horas, houve alívio ou diminuição da intensidade da dor referida.[20]

## Dor neuropática

Em 2020, Xu et al. estudaram a dor neuropática em 29 pacientes, mostrando, por meio da avaliação da escala de dor neuropática, quinzenalmente, que o grupo de uso de CBD apresentou redução significativa da dor intensa, dor aguda, sensações de frio e de coceira quando comparado ao placebo, além da redução das classificações de dor aguda, desagradável e superficial. Nesse estudo não houve eventos adversos descritos após o uso de CBD 250 mg.[21]

## Fibromialgia

Chaves et al., em 2020, mostraram, em um estudo randomizado, que o grupo de pacientes com fibromialgia que fez uso controlado de fitocanabinoides apresentou significativa melhora no questionário de impacto da fibromialgia (FIQ), principalmente nos escores "sentir-se bem", "dor", "fazer trabalho" e "fadiga".[22] Outro estudo cruzado experimental, randomizado e controlado por placebo de quatro vias, realizado por Donk et al., mostrou que o Bediol (6,3% THC, 8% CBD) reduziu em 30% os escores de dor em comparação com o placebo, assim como as variedades ricas em THC causaram significativo aumento dos limiares de dor à pressão em relação ao placebo.[23]

## Terapêutica canabinoide

Sabemos por meio de estudos *in vitro* que a dose letal mediana prevista (LD50) para THC é 1.000 vezes maior que a dose efetiva. Após administração oral, o LD50 de THC é 800 mg/kg em ratos, 3.000 mg/kg em cães e até 9.000 mg/kg em macacos. A dose total de THC para um humano de 70 kg é, portanto, estimada em aproximadamente 4.000 mg/kg de THC, que é uma dose de 280.000 g de THC e provavelmente inatingível com administração oral.[24]

> Exercendo sua ação sobre os receptores acoplados à proteína G, o CBD atua no potencial receptor transitório, por meio de sua interação com a enzima hidrolase de amidas de ácidos graxos (FAAH) e o sistema isoenzimático P450, reduzindo os transportadores intracelulares, e consequentemente o metabolismo dos endocanabinoides. Dessa forma, levam a uma atividade antioxidante e anti-inflamatória, melhorando uma variedade de sintomas ligados à dor crônica.[25,26]

Apesar da dificuldade na realização de pesquisas, há estudos mostrando a capacidade de outras substâncias presentes na *Cannabis sativa* L. para o tratamento de dor, a exemplo do canabigerol (CBG). Um estudo publicado por Anand et al. em 2021 mostrou que o CBG tem capacidade similar ao THC e ao CBD (88, 97 e 99%, respectivamente) para bloquear a resposta subsequentes da capsina em ratos, sugerindo dessensibilização dos receptores de potencial transitório vaniloide tipo 1 (TRPV1) e utilizando uma proporção (1:1:1), ou seja, CBD = THC = CBG. Houve bloqueio total da capsina, sugerindo seu potencial analgésico.[27]

As dosagens utilizadas devem ser sempre individualizadas, buscando melhor proveito dos quimiotipos de acordo com a patologia apresentada. Não existem evidências de que os canabinoides sintéticos são mais efetivos em relação aos fitocanabinoides. Acredita-se que a dosagem inicial sempre deverá ser baixa e que o ajuste deve ser gradual, evitando assim reações indesejadas do THC, principalmente as relacionadas à psicoatividade da substância. As tabelas a seguir trazem sugestões de tratamento com CBD e THC e algumas formas de utilizar os canabinoides (ver Tabelas 3 e 4). Esses exemplos devem ser considerados levando em conta cada caso, uma vez que na prática clínica pode-se observar outros formatos de prescrição que oferecem maior sucesso terapêutico, por exemplo, não ter que alcançar a dose máxima sugerida para introduzir o THC na terapia, como explicado na primeira proposta.

**TABELA 3** Proposta de terapêutica canabinoide

| | |
|---|---|
| Tipo de canabinoide a iniciar | Predomínio de CBD (*full spectrum* rico em CBD) |
| Dose inicial de CBD | 5 mg/dia dividido em 2 doses |
| Ajuste de CBD | Aumentar a 10 mg/dia a cada 2-3 dias até 40 mg/dia |
| Quando iniciar o THC | Não atingir metas de tratamento ou uso de mais de 40 mg/dia de CBD |
| Dose inicial de THC | 2,5 mg/dia |
| Ajuste de THC | Aumentar em 2,5 mg/dia a cada 2-7 dias, máximo de 40 mg/dia |
| **Protocolo conservador para dosagem e administração** | |
| Tipo de canabinoide a iniciar | Predomínio de CBD (*full spectrum* rico em CBD) |
| Dose inicial de CBD | 5 mg/dia em 1-2 doses diárias |
| Ajuste de CBD | Aumentar em 5-10 mg/dia a cada 2-3 dias até 40 mg/dia |
| Quando iniciar o THC | Não atingir metas de tratamento ou uso de mais de 40 mg/dia de CBD |
| Dose inicial de THC | 1 mg/dia em 1 dose |
| Ajuste de THC | Aumentar em 1 mg/dia a cada 7 dias, máximo de 40 mg/dia |
| **Protocolo rápido para dosagem** | |
| Tipo de canabinoide a iniciar | Balanceado 1:1 (*full spectrum*) |
| Dose inicial de CBD | 2,5-5 mg/dia em 1-2 doses diárias |
| Ajuste de CBD | Aumentar em 2,5-5 mg/dia a cada 2-3 dias até 40 mg/dia |

CBD: canabidiol; THC: tetra-hidrocanabinol.
Fonte: Bhaskar et al., 2021.[25]

Segundo o estudo de Abrams et al.,[28] a utilização do THC, independentemente da utilização do CBD, deverá ser avaliada para o tratamento de casos em que o THC não é contraindicado.

**QUADRO 2** Regime para iniciar tratamento com tetra-hidrocanabinol

| **Considere o seguinte regime para iniciar o tratamento com THC** |
|---|
| Dias 1-2: equivalente a 2,5 mg de THC 1 vez ao dia. |
| Dias 3-4: 2,5 mg de THC 2 vezes ao dia. |
| ▪ Aumente conforme necessário e conforme tolerado para 15 mg/dia de THC.<br>▪ O intervalo de dose pode ser BID ou TID. |
| ▪ Doses superiores a 20-30 mg/dia podem aumentar os eventos adversos ou reduzir a tolerância sem melhorar a eficácia. |
| Uso de altas doses de *Cannabis* com predominância de THC acima de 5 g por dia é provavelmente injustificado, exceto no caso de tratamento de câncer primário, e de sugerir possíveis tolerâncias ou uso indevido |

BID: *bis in die*; TID: *ter in die*; THC: tetra-hidrocanabinol.
Fonte: adaptado de Abrams, 2018.[28]

A Tabela 4 apresenta sugestões de doses para condições específicas.

TABELA 4 Sugestões para abordagens específicas

| | |
|---|---|
| Dor nociceptiva | ▪ Pacientes usando medicamentos como Tramadol ou baixas doses de Vicodin (Hidrocodona) para tratamento de dor crônica moderada podem ser capazes de substituir o uso desses medicamentos pelo uso do CBD isolado, começando com uma dosagem de 10-20 mg de CBD e podendo aumentar até a dose de 50-75 mg.<br>▪ Caso encontre pouco alívio, incrementar a terapia com a introdução do uso do THC.[8]<br>▪ Em caso de dor severa ou se a utilização somente do CBD não é suficiente, o THC oferece sinergismo no alívio da dor.<br>▪ A experiência que tem demonstrado maior sucesso no alívio da dor se dá com a relação de (1,7:1) CBD:THC e a razão (2:1) e (3:1) CBD:THC oferece excelente resultado no alívio da dor, além de adicionar maior tolerabilidade de efeitos psicoativos.<br>▪ Se essa proporção ainda encontrar efeitos muito fortes do THC, experimentar proporções como (3:1), (4:1) ou (5:1) de CBD:THC.[8] |
| Dor neuropática | ▪ Uma vez estabilizada a dose do CBD em 20-25 mg por dose, deve-se considerar a adição lenta de dose de THC (2,5-5 mg) até a dor diminuir.<br>▪ Caso apresente efeitos colaterais, quimiotipos da subespécie *sativa* parecem funcionar melhor para a dor, se forem tolerados pelo paciente.[8] |
| Fibromialgia | ▪ Produtos com níveis elevados de CBD e níveis baixos a moderados de THC podem ser úteis para tratamento da dor, insônia *(C. indica)*, depressão *(C. sativa)* e melhora da qualidade de vida.<br>▪ Produtos com alto nível de CBD podem ajudar a tratar a dor, inflamação e melhora do quadro de humor.[21-22] |
| Síndrome complexa dolorosa regional | Deve ser iniciado com dose de CBD em 40 mg a cada 6-8 horas e THC, nas doses habituais, a cada 8 horas, avaliando a necessidade de ajuste adicional; pode-se utilizar em conjunto com medicamentos alopáticos para maior efeito positivo sobre a dor.[8] |
| Dor aguda | Quando tratamos episódios agudos de inflamação, podemos usar o CBD a cada 6 ou 8 horas, sozinho ou em combinação com AINE, em doses antes assinaladas. |

AINE: anti-inflamatórios não esteroides; CBD: canabidiol; THC: tetra-hidrocanabinol.
Fonte: Marquez, 2011;[8] Xu et al., 2019;[21] Chaves et al., 2020.[22]

## Considerações finais

Os canabinoides podem ser considerados uma opção para o tratamento da dor, tendo em vista que a escolha envolve, por parte do profissional, a análise do risco-benefício de cada conduta escolhida. A *Cannabis* se apresenta como uma opção factível, de baixo custo, de eficácia elevada e com poucos efeitos adversos. Apesar de um crescente número de estudos e pesquisas envolvendo a *Cannabis* medicinal, pode-se avançar ainda mais, sendo necessária uma revisão do viés legal da planta, uma vez que isso impacta diretamente na quantidade e na qualidade dos estudos.

## Referências bibliográficas

1. Bhaskar A, Bell A, Boivin M, Briques W, Brown M, Clarke H, et al. A definição revisada de dor da IASP: conceitos, desafios e compromissos. Journal of Cannabis Research. 2021; p.2077-8.
2. DeSantana JM, Perissinotti DMN, Oliveira Junior JO de, Correia LMF, Oliveira CM de, Fonseca PRB. Definição de dor revisada após quatro décadas. BrJP. 2020 Sep 21;3(3):197-8. Disponível em: http://www.scielo.br/j/brjp/a/GXc3ZBDRc78PGktrfs3jgFR/?lang=pt; acesso em: 8 de maio de 2022.
3. Aguiar DP, Souza CPQ, Barbosa WJM, Santos-Júnior FFU, Oliveira AS. Prevalence of chronic pain in Brazil: systematic review. Brazilian J Pain. 2021;4(3):257-67. Disponível em: http://www.scielo.br/scielo.php?script=sci_issues&pid=2595-3192&lng=en&nrm=isso.
4. Yong RJ, Mullins PM, Bhattacharyya N. Prevalence of chronic pain among adults in the United States. Pain. 2022 Feb 1;163(2):E328-32. Disponível em: https://journals.lww.com/pain/Fulltext/2022/02000/Prevalence_of_chronic_pain_among_adults_in_the.31.aspx; acessado em: 11 de maio de 2022.
5. Zimmer Z, Fraser K, Grol-Prokopczyk H, Zajacova A. A global study of pain prevalence across 52 countries. Pain. 2021; Publish Ah (00).
6. Marques AP, De Sousa A, Santo E, Berssaneti AA, Matsutani LA, Lee S, et al. A prevalência de fibromialgia: atualização da revisão de literatura. Rev Bras Reumatol. 2017 Jul;57(4):356-63. Disponível em: http://www.scielo.br/j/rbr/a/cTj6DDGF8gGhMHHNksTMYJR/?lang=pt&format=html, acessado em: 4 de junho de 2022.
7. Posso IP, Grossmann E, Fonseca PRB, Nava Perissinotti DMN, Oliveira Junior JO, Souza JB, et al. Tratado de dor. Atheneu E (org.). v.2. Rio de Janeiro: Sociedade Brasileira para o Estudo da Dor; 2017. p.1573-753
8. Marquez JO. A dor e os seus aspectos multidimensionais. Ciência e Cultura. 2011 Apr;63(2):28-32. Disponível em: http://cienciaecultura.bvs.br/scielo.php?script=sci_arttext&pid=S0009-67252011000200010&lng=en&nrm=iso&tlng=pt; acessado em: 5 de junho de 2022.
9. Higgins C. The Cannabis prescription: how to use medical marijuana to reduce or replace pharmaceutical medications. USA: Sway Innovations; 2020. Chapter 14.
10. Purves D, Augustine GJ, Fitzpatrick D, Hall WC, LaMantia A-S, McNamara JO, White LE. Neurociências. 4. ed. Sinauer Associates; 2008. p.231-50.
11. Teixeira MJ. Fisiopatologia da nocicepção e da supressão da dor. JBA (Curitiba). 2001 Oct/Dec; 1(4):329-34.
12. Alves Neto O, Costa CMC, Siqueira JT, Teixeira MJ (SBED) (org.). Dor: princípios e prática. v.1. Porto Alegre: Artmed; 2009. p.26-205.
13. Bear MF, Connors BW, Paradiso MA. Neurociências: desvendando o sistema nervoso. 2.ed. Porto Alegre: Artmed; 2002. p.437-48.
14. Kandel ER. Princípios de neurociências. 5.ed. Porto Alegre: McGraw-Hill; 2014. p.462-81.
15. DeSantana JM, Sluka KA. Pain assessment. In: Sluka KA. Mechanisms and management of pain for the physical therapist. 2.ed. Seattle: IASP Press; 2016. p.38-103.
16. Fillingim RB, Loeser JD, Baron R, Edwards RR. Assessment of chronic pain: domains, methods, and mechanisms. The Journal of Pain. 2016 Sep;17(9):T10-T20. Disponível em: http://www.jpain.org/article/S1526590015008652/fulltext; acesso em: 26 de junho de 2022.
17. Whiting PF, Wolff RF, Deshpande S, di Nisio M, Duffy S, Hernandez Av, et al. Cannabinoids for medical use: a systematic review and meta-analysis. JAMA. 2015;313(24):2456-73.
18. Waissengrin B, Urban D, Leshem Y, Garty M, Wolf I. Patterns of use of medical cannabis among Israeli cancer patients: a single institution experience. Journal of Pain and Symptom Management. 2015;49(2):223-30.
19. Aviram J, Lewitus GM, Vysotski Y, Amna MA, Ouryvaev A, Procaccia S, et al. (2022) The effectiveness and safety of medical Cannabis for treating cancer related symptoms in oncology patients. Frontiers in Pain Research. 2022;0:70.

20. Holdcroft A, Maze M, Doré C, Tebbs S, Thompson S. A multicenter dose-escalation study of the analgesic and adverse effects of an oral Cannabis extract (Cannador) for postoperative pain management. Anesthesiology. 2006;104(5):1040-6.
21. Xu DH, Cullen BD, Tang M, Fang Y. The effectiveness of topical cannabidiol oil in symptomatic relief of peripheral neuropathy of the lower extremities. Current Pharmaceutical Biotechnology. 2019;20.
22. Chaves C, Bittencourt PCT, Pelegrini A. Ingestion of a THC-rich Cannabis oil in people with fibromyalgia: a randomized, double-blind, placebo-controlled clinical trial. Pain Med. 2020 Oct 1;21(10):2212-8.
23. van de Donk T, Niesters M, Kowal MA, Olofsen E, Dahan A, van Velzen M. An experimental randomized study on the analgesic effects of pharmaceutical-grade cannabis in chronic pain patients with fibromyalgia. Pain. 2019 Apr;160(4):860-9.
24. Thompson GR, Rosenkrantz H, Schaeppi UH, Braude MC. Comparison of acute oral toxicity of cannabinoids in rats, dogs and monkeys. Toxicology and Applied Pharmacology. 1973;25(Issue 3):363-72.
25. Bhaskar A, Bell A, Boivin M, Briques W, Brown M, Clarke H, et al. Consensus recommendations on dosing and administration of medical cannabis to treat chronic pain: results of a modified Delphi process. Journal of Cannabis Research. 2021;3(1).
26. MacCallum, CA, Russo EB. Considerações práticas na administração e dosagem de Cannabis medicinal. Revista Europeia de Medicina Interna. 2018;49:12-9.
27. Anand U, Oldfield C, Pacchetti B, Anand P, Sodergren MH. Dose-related inhibition of capsaicin responses by cannabinoids CBG, CBD, THC and their combination in cultured sensory neurons. J Pain Res. 2021 Nov 24;14:3603-14.
28. Abrams DI. The therapeutic effects of Cannabis and cannabinoids: an update from the National Academies of Sciences, Engineering and Medicine report. European Journal of Internal Medicine. 2018;49:7-11.

# 12

# Endometriose

Alexandre Sales Brito
Carlos José Zimmer Junior

## Introdução

A endometriose é definida como a presença de tecido endometrial fora do útero. É uma doença ginecológica inflamatória, crônica, hormônio-dependente, que afeta 10% das mulheres em idade reprodutiva, sendo a dor pélvica crônica e a infertilidade seus principais sintomas. O diagnóstico definitivo requer visualização cirúrgica direta, e a real prevalência é incerta e muda conforme a população estudada, variando entre 2-11% entre mulheres assintomáticas, 5-50% entre mulheres inférteis, e 5-21% entre mulheres hospitalizadas com dor pélvica.[1,2]

As apresentações da endometriose variam de lesões peritoneais superficiais, cistos nos ovários, endometriose profunda (nódulos com profundidade de penetração superior a 5 mm) a lesões extrapélvicas. A classificação mais utilizada é a da Sociedade Americana de Medicina Reprodutiva (ASRM), que inclui tamanho da lesão, localização e extensão das aderências – em quatro estágios, de mínimo a grave – de acordo com a extensão de doença observada. A heterogeneidade dos sintomas é alta: mulheres com doença em estágio I (definida como um número limitado de lesões e poucas aderências) podem ter dor intensa, infertilidade ou ambos, enquanto as mulheres em estágio IV (maior número de lesões, endometrioma, ou ambos, com extensas aderências) podem ser assintomáticas.[3-5]

A história natural da doença é pouco compreendida, não havendo consenso se a endometriose peritoneal superficial pode progredir para outro subtipo ou regredir espontaneamente. A etiologia da endometriose extrapélvica é ainda mais incerta. Como os sistemas de classificação e estadiamento da doença falharam em fornecer algoritmos clínicos informativos para determinar risco ou prognóstico, é necessária a reclassificação da endometriose como uma síndrome, com a presença de lesões visíveis e sintomas, e não apenas uma única doença caracterizada pela presença de lesões parecidas com o endométrio.[3-6]

Menstruação retrógrada, metaplasia celômica e metástase linfática e vascular são as teorias postuladas para tentar explicar a origem dessa patologia. A menstruação retrógrada refere-se ao refluxo de detritos menstruais contendo células endometriais viáveis através das tubas uterinas para a cavidade peritoneal. Na metaplasia celômica, ocorre a transformação do mesotélio peritoneal em endométrio glandular. A metástase linfática e vascular justificaria a presença de lesões em órgãos extrapélvicos. Acredita-se que o desenvolvimento da doença é multifatorial, ligado a fatores genéticos, neuroendócrinos, imunológicos e inflamatórios. É um fenômeno de várias etapas, em que uma fase de estabelecimento da doença é seguida pela proliferação, vascularização e invasão peritoneal de lesões endometrióticas, e pela manifestação concomitante de uma resposta inflamatória. Esse processo pode ser mais comum em algumas mulheres devido a condições hereditárias.[7-10]

A proliferação de depósitos endometrióticos requer estradiol, que é fornecido por hormônios sistêmicos e também localmente pelo aumento da expressão de aromatase e diminuição da expressão de desidrogenase por lesões endometrióticas. Além disso, as lesões são caracterizadas pelo aumento da expressão do receptor de estrogênio, aumentando os níveis de interleucina e incrementando a adesão, a proliferação e a transição epiteliomesenquimal. Além disso, a supressão do receptor de progesterona no endométrio resulta na desregulação da decidualização endometrial.[2]

As células e tecidos endometrióticos induzem uma resposta imune e inflamatória localizada com a produção de citocinas, quimiocinas e prostaglandinas. A disfunção do sistema imune inato e adaptativo é evidente, com níveis plasmáticos mais elevados de interleucinas. A resposta inflamatória envolve monócitos e macrófagos, neutrófilos, células T e eosinófilos atraídos pelas quimiocinas produzidas no endométrio ectópico. No sistema imune inato, a resposta dos neutrófilos é mediada pela expressão da quimiocina das células do estroma endometriótico. Monócitos, eosinófilos e células T são atraídos pela produção de quimiocinas em lesões ectópicas e fluido peritoneal de mulheres com endometriose. A atividade local das células *natural killer* é prejudicada, com diminuição da capacidade fagocitária e aumento da ativação de citocinas pró-inflamatórias (fator de necrose tumoral e interleucinas) e fatores pró-

-angiogênicos (fator de crescimento endotelial vascular), bem como fatores de crescimento e moléculas de adesão.[11]

As concentrações de células T estão aumentadas no líquido peritoneal, resultando em aumento da expressão de interleucinas e promovendo inflamação crônica. O complexo microambiente endócrino e pró-inflamatório dentro e ao redor das lesões endometrióticas promove sua proliferação e vascularização, e também a nocicepção. O endométrio e as lesões endometrióticas contêm fibras nervosas estimuladas por mediadores inflamatórios. Os macrófagos aderem às fibras nervosas, promovidas pelo estradiol sintetizado localmente, e produzem o fator de crescimento semelhante à insulina, sensibilizando os nervos. Os sinais nociceptivos ascendentes recebidos no sistema nervoso central podem levar a sensibilização central e a alterações no processamento da dor.[2,11]

Assim como em outras condições de dor crônica, os mecanismos de dor na endometriose se estendem além da presença de lesões endometrióticas isoladas. A dor pélvica em mulheres com endometriose está associada a alterações na química e na função cerebral, e também estão em alto risco de sensibilização de órgãos cruzados (percepção da dor de estruturas adjacentes devido à convergência de vias neurais), o que pode explicar o alívio insatisfatório da dor pós-cirúrgica em muitas mulheres afetadas.[2,11]

Os endocanabinoides, anandamida e 2-araquidonoilglicerol (2-AG), exercem ações importantes nos órgãos reprodutores femininos, e, como ilustra a Figura 1, suas atividades biológicas abrangem a regulação da maturação dos oócitos e folículos, o transporte de embriões através da tuba uterina e implantação do blastocisto no endométrio. Além disso, os endocanabinoides também regulam a plasticidade endometrial, modulando a migração e a proliferação de células endometriais. O comprometimento desse importante sistema está relacionado a diversas doenças do aparelho reprodutor feminino.[12]

Ainda que a história natural da doença permaneça desconhecida, novas evidências sugerem que existem janelas críticas de exposição durante a vida da mulher. Como os sintomas de dor associada à endometriose iniciam na adolescência e no começo da fase adulta, acredita-se que a fisiopatologia se inicie na vida fetal e se desenvolva durante a infância. Os principais fatores de risco para o desenvolvimento da endometriose são:[10,13]

- Baixo peso ao nascer, pequeno para idade gestacional e anomalias müllerianas, durante a fase fetal até o nascimento.
- Baixo índice de massa corporal (IMC).

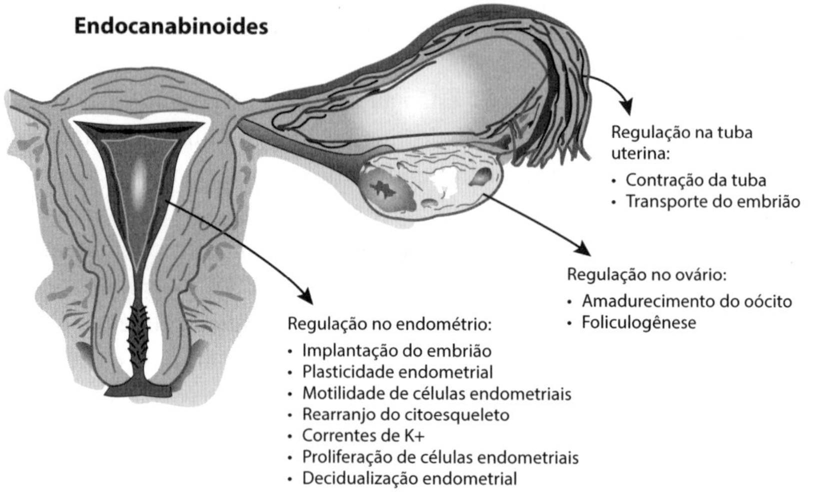


**FIGURA 1** Atividades biológicas dos endocanabinoides nos órgãos reprodutores femininos.
Fonte: adaptada de Di Blasio et al., 2012.[12]

- Menarca precoce entre a infância e a adolescência.
- Ciclos menstruais curtos, fluxo menstrual aumentado, nuliparidade e baixo IMC na fase adulta.

> O quadro clínico da doença é muito heterogêneo, sendo dismenorreia, dor pélvica, dispareunia, alterações intestinais, alterações urinárias e infertilidade os principais sintomas referidos.[2]

O estado de dor crônica e as consequências diretas e indiretas da doença nas relações sociais (pessoais, familiares e laborais) afetam progressivamente a saúde mental e a qualidade de vida das pacientes, e sintomas de fadiga, ansiedade e depressão são frequentemente relatados. Grande parte das mulheres não recebe o tratamento adequado em tempo hábil, e o tempo médio de diagnóstico da doença é de 7 anos, apesar de elas relatarem o início dos sintomas na fase da adolescência.[14]

Ainda não existem marcadores específicos para o diagnóstico da endometriose. Sintomas como dismenorreia, dispareunia e infertilidade podem ser atribuídos a muitas condições, e geralmente não são discutidos abertamente por causa do medo da estigmatização. Além disso, a conscientização sobre a doença é limitada no público em geral e entre profissionais da saúde. Não há biomarcadores relevantes disponíveis, e exames de imagem, como a ecografia e a ressonância magnética, quando realizados por profissionais capacitados, podem ser úteis no diagnóstico, com mais de 90% de sensibilidade e especificidade, porém o acesso a esses recursos em tempo hábil ainda é uma barreira, mesmo em países desenvolvidos. O longo intervalo entre o início dos sintomas e o diagnóstico resulta em dor prolongada, piora da qualidade de vida, estresse psicológico e fecundidade prejudicada.[2,14-17]

O tratamento da endometriose deve levar em consideração a prevalência de sintomas que a paciente apresenta, idade, paridade, perfil de efeitos colaterais, bem como a extensão e a localização da doença, tratamento prévio e custos. A conduta será dividida no objetivo do tratamento: controle da dor, infertilidade ou ambos.

Mulheres com dor associada à endometriose devem ser questionadas sobre seu desejo de engravidar. Se esse desejo for imediato, a paciente deve tentar conceber naturalmente ou submeter-se a investigações de fertilidade e/ou tratamento. Se o desejo de engravidar não for imediato, os protocolos atuais sugerem contraceptivos orais combinados ou progestágenos (pílula, injetável, implante, dispositivo intrauterino) como tratamento de primeira linha. Como tratamento de segunda linha, agonistas liberadores de gonadotrofina (GnRH) também podem ser usados, de preferência com terapia adicional (suplementando baixos níveis de progesterona e estrogênio) para reduzir os efeitos. Se os sintomas persistirem e/ou ocorrerem eventos adversos, a cirurgia conservadora para remover os ovários e o útero deve ser considerada. Medicamentos podem ser utilizados para tratar recaídas, ou para prevenir ou retardar a recorrência de sintomas.[2]

Se não há desejo de engravidar e se os sintomas e/ou os efeitos colaterais da terapia medicamentosa persistirem, pode-se optar pela cirurgia conservadora, com ressecção dos focos de lesões, ou definitiva, com histerectomia e salpingectomia bilateral complementar. A cirurgia deve ser primeiramente considerada em casos de endometriose profunda, como endometriomas com diâmetro maior de 4 cm, massas ovarianas de origem duvidosa, endometriose ureteral com hidroureteronefrose e endometriose intestinal com sintomas suboclusivos persistentes (Figura 2).[2,18]

O tratamento clínico hormonal da endometriose visa levar a mulher a um estado de anovulação crônica, e assim criar um ambiente desfavorável ao desenvolvimento do processo inflamatório nos focos endometrióticos, porém sem diminuir a quantidade de lesões e tampouco levar à cura da doença. Apesar de efetivos no controle álgico, importantes efeitos colaterais limitam seu uso, como perda da densidade óssea mineral, ganho de massa corporal, distúrbios cardiovasculares, sintomas vasovagais, fogachos e alterações do humor. Analgésicos e anti-inflamatórios são usados no tratamento da dor pélvica, porém não há evidências que demonstrem sua efetividade no alívio dos sintomas. Os opioides podem ser indicados para dor intensa e de curta duração durante eventos agudos, mas não para condições de dor crônica.[2,6,19,20]

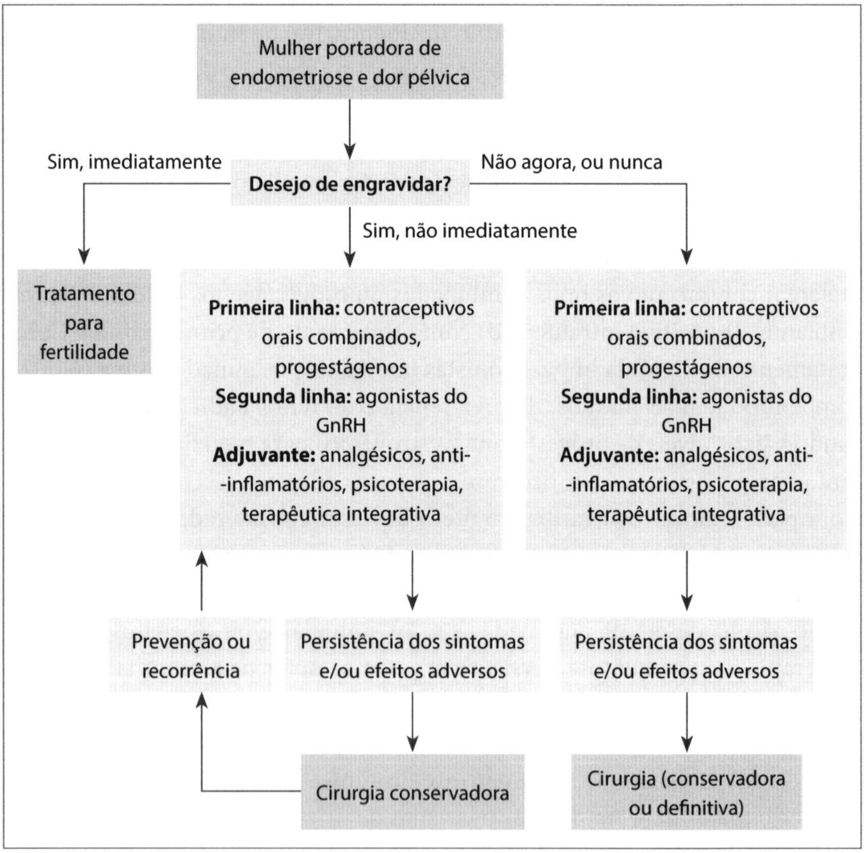


**FIGURA 2** Manejo da endometriose.

GnRH: agonistas liberadores de gonadotrofina.

Fonte: adaptada de Zondervan et al., 2020.[2]

As abordagens cirúrgicas e médicas atuais para a endometriose são ineficazes para uma proporção considerável de mulheres e, quando eficazes, podem estar associadas a complicações e morbidade. Além disso, os tratamentos hormonais são contraindicados para mulheres com endometriose que gostariam de conceber. Assim, abordagens terapêuticas não hormonais da endometriose são necessárias para melhores resultados centrados na paciente. Além disso, uma melhor compreensão da sensibilização central e de órgãos cruzados na endometriose, bem como a diferenciação clínica entre as características da dor, afastarão o manejo de uma abordagem baseada principalmente em lesões e fornecerá um espectro mais amplo de alvos terapêuticos. A inibição de receptores da dor e a ativação de receptores canabinoides tipos 1 e 2 (CB1 e CB2) com derivados da *Cannabis*, inibidores da aromatase, estatinas e agentes antiangiogênicos são novas abordagens que estão sendo exploradas atualmente.[21]

Opções não farmacológicas, incluindo acupuntura e uso local de toxina botulínica, podem melhorar o componente musculoesquelético da dor pélvica. Mudanças na dieta podem afetar os sintomas por meio de efeitos anti-inflamatórios e uma contribuição para um microbioma intestinal mais favorável. Finalmente, a exploração da sobreposição da dor e das condições de saúde mental pode resultar em um tratamento individualizado mais preciso.[6,21]

## Evidências científicas

O sistema endocanabinoide (SEC) está presente em todo ser humano e está envolvido nas funções de homeostase dos organismos por meio da ativação de respostas dos receptores específicos e sua complexa cascata enzimática, pelos endocanabinoides (anandamida e 2-AG) e canabinoides exógenos (derivados da *Cannabis sativa* L.). A revisão de Luschnig et al. aponta evidências sobre o envolvimento da desregulação do SEC com o equilíbrio do sistema reprodutivo feminino, podendo ocasionar problemas ginecológicos importantes como a síndrome de ovários policísticos (SOP), endometriose, câncer de colo uterino, ovário e endométrio.[22]

No estudo duplo cego randomizado experimental, utilizando amostras de tecidos de pacientes diagnosticadas com endometriose e adenomiose, Bilgic et al. cultivaram as linhagens celulares patológicas com ou sem agonistas de receptores canabinoides e demonstraram que os agonistas seletivos de CB1 (ACPA) e seletivos de CB2 (CB 65) induziram a redução da proliferação de células glandulares endometriais (células de Ishikawa), das células da parede de cisto de endometriose (CRL-7566) e das enzimas degradadoras de canabinoides hidrolase amido de ácido graxo (FAAH), N-araquidonoil-fosfatidiletanolamina-fosfolipase D (NAPE-PLD), monoacilglicerol lipase (MAGL) e diacilglicerol lipase (DAGL). Ou seja, os endocanabinoides aumentam os mecanismos de apoptose, sugerindo que pode haver boa resposta terapêutica com os canabinoides nessas patologias.[23]

Efeitos desses agonistas também são expostos no clássico estudo de Leconte em 2010 no qual foram avaliados os efeitos antiproliferativos dos agonistas canabinoides (WIN 55121-2) *in vitro* em tecidos extraídos de biópsias *in vivo* de um modelo animal com endometriose infiltrativa profunda (EIM).[24]

> Segundo o estudo de Leconte, o tratamento foi eficaz e houve significativa redução do volume dos implantes, demonstrando que a terapêutica com canabinoides é promissora.[24]

Escudero-Lara et al. avaliaram os efeitos da exposição repetida ao tetra-hidrocanabinol (THC) em um modelo de endometriose induzida cirurgicamente em camundongos e concluíram que o canabinoide era capaz de aliviar a dor (hipersensibilidade mecânica), modificar a inervação uterina e restaurar a função cognitiva, além de inibir o desenvolvimento de cistos endometriais.[25]

Em uma pesquisa realizada na Austrália com 484 mulheres diagnosticadas com endometriose, com o objetivo de avaliar a tolerabilidade, prevalência e eficácia da terapêutica com canabinoides, observou-se que a utilização de *Cannabis* foi o tratamento mais eficaz em aproximadamente 75% das pacientes.[26]

> No estudo, concluiu-se que houve redução média de 50% no uso de outros medicamentos, além da diminuição dos sintomas de náuseas, problemas gastrointestinais e dor, melhorando os índices de qualidade do sono e humor.[26]

O mesmo grupo de Sinclair et al., em um estudo de coorte retrospectivo no Canadá, analisou os resultados de registros eletrônicos da autoavaliação da eficácia do uso inalado ou oral da *Cannabis*. Envolvendo 252 mulheres que referiram ser portadoras de endometriose, com idade média de 35 anos, a pesquisa concluiu que a forma inalada foi mais eficaz, sendo o método de ingestão mais comum (67,4%) entre as mulheres e a dor pélvica o sintoma que mais motivou o uso dessa terapêutica (57,3%). Já na sintomatologia relacionada ao humor e ao sistema gastrointestinal (15,2%), a administração do óleo com derivados da cânabis via oral foi mais efetiva. O aumento em 10 vezes da concentração de THC na razão THC/CBD (canabidiol) proporcionou um acréscimo na eficácia do tratamento em 1,72 ($p < 0,0001$), demonstrando o grande potencial que esse canabinoide tem para tratar os sintomas relacionados à endometriose.[27]

Os canabinoides também podem ser considerados uma opção terapêutica aos opioides, muito utilizados para alívio das dores de pessoas com essa condição, devido à maior expressão de receptores canabinoides CB1 e CB2 nos ovários com lesões endometrióticas.[28]

Existe heterogeneidade das evidências sobre o uso da *Cannabis* na gravidez, envolvendo estudos que em, sua maioria, são conflitantes, com amostragem pequena, baseados em autorrelatos e muitas vezes confundidas por uso concomitante de outras substâncias, impedindo a determinação de um efeito causal. No entanto, pesquisas mostram que existe risco aumentado de restrição do crescimento fetal e atraso no desenvolvimento neurológico em filhos de pacientes que usaram derivados canabinoides durante a gestação. Diante disso e enquanto mais estudos são desenvolvidos, mulheres grávidas ou que planejam a concepção devem ser encorajadas a descontinuar o uso de *Cannabis sativa* em favor de uma terapia alternativa para a qual existam melhores dados de segurança específicos para a gravidez.[29,30]

## Terapêutica canabinoide

A terapêutica com os canabinoides, preferencialmente nas formulações *full spectrum*, é potencializada pelo efeito comitiva, e, devido a suas propriedades analgésicas e anti-inflamatórias, é uma opção considerada no tratamento da endometriose.[31] Os canabinoides possuem influência tanto na modulação da dor crônica quanto no quadro de alteração de humor, muitas vezes associado à enfermidade.

Associar o CBD ao tratamento tradicional é uma boa estratégia para minimizar as doses dos medicamentos, podendo reduzir também efeitos adversos. Para esse fim, Higgins sugere a dose de 25-75 mg/dia de CBD, divididas a cada 6-8 horas.[32]

Para manejar a dor crônica, o Consenso Internacional proposto por Bhaskar et al. em 2021 sugere iniciar a terapêutica com 10 mg de CBD ao dia divididos em duas tomadas, titulando a dose em 10 mg a cada 2-3 dias até que o paciente atinja seus objetivos, ou alcance a dose de 40 mg/dia. A partir daí pode-se considerar adicionar 2,5 mg/dia de THC e aumentar a mesma dosagem a cada 2-7 dias, até atingir a dose máxima diária de 40 mg.[33] Entretanto, um estudo sugere uma possível associação entre o uso de THC e o aumento da migração de células endometriais induzidas pelos receptores agonistas GPR18, que é inibida pelo CBD.[34]

As alterações do humor concomitantes ao quadro inflamatório são frequentes e devem ser consideradas pelos profissionais assistentes na maioria das mulheres, e para isso doses de CBD entre 2,5-10 mg/dia têm o potencial de controlar os sintomas ansiosos e depressivos. Para alcançar melhor resposta terapêutica nas pacientes com endometriose, sugere-se o uso concomitante de CBD e THC, utilizando formulações com proporção de CBD:THC mínima de (3:1).[35] Esse conjunto de sintomas costuma afetar a qualidade de vida das mulheres portadoras de endometriose, e em geral, a intervenção psicológica é recomendada como adjuvante no tratamento da dor.[36]

Níveis elevados de anandamida e N-palmitoiletanolamina (PEA) foram encontrados no plasma de mulheres com dor associada à endometriose e representam uma reação destinada a reduzir fatores inflamatórios por meio da ativação de receptores CB1 e da dessensibilização dos canais iônicos do receptor de potencial transitório vaniloide tipo 1 (TRPV1). Essa complexa dinâmica entre o SEC e os mediadores inflamatórios foi estudada por Sanchez et al. e está resumida na Figura 3. A pesquisa conclui que esse achado fornece subsídios para uma investigação mais aprofundada na farmacoterapia para essa doença.[37]

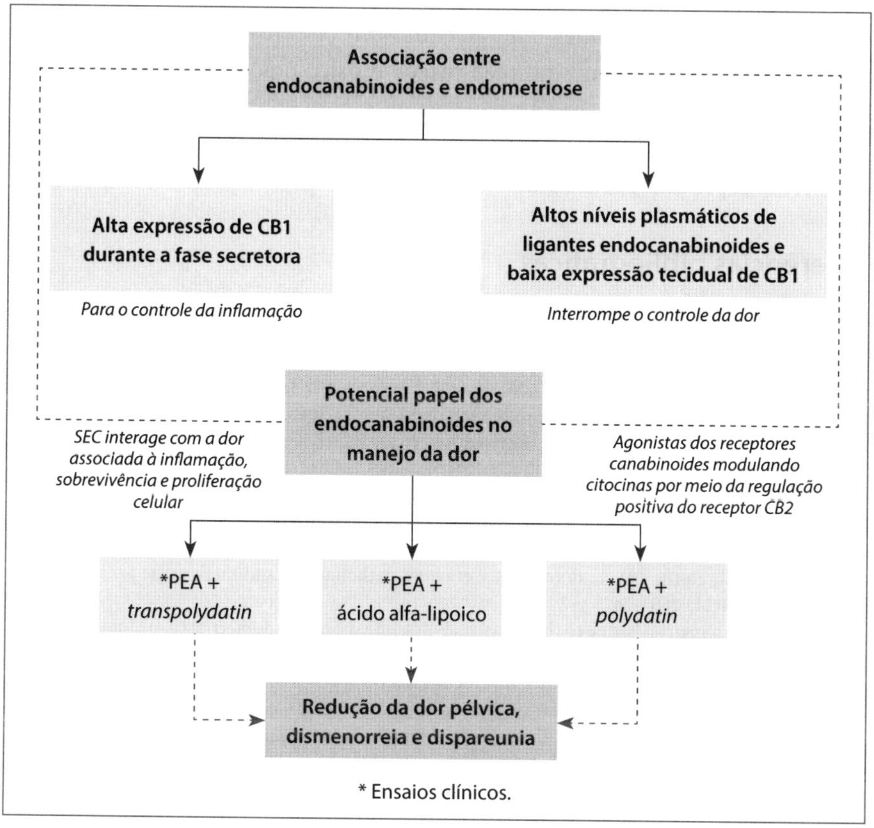


**FIGURA 3** As diferentes implicações do sistema endocanabinoide na endometriose e na dor.

CB1 e CB2: receptores canabinoides tipos 1 e 2; PEA: N-palmitoiletanolamina; SEC: sistema endocanabinoide.
Fonte: adaptada de Bouazis et al., 2017.[38]

## Considerações finais

A endometriose é uma condição crônica, caracterizada por um quadro clínico variado, e a definição do diagnóstico ainda permanece um desafio da medicina contemporânea. As mulheres geralmente são afetadas por um quadro doloroso intenso, cíclico e crônico que é agravado por alterações do humor e uma percepção exacerbada dos estímulos nociceptivos. Por isso é importante que o acompanhamento seja especializado e multidisciplinar. Como os tratamentos medicamentosos costumam ser insuficientes ou ocasionar importantes efeitos colaterais e a opção cirúrgica tem altos índices de recidiva, a terapêutica com derivados canabinoides emerge como um poderoso adjuvante no tratamento, capaz de modular sintomas físicos e psicológicos com maior tolerabilidade, aliviando o sofrimento das pacientes com endometriose. Portanto, é imprescindível a realização de novos estudos sobre a relação da *Cannabis* com o aparelho reprodutor feminino.

## Referências bibliográficas

1. Giudice LC, Kao LC. Endometriosis. The Lancet. 2004 Nov;364(9447):1789-99.
2. Zondervan KT, Becker CM, Missmer SA. Endometriosis. New England Journal of Medicine. 2020 Mar 26;382(13):1244-56.
3. Schliep KC, Mumford SL, Peterson CM, Chen Z, Johnstone EB, Sharp HT, et al. Pain typology and incident endometriosis. Human Reproduction. 2015 Aug 11;30(10):2427-38.
4. American Society for Reproductive. Revised American Society for Reproductive Medicine classification of endometriosis: 1996. Fertility and Sterility. 1997 May;67(5):817-21.
5. Johnson NP, Hummelshoj L, Adamson GD, Keckstein J, Taylor HS, Abrao MS, et al. World Endometriosis Society consensus on the classification of endometriosis. Human Reproduction. 2016 Dec 5;32(2):315-24.
6. Saunders PTK, Horne AW. Endometriosis: etiology, pathobiology, and therapeutic prospects. Cell. 2021 May;184(11):2807-24.
7. Peritoneal endometriosis, due to the menstrual dissemination of endometrial tissue into the peritoneal cavity. American Journal of Obstetrics and Gynecology. 1928;15(1):101-10.
8. Suginami H. A reappraisal of the coelomic metaplasia theory by reviewing, endometriosis occurring in unusual sites and instances. American Journal of Obstetrics and Gynecology. 1991 Jul;165(1):214-8.
9. Jerman LF, Hey-Cunningham AJ. The role of the lymphatic system in endometriosis: a comprehensive review of the literature. Biology of Reproduction. 2015 Mar 1;92(3).
10. Parazzini F, Esposito G, Tozzi L, Noli S, Bianchi S. Epidemiology of endometriosis and its comorbidities. European Journal of Obstetrics, Gynecology and Reproductive Biology. 2017 Feb;209:3-7.
11. Symons LK, Miller JE, Kay VR, Marks RM, Liblik K, Koti M, et al. The immunopathophysiology of endometriosis. Trends in Molecular Medicine. 2018 Sep;24(9):748-62.
12. Di Blasio AM, Vignali M, Gentilini D. The endocannabinoid pathway and the female reproductive organs. Journal of Molecular Endocrinology. 2012 Nov 23;50(1):R1-9.
13. Shafrir AL, Farland LV, Shah DK, Harris HR, Kvaskoff M, Zondervan K, et al. Risk for and consequences of endometriosis: a critical epidemiologic review. Best Practice & Research Clinical Obstetrics & Gynaecology. 2018 Aug;51:1-15.
14. Arruda MS. Time elapsed from onset of symptoms to diagnosis of endometriosis in a cohort study of Brazilian women. Human Reproduction. 2003 Apr 1;18(4):756-9.
15. Nnoaham KE, Hummelshoj L, Webster P, d'Hooghe T, de Cicco Nardone F, de Cicco Nardone C, et al. Impact of endometriosis on quality of life and work productivity: a multicenter study across ten countries. Fertility and Sterility. 2011 Aug;96(2):366-373.e8.
16. Saunders PTK, Horne AW. Endometriosis: etiology, pathobiology, and therapeutic prospects. Cell. 2021 May;184(11):2807-24.
17. Nisenblat V, Bossuyt PM, Farquhar C, Johnson N, Hull ML. Imaging modalities for the non-invasive diagnosis of endometriosis. Cochrane Database of Systematic Reviews. 2016 Feb 26;
18. Vercellini P, Buggio L, Somigliana E. Role of medical therapy in the management of deep rectovaginal endometriosis. Fertility and Sterility. 2017 Dec;108(6):913-30.
19. Becker CM, Gattrell WT, Gude K, Singh SS. Reevaluating response and failure of medical treatment of endometriosis: a systematic review. Fertility and Sterility. 2017 Jul;108(1):125-36.

20. Vercellini P, Buggio L, Berlanda N, Barbara G, Somigliana E, Bosari S. Estrogen-progestins and progestins for the management of endometriosis. Fertility and Sterility. 2016 Dec;106(7):1552-1571.e2.
21. Carey ET, Till SR, As-Sanie S. Pharmacological management of chronic pelvic pain in women. Drugs. 2017 Jan 10;77(3):285-301.
22. Luschnig P, Schicho R. Cannabinoids in gynecological diseases. Medical Cannabis and Cannabinoids. 2019 May 24;2(1):14-21.
23. Bilgic E, Guzel E, Kose S, Aydin MC, Karaismailoglu E, Akar I, et al. Endocannabinoids modulate apoptosis in endometriosis and adenomyosis. Acta Histochemica. 2017 Jun;119(5):523-32.
24. Leconte M, Nicco C, Ngô C, Arkwright S, Chéreau C, Guibourdenche J, et al. Antiproliferative effects of cannabinoid agonists on deep infiltrating endometriosis. The American Journal of Pathology. 2010 Dec;177(6):2963-70.
25. Escudero-Lara A, Argerich J, Cabañero D, Maldonado R. Disease-modifying effects of natural Δ9-tetrahydrocannabinol in endometriosis-associated pain. eLife. 2020 Jan 14;9.
26. Armour M, Sinclair J, Chalmers KJ, Smith CA. Self-management strategies amongst Australian women with endometriosis: a national online survey. BMC Complementary and Alternative Medicine. 2019 Jan 15;19(1).
27. Sinclair J, Collett L, Abbott J, Pate DW, Sarris J, Armour M. Effects of cannabis ingestion on endometriosis-associated pelvic pain and related symptoms. PLOS ONE. 2021 Oct 26;16(10):e0258940.
28. Allam S, Paris F, Lazcano I, Bitterman P, Basu S, O'Donnell J, et al. Detection of cannabinoid receptor expression by endometriotic lesions in women with endometriosis as an alternative to opioid--based pain medication. Journal of Immunology Research. 2022 Jun 2;2022:1-9.
29. Ryan SA, Ammerman SD, O'Connor ME, Gonzalez L, Patrick SW, Quigley J, et al. Marijuana use during pregnancy and breastfeeding: implications for neonatal and childhood outcomes. Pediatrics. 2018 Sep 1;142(3).
30. Thompson R, DeJong K, Lo J. Marijuana use in pregnancy: a review. Obstetrical & Gynecological Survey. 2019 Jul;74(7):415-28.
31. Burstein S. Cannabidiol (CBD) and its analogs: a review of their effects on inflammation. Bioorganic & Medicinal Chemistry. 2015 Apr;23(7):1377-85.
32. Higgins C. The Cannabis prescription: how to use medical marijuana to reduce or replace pharmaceutical medications. 2020. p.113-27.
33. Bhaskar A, Bell A, Boivin M, Briques W, Brown M, Clarke H, et al. Consensus recommendations on dosing and administration of medical Cannabis to treat chronic pain: results of a modified Delphi process. Journal of Cannabis Research. 2021 Jul 2;3(1).
34. McHugh D, Page J, Dunn E, Bradshaw HB. Δ9-tetrahydrocannabinol and N-arachidonyl glycine are full agonists at GPR18 receptors and induce migration in human endometrial HEC-1B cells. British Journal of Pharmacology. 2012 Mar 23;165(8):2414-24.
35. Backes M. Cannabis pharmacy: the practical guide to medical marijuana – revised and updated. Hachette UK; 2017. p.284-7.
36. Facchin F, Barbara G, Saita E, Mosconi P, Roberto A, Fedele L, et al. Impact of endometriosis on quality of life and mental health: pelvic pain makes the difference. Journal of Psychosomatic Obstetrics & Gynecology. 2015 Aug 27;36(4):135-41.
37. Sanchez AM, Cioffi R, Viganò P, Candiani M, Verde R, Piscitelli F, et al. Elevated systemic levels of endocannabinoids and related mediators across the menstrual cycle in women with endometriosis. Reproductive Sciences. 2016 Aug;23(8):1071-9.
38. Bouaziz J, Bar On A, Seidman DS, Soriano D. The Clinical significance of endocannabinoids in endometriosis pain management. Cannabis and Cannabinoid Research. 2017 Jan;2(1):72-80.

# 13

# Epilepsia

Claudio Marcos Queiroz
Victor Vilhena Barroso
Carlos José Zimmer Junior
Pedro da Costa Mello Neto

## Introdução

As epilepsias são síndromes neurológicas crônicas caracterizadas por uma predisposição duradoura para gerar crises na ausência de doença metabólica ou febril, bem como pelas consequências neurobiológicas, cognitivas, psicológicas e sociais associadas a essa condição.[1] Para o diagnóstico das epilepsias é necessária a ocorrência de pelo menos duas crises espontâneas.

De acordo com a Organização Mundial de Saúde (OMS), a epilepsia é um problema de saúde pública que atinge cerca de 50 milhões de pessoas no mundo, aproximadamente 1% da população mundial. Essa prevalência pode chegar a 2% da população em países em desenvolvimento.[2]

O impacto das epilepsias na qualidade de vida de uma população pode ser avaliado por um indicador que mensura a mortalidade precoce e os anos de vida perdidos por incapacidade (DALY, do inglês *disability-adjusted life years*). Por meio dessa métrica, a OMS avalia estimativas de morbidade (incidência, prevalência, severidade, duração) e mortalidade atribuídas a uma patologia. Para as epilepsias, no ano de 2017, esse índice foi maior para os países do continente africano e para os países da América Latina.[3]

Apesar dos avanços recentes observados no Brasil,[4] estima-se que uma parcela importante dos pacientes não recebe tratamento adequado, especialmente os menos favorecidos socioeconomicamente.[5,6]

Existem vários tipos de epilepsia, com diferentes manifestações clínicas de crises. Por isso, um grande esforço em classificá-las tem sido feito nas últimas décadas, de forma a possibilitar melhor diagnóstico e tratamento. De acordo com a Liga Internacional contra a Epilepsia (ILAE, do inglês International

League Against Epilepsy), as crises epilépticas são classificadas em focais, generalizadas e crises não classificáveis.[7] As crises focais originam-se em uma área cerebral restrita a um dos hemisférios. Quando estas evoluem e se propagam para outras regiões cerebrais, inclusive para o hemisfério contralateral, as crises são classificadas como focais, evoluindo para tônico-clônicas bilaterais (como forma de distingui-las das crises de início generalizado).[7] As crises generalizadas, por sua vez, originam-se em uma região subcortical e rapidamente se propagam para ambos os hemisférios cerebrais. As crises não classificáveis são as que não se enquadram em nenhuma das classes anteriormente mencionadas (Figura 1).[8]

Por sua vez, a classificação das epilepsias é baseada em sinais e sintomas clínicos, achados de exames complementares, como o eletroencefalograma (EEG) e estudos de neuroimagem. Dessa maneira, de acordo com sua etiologia, as epilepsias são classificadas em genéticas, estruturais/metabólicas ou de causa desconhecida (antes conhecidas como idiopáticas, sintomáticas e criptogênicas, respectivamente).[9] As epilepsias genéticas são provavelmente o resultado direto de um defeito genético conhecido ou presumido em que as crises são o principal sintoma da doença. As epilepsias estruturais/metabólicas são aquelas em que uma causa está diretamente associada com a ocorrência das crises, por exemplo, acidente vascular cerebral, trauma, infecção, esclerose tuberosa e malformações do desenvolvimento cortical. E as epilepsias de causa desconhecida são aquelas cuja natureza da causa subjacente é ainda desconhe-

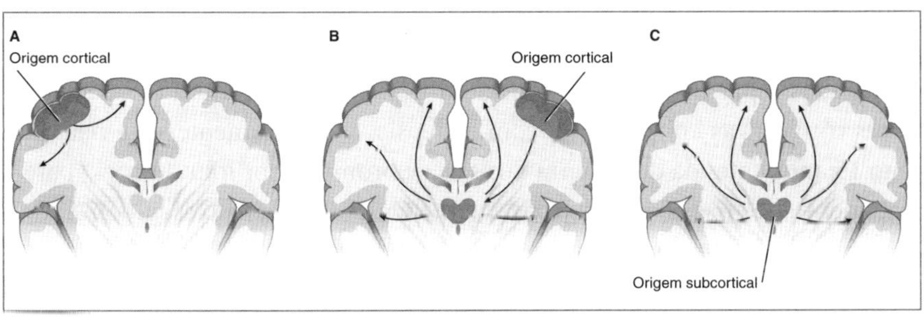


**FIGURA 1** Classificação das crises epilépticas de acordo com a localização do foco epiléptico. **A:** nas crises focais, a zona ictogênica está restrita espacialmente a uma região cortical. **B:** nas crises focais, evoluindo para tônico-clônicas bilaterais, a atividade epileptiforme localizada se propaga para outras regiões corticais, inclusive para o hemisfério contralateral. **C:** crises generalizadas frequentemente se originam em estruturas subcorticais e após rápida propagação, afetam grandes áreas corticais.

Fonte: adaptada de Themes, 2016.[8]

cida, podendo haver um defeito genético fundamental ou a consequência de um distúrbio ainda não reconhecido.[9]

Atualmente existem pelo menos 20 tipos de fármacos empregados no controle das crises epilépticas, tanto em monoterapia como combinados.[10] Entretanto, em 13 a 30% dos pacientes as crises permanecem sem controle, ou seja, o tratamento medicamentoso não surte efeito.[11,12] Esses indivíduos apresentam, portanto, refratariedade ao tratamento farmacológico. Nos casos em que as drogas anticrise são ineficazes, mesmo após o uso de vários agentes, isolados ou em combinação, os pacientes podem ser encaminhados para o tratamento cirúrgico. Entretanto, a ressecção cirúrgica do foco epiléptico, além de ser um procedimento economicamente custoso e de risco, pode não ser acessível a todos os pacientes refratários, seja pela incapacidade de localização do foco epiléptico, seja pelos possíveis prejuízos cognitivos ou motores decorrentes dessa remoção.[13] Portanto, a busca por novos agentes farmacológicos capazes de controlar crises, especialmente nos casos das epilepsias de difícil controle, é fundamental.[14] Não apenas para melhorar a qualidade de vida desses pacientes, mas também para evitar os altos custos associados ao tratamento cirúrgico, quando este é recomendado. E é nesse contexto que discutiremos abaixo o uso da *Cannabis* no tratamento sintomático de crise.[15]

## Evidências científicas

A primeira evidência de um efeito terapêutico dos fitocanabinoides foi apresentada por William O'Shaughnessy, em 1839.[16] Trabalhando como médico em Calcutá, colônia britânica na atual Índia, ele descreveu que tinturas preparadas a partir de inflorescência da *Cannabis* reduziam a frequência de crises convulsivas em pacientes com epilepsia.[16] Curiosamente, esse relato foi feito 19 anos antes da descoberta dos sais de brometo, por John Locock, para o tratamento de crises nas epilepsias catameniais.[17,18] Ainda no século XIX, dois proeminentes neurologistas britânicos, W. Gowers e J. R. Reynolds, reportavam os efeitos benéficos da *Cannabis* nas epilepsias.[19] Entretanto, curiosamente, esses relatos não resultaram em um programa de pesquisa sólido entre os especialistas.

Muitos anos depois, um dos primeiros estudos clínicos em pacientes institucionalizados (i.e., com epilepsia de difícil controle) demonstrou que 2 de 5 crianças ficaram livres de crises após tratamento, por algumas semanas, com um análogo do tetra-hidrocanabinol (THC).[20] Dos anos 1950 até o início do século XXI, diversos outros relatos de caso (i.e., não controlados) não apenas sugeriam que a *Cannabis* poderia diminuir a suscetibilidade às crises como também reportavam que a abstinência poderia aumentar a frequência e a severidade dessas crises.[21-25] Entretanto, variações do tipo de epilepsia, dose, composição e regime terapêutico do uso dos fitocanabinoides dificultam significativamente a apreciação desses relatos. Nesse sentido, ensaios clínicos e estudos controlados são fundamentais para determinar o verdadeiro potencial terapêutico da *Cannabis*, bem como sua posologia.

Alguns dos primeiros estudos clínicos controlados por placebo interessados em avaliar os efeitos anticrise da *Cannabis* foram realizados no Brasil, pelo Professor Elisaldo Carlini et al.[26,27] Esses estudos mostraram que a administração de 200 a 300 mg/dia de canabidiol (CBD), durante três meses e conjuntamente com o tradicional tratamento anticrise – que já não controlava a ocorrência de crises espontâneas –, foi suficiente para bloquear as crises em 50% dos pacientes ou reduzir sua frequência de maneira significativa em 37% dos pacientes.[27] Entretanto, apesar de alguns estudos clínicos demonstrarem o efeito do CBD em pacientes com epilepsia de difícil controle,[26,27] trabalhos subsequentes não corroboraram tal efeito.[28]

Recentemente, estudos retrospectivos e *open-label* realizados em centros de tratamento terciário de epilepsia demonstraram um importante efeito anticrise de um extrato comercial da maconha (Epidiolex, GWPharma, 99% CBD) em pacientes com síndrome de Dravet[29] e síndrome de Lennox-Gastault[30] (revisado por Rosenberg[19]), bem como em crianças com epilepsia refratária.[31]

Estudos clínicos controlados, multicêntricos, randomizados mostraram que o CBD, dado em regime adjuntivo, promove redução na frequência de crises espontâneas em até 50% dos pacientes com epilepsia refratária aos tratamentos convencionais.[32-34]

Assim, apesar do estigma associado à *Cannabis*, hoje é um consenso na literatura médica que essa molécula tem efeito anticrise,[35] sem apresentar efeitos colaterais significativos. Portanto, o CBD é considerado um composto seguro que pode ser empregado como medicamento para esse fim. Porém, pouco se sabe ainda sobre os mecanismos neurofisiológicos responsáveis pelos efeitos terapêuticos desse fitocanabinoide. Uma das hipóteses sugere que o CBD interage com receptores do sistema endocanabinoide (CB1R), reduzindo a excitabilidade neuronal.[19] Outra hipótese especula que o CBD interage com enzimas hepáticas, como as citocromo peroxidases (CYP2C), aumentando as concentrações plasmáticas de drogas anticrise comumente utilizadas por pacientes com epilepsia refratária.[35,36] Pesquisas futuras serão necessárias para compreendermos o mecanismo responsável pela atividade anticrise de fitocanabinoides, bem como se outros compostos similares possuem efeitos anticrise de importância para o tratamento das epilepsias humanas.

## Terapêutica canabinoide

A escolha do tratamento anticrise deve levar em consideração efeitos adversos, tolerabilidade, custo e facilidade de administração. É recomendado que o tratamento seja iniciado com fármacos convencionais de acordo com os protocolos atuais.

Quando ocorre uma falha no controle das crises após o uso apropriado de pelo menos dois medicamentos, considera-se o diagnóstico de epilepsia refratária, justificando-se assim o uso de terapias adjuvantes.[37] O objetivo final dos tratamentos é a redução da frequência das crises com efeitos colaterais mínimos, proporcionando melhor qualidade de vida aos pacientes. A terapêutica com os derivados de canabinoides tem potencial anticrise quando utilizado como adjuvante ao tratamento convencional.[38]

O CBD é o principal fitocanabinoide estudado e utilizado no tratamento adjuntivo das epilepsias. A dose de CBD isolado sugerida para o controle parcial ou total das crises focais e generalizadas nas epilepsias refratárias foi proposta em uma revisão publicada em 2020, orientando que a avaliação da resposta terapêutica seja cautelosa e individualizada, conforme a Figura 2.[39]

Outras publicações corroboram a eficácia do CBD isolado para controle das crises nas doses de 10 a 20 mg/kg/dia, em estudos randomizados, placebo-controlados e multicêntricos envolvendo crianças com síndrome de Lennox-Gastault e Dravet.[40-42] O grupo de Lattanzi apontou que dosagens de até 50 mg/kg/dia foram capazes de reduzir grande parte das crises convulsivas, apresentando efeitos colaterais toleráveis.[43]

O uso dos canabinoides é apontado como adjuvante do tratamento dos pacientes com epilepsia na maioria dos estudos, porém, devido a sua interação medicamentosa e metabolismo hepático, são capazes de aumentar níveis séricos de medicamentos anticonvulsivantes como clobazan, topiramato, rufinamida e valproato de sódio. Sugere-se, portanto, cautela e acompanhamento

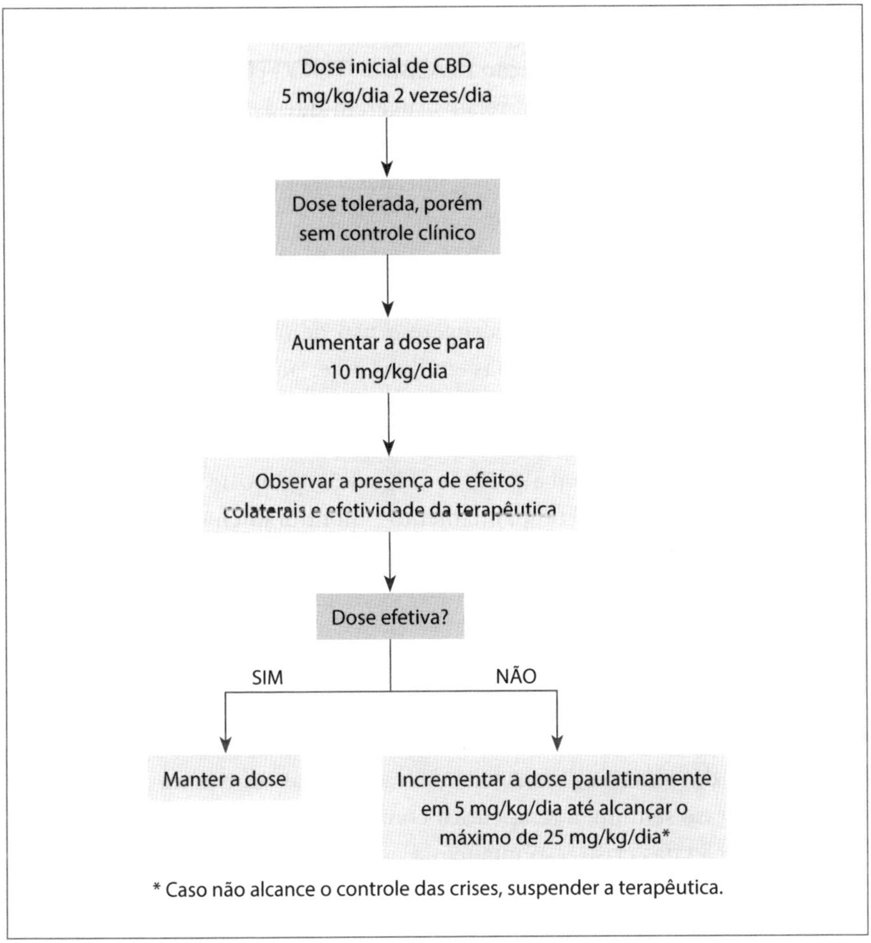


**FIGURA 2** Manejo das dosagens do canabidiol isolado.
Fonte: adaptada de Arzimanoglou et al., 2020.[39]

individualizado para minimizar riscos, observando que essas interações medicamentosas podem levar à sedação intensa dos pacientes.[44]

Além do CBD, o uso do ácido tetra-hidrocanabinólico (THCA) também apresenta resultados satisfatórios em estudos pré-clínicos que sugerem potencial para seu uso terapêutico na epilepsia.[45,46] Dosagens entre 0,01 e 2 mg/kg/dia de THC e THCA em formulações *full spectrum* foram eficazes no controle de crise, sendo apontadas na publicação de Sulak et al.[47] Utilizar o THCA isolado na dose de 1 a 2 mg a cada 8 horas, ou em associação com CBD, pode ser uma alternativa promissora segundo Higgins.[48] Não existem dados que nos permitam afirmar qual proporção de CBD e THC/THCA seja a mais eficaz para todos os pacientes, porém relatos sugerem que as taxas de sucesso terapêutico são maiores para proporções entre (35:1) e (16:1) de CBD:THC. A utilização de doses de até 5 mg de THC intranasal têm o potencial de estabilizar as convulsões.[48]

Pesquisas sobre o uso da tetra-hidrocanabivarina (THCV) e da canabidivarina (CBDV) também são promissoras, porém sem estudos específicos de dosagens até o momento. Backes sugere o uso de óleos ricos em CBD com dosagem inicial de 10 mg divididas em duas vezes ao dia, podendo a dose ser dobrada a cada três dias até alcançar a cessação das crises convulsivas ou dose máxima de 20 mg/kg/dia.[49]

Apresenta-se a seguir um algoritmo (Figura 3), proposto por Oshiro et al.[50] em revisão de 2022, para acompanhamento e monitoramento de pacientes que utilizam o CBD.

## Considerações finais

A epilepsia é uma síndrome complexa com impacto significativo na qualidade de vida dos pacientes e familiares. Parte das pessoas afetadas permanece sem melhora dos sintomas e necessita de tratamentos adjuvantes para controle das crises. Nesse sentido, a terapêutica com CBD surge como ferramenta valiosa na redução das crises espontâneas e no controle da enfermidade a longo prazo.

Além do CBD, outros fitocanabinoides, como CBDV, THCV e THCA, estão sendo utilizados, porém ainda necessitam de melhores estudos clínicos para comprovação de sua eficácia. É importante ter em conta que alguns medicamentos interagem com os derivados canabinoides, e os ajustes de dosagens podem ser necessários durante o acompanhamento clínico. Novas pesquisas serão essenciais para compreendermos o mecanismo responsável pela atividade anticrise de fitocanabinoides.

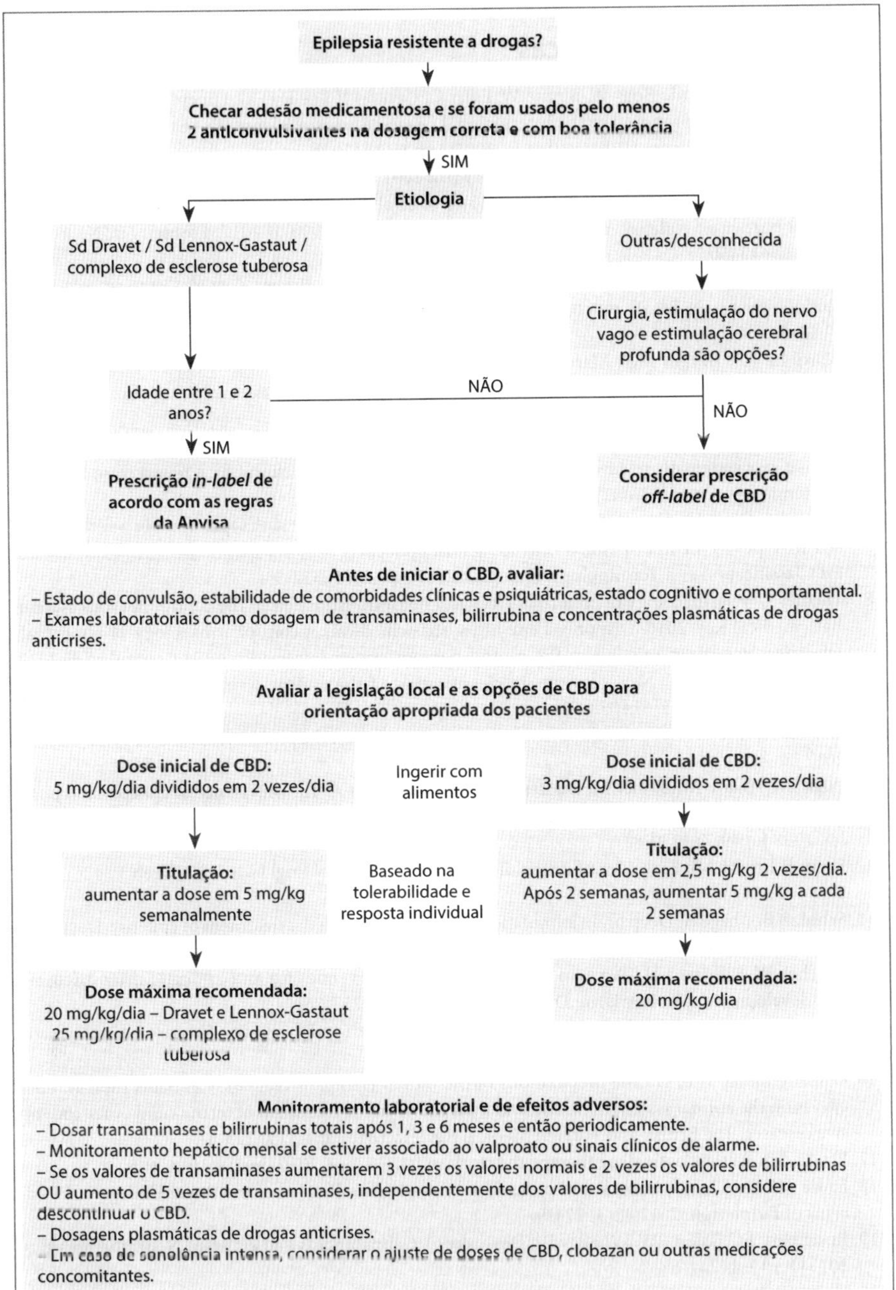


**FIGURA 3** Acompanhamento e monitoramento do uso do canabidiol nos pacientes com epilepsias refratárias.

Anvisa: Agência Nacional de Vigilância Sanitária; CBD: canabidiol; Sd: síndrome.

Fonte: adaptada de Oshiro, 2022,[50] e von Wrede, 2021.[51]

## Referências bibliográficas

1. Fisher RS, van Emde Boas W, Blume W, Elger C, Genton P, Lee P, et al. Epileptic seizures and epilepsy: definitions proposed by the International League Against Epilepsy (ILAE) and the International Bureau for Epilepsy (IBE). Epilepsia. 2005 Apr;46(4):470-2.
2. Browne TR, Holmes GL. Epilepsy. N Engl J Med. 2001 Apr 12;344(15):1145-51.
3. Hu Y, Shan Y, Du Q, Ding Y, Shen C, Wang S, et al. Gender and socioeconomic disparities in global burden of epilepsy: an analysis of time trends from 1990 to 2017. Frontiers in Neurology. 2021;12:643450.
4. Li LM, Fernandes PT, Noronha AL, Marques LH, Borges MA, Borges K, et al. Demonstration project on epilepsy in Brazil: outcome assessment. Arquivos de Neuro-Psiquiatria. 2007 Jun;65(Suppl 1):58-62.
5. Noronha AL, Borges MA, Marques LH, Zanetta DM, Fernandes PT, de Boer H, et al. Prevalence and pattern of epilepsy treatment in different socioeconomic classes in Brazil. Epilepsia. 2007 May;48(5):880-5.
6. Kwon CS, Wagner RG, Carpio A, Jette N, Newton CR, Thurman DJ. The worldwide epilepsy treatment gap: a systematic review and recommendations for revised definitions: a report from the ILAE Epidemiology Commission. Epilepsia. 2022 Mar;63(3):551-64.
7. Fisher RS, Cross JH, French JA, Higurashi N, Hirsch E, Jansen FE, et al. Operational classification of seizure types by the International League Against Epilepsy: Position Paper of the ILAE Commission for Classification and Terminology. Epilepsia. 2017 Apr;58(4):522-30.
8. Themes U. Pharmacology of abnormal electrical neurotransmission in the central nervous system. Basicmedical Key. 2016. Disponível em: https://basicmedicalkey.com/pharmacology-of-abnormal-electrical-neurotransmission-in-the-central-nervous-system/; acessado em: 21 de outubro de 2022.
9. Berg AT, Scheffer IE. New concepts in classification of the epilepsies: entering the 21st century. Epilepsia. 2011 Jun;52(6):1058-62.
10. Golyala A, Kwan P. Drug development for refractory epilepsy: the past 25 years and beyond. Seizure. 2017 Jan;44:147-56.
11. Picot MC, Baldy-Moulinier M, Daures JP, Dujols P, Crespel A. The prevalence of epilepsy and pharmacoresistant epilepsy in adults: a population-based study in a Western European country. Epilepsia. 2008 Jul;49(7):1230-8.
12. Kwan P, Brodie MJ. Early identification of refractory epilepsy. N Engl J Med. 2000 Feb 3;342(5):314-9.
13. Schulze-Bonhage A. Deep brain stimulation: a new approach to the treatment of epilepsy. Deutsches Arzteblatt international. 2009 Jun;106(24):407-12.
14. Loscher W, Klitgaard H, Twyman RE, Schmidt D. New avenues for anti-epileptic drug discovery and development. Nat Rev Drug Discov. 2013 Oct;12(10):757-76.
15. Detyniecki K, Hirsch L. Marijuana use in epilepsy: the myth and the reality. Current Neurology and Neuroscience Reports. 2015 Oct;15(10):65.
16. O'Shaughnessy WB. On the preparations of the Indian Hemp, or Gunjah (Cannabis Indica), their effects on the animal system in health, and their utility in the treatment of tetanus and other convulsive diseases. The British and Foreign Medical Review. 1840 Jul;10(19):225-8.
17. Brodie MJ. Antiepileptic drug therapy the story so far. Seizure. 2010 Dec;19(10):650-5.
18. Eadie MJ. Sir Charles Locock and potassium bromide. The Journal of the Royal College of Physicians of Edinburgh. 2012;42(3):274-9.
19. Rosenberg EC, Tsien RW, Whalley BJ, Devinsky O. Cannabinoids and epilepsy. Neurotherapeutics. 2015 Oct;12(4):747-68.
20. Davis JP, Ramsey HH. Anti-epileptic action of marijuana-active substances. Federation Proceedings. 1949;8:284.
21. Consroe PF, Wood GC, Buchsbaum H. Anticonvulsant nature of marihuana smoking. Jama. 1975 Oct 20;234(3):306-7.

22. Lorenz R. On the application of cannabis in paediatrics and epileptology. Neuro Endocrinology Letters. 2004 Feb-Apr;25(1-2):40-4.
23. Mortati K, Dworetzky B, Devinsky O. Marijuana: an effective antiepileptic treatment in partial epilepsy? A case report and review of the literature. Reviews in Neurological Diseases. 2007 Spring;4(2):103-6.
24. Maa E, Figi P. The case for medical marijuana in epilepsy. Epilepsia. 2014 Jun;55(6):783-6.
25. Gordon E, Devinsky O. Alcohol and marijuana: effects on epilepsy and use by patients with epilepsy. Epilepsia. 2001 Oct;42(10):1266-72.
26. Mechoulam R, Carlini EA. Toward drugs derived from cannabis. Die Naturwissenschaften. 1978 Apr;65(4):174-9.
27. Cunha JM, Carlini EA, Pereira AE, Ramos OL, Pimentel C, Gagliardi R, et al. Chronic administration of cannabidiol to healthy volunteers and epileptic patients. Pharmacology. 1980;21(3):175-85.
28. Ames FR, Cridland S. Anticonvulsant effect of cannabidiol. South African Medical Journal = Suid--Afrikaanse tydskrif vir geneeskunde. 1986 Jan 4;69(1):14.
29. Dravet C. Dravet syndrome history. Developmental Medicine and Child Neurology. 2011 Apr;53(Suppl 2):1-6.
30. van Rijckevorsel K. Treatment of Lennox-Gastaut syndrome: overview and recent findings. Neuropsychiatric Disease and Treatment. 2008 Dec;4(6):1001-19.
31. Tzadok M, Uliel-Siboni S, Linder I, Kramer U, Epstein O, Menascu S, et al. CBD-enriched medical cannabis for intractable pediatric epilepsy: the current Israeli experience. Seizure. 2016 Feb;35:41-4.
32. Devinsky O, Cross JH, Wright S. Trial of cannabidiol for drug-resistant seizures in the dravet syndrome. N Engl J Med. 2017 Aug 17;377(7):699-700.
33. Devinsky O, Marsh E, Friedman D, Thiele E, Laux L, Sullivan J, et al. Cannabidiol in patients with treatment-resistant epilepsy: an open-label interventional trial. Lancet Neurology. 2016 Mar;15(3):270-8.
34. Devinsky O, Patel AD, VanLandingham KE. Cannabidiol in the Lennox-Gastaut syndrome. N Engl J Med. 2018 Aug 23;379(8):795.
35. Devinsky O, Thiele EA, Wright S, Checketts D, Morrison G, Dunayevich E, et al. Cannabidiol efficacy independent of clobazam: meta-analysis of four randomized controlled trials. Acta Neurologica Scandinavica. 2020 Dec;142(6):531-40.
36. Thiele E, Marsh E, Mazurkiewicz-Beldzinska M, Halford JJ, Gunning B, Devinsky O, et al. Cannabidiol in patients with Lennox-Gastaut syndrome: interim analysis of an open-label extension study. Epilepsia. 2019 Mar;60(3):419-28.
37. Kwan P, Arzimanoglou A, Berg AT, Brodie MJ, Allen Hauser W, Mathern G, et al. Definition of drug resistant epilepsy: consensus proposal by the ad hoc Task Force of the ILAE Commission on Therapeutic Strategies. Epilepsia. 2009 Nov 3;51(6):1069-77.
38. Australian Government. Department of Health. Therapeutic Goods Administration. Guidance for the use of medicinal cannabis in the treatment of epilepsy in paediatric and young adult patients in Australia. 2017 Dec.
39. Arzimanoglou A, Brandl U, Cross JE, Gil-Nagel A, Lagae L, Landmark CJ, et al., and other members of the Cannabinoids International Experts Panel. Epilepsy and cannabidiol: a guide to treatment. Epileptic Disorders. 2020;22(1):1-14.
40. Thiele EA, Marsh ED, French JA, Mazurkiewicz-Beldzinska M, Benbadis SR, Joshi C, et al. Cannabidiol in patients with seizures associated with Lennox-Gastaut syndrome (GWPCARE4): a randomised, double-blind, placebo-controlled phase 3 trial. The Lancet. 2018 Mar;391(10125):1085-96.
41. Devinsky O, Patel AD, Cross JH, Villanueva V, Wirrell EC, Privitera M, et al. Effect of cannabidiol on drop seizures in the Lennox-Gastaut syndrome. New England Journal of Medicine. 2018 May 17;378(20):1888-97.
42. Lattanzi S, Brigo F, Trinka E, Zaccara G, Cagnetti C, Del Giovane C, et al. Efficacy and safety of cannabidiol in epilepsy: a systematic review and meta-analysis. Drugs. 2018 Nov;78(17):1791-804.

43. Lattanzi S, Trinka E, Striano P, Rocchi C, Salvemini S, Silvestrini M, et al. Highly purified cannabidiol for epilepsy treatment: a systematic review of epileptic conditions beyond dravet syndrome and Lennox-Gastaut syndrome. CNS Drugs. 2021 Mar;35(3):265-81.
44. Gaston TE, Bebin EM, Cutter GR, Liu Y, Szaflarski JP. Interactions between cannabidiol and commonly used antiepileptic drugs. Epilepsia. 2017 Aug 6;58(9):1586-92.
45. Mirlohi S, Bladen C, Santiago M, Connor M. Modulation of recombinant human T-type calcium channels by Δ9-tetrahydrocannabinolic acid in vitro. Cannabis and Cannabinoid Research. 2022 Feb 1;7(1):34-45.
46. Benson MJ, Anderson LL, Low IK, Luo JL, Kevin RC, Zhou C, et al. Evaluation of the possible anticonvulsant effect of Δ9-tetrahydrocannabinolic acid in murine seizure models. Cannabis and Cannabinoid Research. 2022 Feb 1;7(1):46-57.
47. Sulak D, Saneto R, Goldstein B. The current status of artisanal cannabis for the treatment of epilepsy in the United States. Epilepsy Behavior. 2017 May;70:328-33.
48. Higgins C. The cannabis prescription: how to use medical marijuana to reduce or replace pharmaceutical medications. 2020. p.161-8.
49. Backes M. Cannabis pharmacy: the practical guide to medical marijuana – revised and updated. Hachette UK; 2017. p.273-5.
50. Oshiro CA, Castro LHM. Cannabidiol and epilepsy in Brazil: a current review. Arquivos de Neuro--Psiquiatria. 2022 May;80(5 Suppl 1):182-92.
51. von Wrede R, Helmstaedter C, Surges R. Cannabidiol in the treatment of epilepsy. Clinical Drug Investigation. 2021 Feb 9;41(3):211-20.

# 14

# Esclerose múltipla

Pedro Antonio Pierro Neto
Luiz Marcelo Chiarotto Pierro

## Introdução

De todas as doenças neurodegenerativas, a de maior impacto socioeconômico é, sem dúvida, a esclerose múltipla (EM).[1] Diferentemente de outras patologias neurodegenerativas que apresentam sintomas relevantes em torno da 6ª ou 7ª década de vida, a esclerose múltipla se manifesta muito antes disso, entre a 2ª e a 4ª década de vida, geralmente no período em que mais estamos ativos e produtivos.[2] É a doença não traumática que mais deixa jovens incapacitados no mundo.[3] Além do impacto socioeconômico, associado a um tratamento longo e ao qual nem todos os pacientes respondem de forma adequada – pois pode haver refratariedade e tolerância durante todo o processo –, é necessário conhecer as principais ferramentas terapêuticas usadas no enfrentamento dessa doença, e a utilização da *Cannabis* é o objeto deste capítulo.[4]

Encontramos referências a sintomas que hoje sugerem se tratar de manifestações clínicas da esclerose múltipla desde o século XIV, quando Medaer descreveu a história de uma freira alemã, Lidwina van Schiedam, que apresentou sintomas aos 16 anos do que atualmente se acredita ter sido um surto dessa doença.[5] Poser conta sobre uma lenda islandesa na qual uma jovem perde subitamente a visão e a capacidade de falar; sem uma explicação plausível, a jovem faz uma promessa para Thorlak (santo padroeiro da Islândia, canonizado em 1984 pelo Papa João Paulo II) e, de forma gradativa, recupera as funções em 15 dias (milagre ou surto de esclerose?).[6] No século XIX, Jean Cruvellier fez uma descrição clínico-patológica da esclerose múltipla, no entanto coube a Charcot,[4] em 1868, a primeira correlação de achados clínicos com a topologia das lesões desmielinizantes. Ele chamou a doença de "esclerose em placas", descrevendo as áreas circunscritas, disseminadas e endurecidas que encontrou no sistema nervoso central (SNC).[7] Em 1884, o neurologista francês Pierre Marie sugeriu a presença de um agente infeccioso no início dos sintomas, e Eichhorst, em 1896, chamou a esclerose múltipla de "doença hereditária e transmissível".[6]

Estudos realizados nas décadas de 1920, 1940 e, posteriormente, na década 1980 sobre epidemiologia destacam uma prevalência maior em áreas de latitudes altas (zonas temperadas e frias) quando comparadas a áreas tropicais.[8] O principal suspeito dessa variação é a falta de exposição solar nessas regiões, onde se observa também maior carência de vitamina D. Essa variação pode ir de 200 a cada 100 mil habitantes nas áreas mais frias para 5 a cada 100 mil habitantes nas áreas mais aquecidas. No Brasil, a média nacional é de 15 a cada 100 mil habitantes. A esclerose múltipla ocorre mais em mulheres brancas e em idade fértil.[9] Difícil ocorrer em indígenas, negros, asiáticos, homens e em idades inferiores à puberdade e superiores aos 60 anos. Estima-se que 2,5 milhões de pessoas no mundo sejam portadoras da doença, em sua maioria mulheres jovens.[9]

O SNC é constituído pelas substâncias branca e cinzenta. Enquanto a substância cinzenta microscopicamente corresponde à região de maior densidade de elementos neuronais, a substância branca possui alguns tipos de neurônios e uma grande quantidade de axônios mielinizados (envoltos por uma bainha de mielina), que provocam essa aparência esbranquiçada.[10] A bainha de mielina, uma estrutura lipoproteica envolta por axônios e disposta em internódulos, permite a condução saltatória de maneira rápida, ágil e eficaz na transmissão dos impulsos nervosos, sendo construída a partir de oligodendrócitos no SNC.[11] Os oligodendrócitos apresentam-se nessa dinâmica como células mielinizantes do SNC, que são responsáveis pela produção e manutenção dos internódulos das bainhas de mielina (nodos de Ranvier), o que permite a condução saltatória, justificando a rápida comunicação entre o SNC e o restante do corpo.[12]

A esclerose múltipla é uma doença desmielinizante do SNC de natureza inflamatória, crônica e progressiva que modifica toda essa dinâmica sináptica.[13] Seu fator desencadeante ainda não foi totalmente elucidado; acredita-se, no entanto, que seja uma complexa associação entre uma predisposição genética em fatores ambientais desconhecidos, os quais originam uma resposta autoimune ao próprio SNC, resultando na destruição dos oligodendrócitos, e consequentemente, em uma desmielinização, ou seja, uma deterioração da bainha de mielina (ver Figura 1).[14] Essa resposta ocasiona uma diminuição na

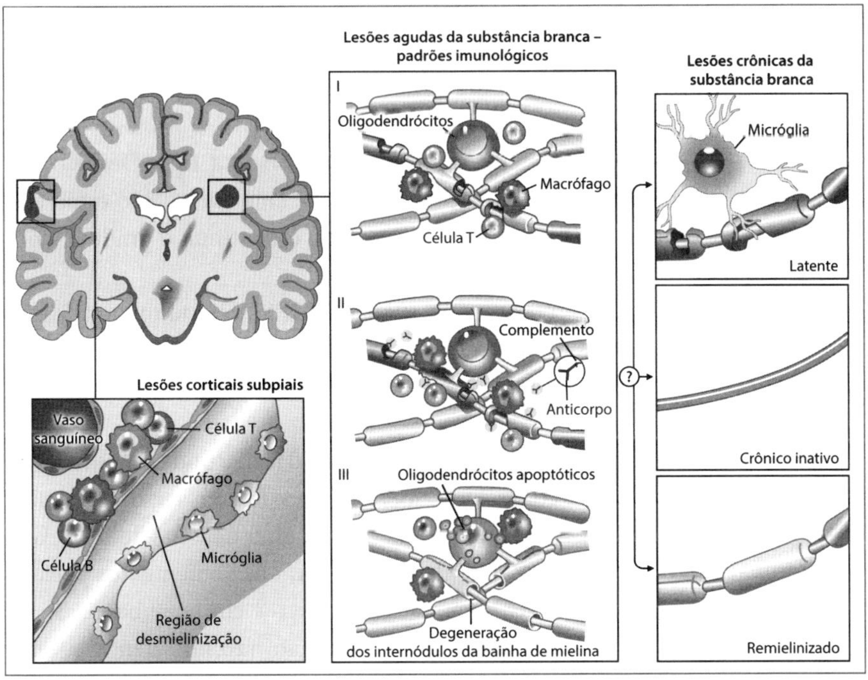


FIGURA 1 Lesões presentes na substância cinzenta e branca na esclerose múltipla.
Fonte: adaptada de Reich et al., 2018.[15]

condução dos impulsos nervosos, provocando os sintomas. Por essa razão os sintomas são diversos, pois estão diretamente relacionados ao local onde se apresenta a desmielinização. A esclerose múltipla pode acometer qualquer área do SNC, mas tem predileção pelos nervos ópticos, tronco cerebral, medula espinal e substância branca periventricular.[6]

## Classificação e diagnóstico

A esclerose múltipla pode ser dividida em quatro subtipos, dependendo de seu curso clínico. Embora existam outras formas de divisão, esta parece ser a mais didática para compreender suas diferenças:[14]

1. **Esclerose múltipla surto-remissão (EMSR):** a mais comum, podendo chegar a 85% dos casos. Quadro clínico caracterizado por episódios de surtos claramente definidos com remissão parcial ou completa. O período entre os surtos é caracterizado por ausência da progressão da doença.

2. **Esclerose múltipla secundária progressiva (EMSP):** 15 a 20%. Inicia-se como a EMSR e evolui para uma doença progressiva com surtos, platôs e pequenas remissões.
3. **Esclerose múltipla primária progressiva (EMPP):** 10 a 15%. Desde o início se apresenta como uma doença progressiva, cujo surtos não estão claramente definidos. A piora do quadro clínico é contínua e gradual, com pequenas melhoras pontuais e temporárias.
4. **Esclerose múltipla progressiva com surtos (EMPS):** 5% ou menos. Semelhante à EMPP, entretanto inclui claros surtos agudos, com ou sem recuperação e com progressão contínua entre os surtos.

Receber o diagnóstico de esclerose múltipla não é fácil e pode ser entendido como uma sentença e não como uma doença. Sem dúvida, ter uma doença neurodegenerativa, progressiva e incurável nas primeiras décadas de vida exerce um impacto emocional normalmente devastador, não somente nos pacientes mas também em todos à sua volta. O diagnóstico é clínico e baseia-se na história do paciente e em critérios diagnósticos, não havendo nenhum teste específico. Os critérios são:[16]

- História clínica compatível.
- Ressonância nuclear magnética de neuroeixo com uma ou mais lesões vistas em T2, em pelo menos duas das quatros áreas do SNC (periventricular, justacortical, infratentorial e/ou medula espinal).
- Exame de líquido cefalorraquidiano (LCR): embora não seja patognomônico para esclerose múltipla, a presença de bandas oligoclonais ocorre em até 85% dos casos.

## Tratamentos

Os tratamentos podem se dividir em sintomáticos e etiológicos (ver Tabelas 1 e 2).

## *Tratamento sintomático*

TABELA 1 Tratamento sintomático da esclerose múltipla

| Não farmacológico | Farmacológico |
|---|---|
| Psicoterapia, atividade física, nutrição, terapia ocupacional, fonoaudiologia e técnicas de relaxamento[6] | Glicocorticoides, baclofeno, tizanidina, benzodiazepínicos, opioides, antidepressivos, neurolépticos e anticonvulsivantes[17] |
| **Tratamento cirúrgico** | |
| ▪ Indicado em condições muito pontuais, como refratariedade ao tratamento farmacológico, quando este provoca efeitos adversos que impeçam a progressão de dose ou em caso de tolerância adquirida ao longo do tratamento.<br>▪ A intervenção cirúrgica não tem a finalidade de tratar a doença, mas de amenizar os sintomas provocados, como a dor e a espasticidade.<br>▪ Uma das intervenções de maior efetividade no tratamento da dor e da espasticidade é a bomba de infusão de fármacos intratecal, que, através de um dispositivo mecânico implantado no paciente, entrega de forma precisa fármacos como morfina ou baclofeno diretamente no SNC.[18] | |

SNC: sistema nervoso central.
Fonte: Poser, 1994;[6] Falcão et al., 2018;[17] Dezena et al., 2022.[18]

## *Tratamento etiológico*

TABELA 2 Medicamentos para tratamento etiológico da esclerose múltipla

| Substância | Ação |
|---|---|
| Interferon (beta-1a e beta-1b) | ▪ Reduz a produção de citocinas pró-inflamatórias e aumenta a produção de agentes anti-inflamatórios, ou seja, ação imunomoduladora.<br>▪ Administração subcutânea ou intramuscular. |
| Acetato de glatiramer | ▪ Seu mecanismo de ação não foi completamente elucidado; acredita-se que tenha ação anti-inflamatória em SNC.<br>▪ Administração subcutânea ou intramuscular. |
| Fingolimode | ▪ Impede a saída dos linfócitos dos nódulos linfáticos e reduz as contagens dessas células na periferia.<br>▪ Administração oral. |
| Teriflunomida | ▪ Protege o SNC dos ataques do sistema imunológico, limitando o aumento de linfócitos.<br>▪ Administração oral. |
| Dimetila | ▪ Mecanismo de ação não compreendido em sua totalidade.<br>▪ O fármaco tem ação imunomoduladora.<br>▪ Administração oral. |
| Cladribina | ▪ Provoca a depleção imune de linfócitos B e T.<br>▪ Administração oral em dois ciclos anuais. |
| Ocrelizumabe | ▪ Anticorpo monoclonal que provoca a depleção de linfócitos B.<br>▪ Administração endovenosa semestral. |

*(continua)*

TABELA 2 Medicamentos para tratamento etiológico da esclerose múltipla *(continuação)*

| Substância | Ação |
|---|---|
| Alentuzumabe | ▪ Anticorpo monoclonal que provoca a depleção de linfócitos T e B.<br>▪ Administração em dois ciclos com intervalo de um ano. |
| Mitoxantrona | ▪ Antineoplásico que auxilia no tratamento da esclerose múltipla por meio da imunossupressão.<br>▪ Administração endovenosa. |
| Natalizumabe | ▪ Anticorpo monoclonal humanizado.<br>▪ Administração endovenosa mensal. |

SNC: sistema nervoso central.
Fonte: Falcão et al., 2018.[17]

## Evidências científicas

O que observamos, nos consultórios e nas demonstrações de artigos científicos de diversos centros de pesquisa, o tratamento sintomático ou etiológico da esclerose múltipla não é tolerado por muitos e, quando tolerado, costuma apresentar refratariedade ou perda de efeito terapêutico ao longo dos anos. Nesse sentido, o uso de canabinoides pode auxiliar no tratamento sintomático e etiológico da doença.

> Os canabinoides são excelentes sintomáticos, podendo ser usados em conjunto com medicamentos ou, em casos de intolerância ou refratariedade, como substituto.

### Transtornos afetivos

A esclerose múltipla acomete, em sua maioria, pessoas jovens e principalmente mulheres, e a repercussão emocional muitas vezes é mais limitante que a própria doença.[19] O canabidiol (CBD) tem ação agonista em receptores serotoninérgicos – receptor 5-hidroxitriptamina 1A (5HT1-A), que produz efeitos ansiolíticos, enquanto o tetra-hidrocanabinol (THC) tem sua indicação nos casos de depressão.[20]

## Insônia

Diversos canabinoides têm sua indicação nos distúrbios de sono, e os mais utilizados atualmente são: CBD, por sua ação ansiolítica, THC, por ser um indutor do sono, e canabinol (CBN), que auxilia na manutenção do sono sem comprometer suas fases.[20]

## Espasticidade

Canabinoides como sintomáticos para dor e espasticidade têm sido utilizados ao longo de séculos.[21]

Diferentemente do desconforto álgico, cuja mensuração é em parte subjetiva, a espasticidade é um sintoma objetivo e mensurável. Talvez seja por isso que a GW Pharmaceuticals, empresa farmacêutica britânica, tenha escolhido esse sintoma para o que seria o primeiro fármaco à base de canabinoides a ser comercializado em farmácias. Desenvolvido em 1998, lançado somente em 2005, no Canadá, e vendido hoje em mais 28 países, incluindo o Brasil, o Sativex (Mevatyl no Brasil) é um *spray* bucal contendo CBD e THC em proporções próximas a (1:1). Indicado para a espasticidade na esclerose múltipla, o Sativex foi apresentado para a comunidade científica como Nabiximol.[22] Com a medicação disponível nas farmácias, foi natural sua utilização para outros sintomas, como a dor na esclerose múltipla ou a espasticidade na paralisia cerebral. Tão importante como o efeito do Nabiximol na espasticidade foi o impulso científico conquistado.

## Dor

A dor está presente em mais da metade dos portadores de esclerose múltipla, sendo três os tipos mais frequentes: dor musculoesquelética, paroxística e neuropática central.[23] A dor musculoesquelética pode ocorrer devido à fraqueza muscular, espasticidade e desequilíbrio, sendo frequentemente referida nos quadris, pernas e braços.[24] Dores paroxísticas ocorrem em 10% dos casos e se caracterizam por surtos rápidos e intensos desencadeados por pequenos estímulos, como toque ou vento em regiões mais sensíveis como a face.[25] Já a dor neuropática de origem central é um desafio, respondendo mal a fármacos como anticonvulsivantes, neurolépticos e opioides.[26] Esses fármacos podem apresentar um efeito satisfatório no início do tratamento, mas a necessidade de doses maiores em intervalos de tempo cada vez menores é um risco constante à dependência.

Uma das principais indicações dos canabinoides é o tratamento da dor, incluindo as de origem neuropáticas. Os canabinoides têm efeito anti-inflamatório e analgésico,[27] provocado pela ação em receptores vaniloides, pela redução de enzimas pró-inflamatórias como as cicloxigenases (COX), pela dissociação do sofrimento presente na dor crônica, entre outros mecanismos.[28]

### Ação etiológica

Estudos recentes demonstraram que os níveis de endocanabinoides estão alterados em pacientes com esclerose múltipla, o que pode esclarecer alguns dos mecanismos fisiopatológicos da doença.[29]

> Sabemos que os canabinoides têm ação neuroprotetora nos mamíferos por inibição da produção de glutamato, inibição do influxo de cálcio nas células e propriedades antioxidantes, que reduzem o dano causado por radicais oxigenados e pelo controle do tônus vascular.[30]

Já os benefícios encontrados no tratamento etiológico ocorrem aparentemente devido ao fato de que os canabinoides têm a capacidade de inibir linfócitos T no sangue periférico, provavelmente por meio da presença de receptores CB2 na superfície dessa célula, resultando na redução da apresentação de antígenos e na diminuição da produção de citocinas pró-inflamatórias.[30] O uso de canabinoides não invalida o tratamento alopático; ambos podem ser utilizados em associação e, assim, são capazes de promover uma melhor resposta terapêutica.

## Terapêutica canabinoide

A maioria dos artigos publicados sobre o uso de canabinoides na esclerose múltipla utiliza o Nabiximol como base, no entanto, conhecendo a ação dos fitocanabinoides,[31] acredita-se que a composição de escolha sejam produtos de espectro completo da planta com quantidades maiores de CBD e THC. A proporção de cada um dependerá do sintoma que está sendo tratado e da tolerância pessoal aos efeitos psicoativos do THC. Se a ideia é a ação sintomática da espasticidade e da dor, sugere-se a utilização de produtos com maior concentração de THC. Para a finalidade de ação imunomoduladora, os produtos com THC, CBD e CBG são indicados.[32] Segundo Backes,[33] para o manejo da espasticidade e da dor, sugere-se a dose de 2 a 6 mg de THC:CBD (1:1) a cada 3 ou 4 horas, via sublingual ou vaporizada. Óleos ricos em CBD (18:1), na dose de 5 mg, antes das 17 horas, são recomendados para o manejo da ansiedade. Para a insônia, utiliza-se 5 a 7 mg de THC à noite.

Na experiência dos autores, sugere-se iniciar com 0,5 mg/kg/dia de CBD isolado dividido em 2 a 3 doses, realizando aumentos periódicos entre 5 e 14 dias até 25 mg/kg/dia.

## Considerações finais

A esclerose múltipla é a doença não traumática que mais incapacita jovens no mundo. Seu tratamento é longo, com muitos efeitos adversos, sem perspectiva de cura e com efetividade decrescente ao longo do uso. O tratamento sintomático da doença tem ação limitada e frequentemente conduz à tolerância e à adicção.

Os canabinoides têm efeitos terapêuticos documentados e com níveis de evidência para os principais sintomas da esclerose múltipla; além disso, vêm sendo estudadas e comprovadas suas ações na redução de surtos e sequelas da doença.

## Referências bibliográficas


1. Federação Internacional de Esclerose Múltipla (MS International Federation). Atlas da EM – 3ª edição. Parte 1: Mapeando a esclerose múltipla pelo mundo – principais descobertas epidemiológicas. 2020 Sep. Disponível em: https://www.abem.org.br/wp-content/uploads/2020/09/AtlasOfMS_3rdEdition_traduzido.pdf; acessado em: 17 de julho de 2022.
2. Grzesiuk AK. Características clínicas e epidemiológicas de 20 pacientes portadores de esclerose múltipla acompanhados em Cuiabá – Mato Grosso. Arq Neuro-Psiquiatr. 2006 Sep;64:635-8.
3. Sá MJPM. Esclerose múltipla. Candidatura ao título de Agregada em Saúde Pública, especialidade de Neurologia. Porto: Universidade Fernando Pessoa; 2012. Disponível em: https://bdigital.ufp.pt/bitstream/10284/3304/3/Li%C3%A7%C3%A3o_MJS.pdf; acessado em: 17 de julho de 2022.

4. Relatorio_PCDT_Esclerose_Multipla_CP03_2019.pdf. Disponível em: http://conitec.gov.br/images/Consultas/2019/Relatorio_PCDT_Esclerose_Multipla_CP03_2019.pdf; acessado em: 17 de julho de 2022.
5. Oliveira EML, Souza NA. Esclerose Múltipla. Revista Neurociências. 1998 Sep 30;6(3):114-8.
6. Poser CM. The epidemiology of multiple sclerosis: a general overview. Ann Neurol. 1994 Dec;3 (Suppl 2):S180-93.
7. Bertotti AP, Lenzi MCR, Portes JRM. O portador de esclerose múltipla e suas formas de enfrentamento frente à doença. Barbaroi. 2011 Jun;(34):101-24.
8. Minguetti G. Ressonância magnética na esclerose múltipla: análise de 270 casos. Arq Neuro-Psiquiatr. 2001 Sep;59:563-9.
9. Cassiano DP, Santos AHR, Esteves DC, Araújo GN, Cavalcanti IC, Rossi M, et al. Estudo epidemiológico sobre internações por esclerose múltipla no Brasil comparando sexo, faixa etária e região entre janeiro de 2008 a junho de 2019 [Epidemiological study on multiple sclerosis hospitalization in Brazil comparing sex, age and region between January 2008 to June 2019]. BJHR. 2020;3(6):19850-61.
10. Neto AOL. Histologia do sistema nervoso: diversidade celular e suas localizações. Revista Científica Multidisciplinar Núcleo do Conhecimento. 2017 Nov 27;05(08):74-93.
11. Silveira F. Função e importância da mielina no sistema nervoso central: mielinização e desmielinização. Cognitionis Magazine. 2021. Disponível em: https://unilogos.org/revista/2021/02/23/10-38087-2595-8801-69/; acessado em: 17 de julho de 2022.
12. Graça DL. Mielinização, desmielinização e remielinização no sistema nervoso central. Arq Neuro-Psiquiatr. 1988 Sep;46(3):292-7.
13. Savci S, Inal-Ince D, Arikan H, Guclu-Gunduz A, Cetisli-Korkmaz N, Armutlu K, et al. Six-minute walk distance as a measure of functional exercise capacity in multiple sclerosis. Disability and Rehabilitation. 2005;27(22):1365-71.
14. Moreira MA, Felipe E, Mendes MF, Tilbery CP. Esclerose múltipla: estudo descritivo de suas formas clínicas em 302 casos. Arq Neuro-Psiquiatr. 2000 Jun;58:460-6.
15. Reich DS, Lucchinetti CF, Calabresi PA. Multiple sclerosis. Longo DL (org.). N Engl J Med. 2018 Jan 11;378(2):169-80.
16. Silva VM, Silva DF. Esclerose múltipla: imunopatologia, diagnóstico e tratamento: artigo de revisão. ICSA. 2014 Jul 9;2(3):81-90.
17. Falcão AM, van Bruggen D, Marques S, Meijer M, Jäkel S, Agirre E, et al. Disease-specific oligodendrocyte lineage cells arise in multiple sclerosis. Nat Med. 2018 Dec;24(12):1837-44.
18. Dezena RA, Simis S, Menezes MS de, Rotta JM. Tratado de neurologia clínica e cirúrgica. Atena; 2022. Disponível em: https://www.atenaeditora.com.br/post-ebook/5011; acessado em: 17 de julho de 2022.
19. Hospital das Clínicas da Unicamp. Esclerose múltipla acomete adultos jovens entre 20 e 50 anos de idade. 2011 Aug 29. Disponível em: https://hc.unicamp.br/esclerose-multipla-acomete-adultos-jovens-entre-20-e-50-anos-de-idade/; acessado em: 17 de julho de 2022.
20. Crippa JAS, Zuardi AW, Hallak JEC. Uso terapêutico dos canabinoides em psiquiatria. Braz J Psychiatry. 2010 May;32:556-66.
21. Santos AO dos. Riscos e benefícios do uso de canabinoides no tratamento da esclerose múltipla. 2016.
22. D'hooghe M, Willekens B, Delvaux V, D'haeseleer M, Guillaume D, Laureys G, et al. Sativex® (nabiximols) cannabinoid oromucosal spray in patients with resistant multiple sclerosis spasticity: the Belgian experience. BMC Neurol. 2021 Dec;21(1):227.
23. Associação Brasileira de Esclerose Múltipla (Abem). Dor. 2014. Disponível em: https://www.abem.org.br/dor-2/; acessado em: 17 de julho de 2022.
24. Quirino Rabelo A. Uso terapêutico de canabinoides na esclerose múltipla. E-USF. 2019 Dec 19;3(1):12-26.
25. Arjona Padillo A, Fernández Romero E, Espino R. Anartria paroxística en la esclerosis múltiple. Rev Neurol. 1999;28(03):248.

26. Garcia JBS, Barbosa Neto JO, Amâncio EJ, Andrade ETF de. Dores neuropáticas centrais. Rev Dor. 2016;17:67-71.
27. Lessa MA, Cavalcanti IL, Figueiredo NV. Cannabinoid derivatives and the pharmacological management of pain. Revista Dor. 2016;17(1). Disponível em: http://www.gnresearch.org/doi/10.5935/1806-0013.20160012; acessado em: 17 julho de 2022.
28. Rog DJ, Nurmikko TJ, Friede T, Young CA. Randomized, controlled trial of Cannabis-based medicine in central pain in multiple sclerosis. Neurology. 2005 Dec 27;65(6):812-9.
29. Larrussa GT, Carmo AO, Oliveira LC, Sousa HD, Guerreiro JR, Frias HV. A influência do sistema endocanabinoide na fisiopatologia da esclerose múltipla. J Health Sci Inst. 2015;33(3):274-9.
30. TRABALHO_EV071_MD1_SA1_ID1561_02052017185702.pdf [Internet]. [citado 17 de julho de 2022]. Disponível em: https://www.editorarealize.com.br/editora/anais/conbracis/2017/TRABALHO_EV071_MD1_SA1_ID1561_02052017185702.pdf.
31. Ligresti A, De Petrocellis L, Di Marzo V. From phytocannabinoids to cannabinoid receptors and endocannabinoids: pleiotropic physiological and pathological roles through complex pharmacology. Physiological Reviews. 2016 Oct;96(4):1593-659.
32. Arévalo-Martín Á, García-Ovejero D, Gómez O, Rubio-Araiz A, Navarro-Galve B, Guaza C, et al. CB2 cannabinoid receptors as an emerging target for demyelinating diseases: from neuroimmune interactions to cell replacement strategies: CB2 receptors in immune-mediated demyelinating diseases. British Journal of Pharmacology. 2008 Jan;153(2):216-25.
33. Backes M. Cannabis pharmacy: the practical guide to medical marijuana: revised and updated. New York: Hachette; 2017. p.235-7.

# 15

# Esquizofrenia

Joel Porfirio Pinto
Danielle Macêdo Gaspar

## Introdução

A esquizofrenia é um transtorno mental grave e crônico que comumente acarreta diversas perdas sociais e funcionais para o indivíduo, como maior taxa de desemprego, maior morbidade e mortalidade precoce entre os afetados, além da sobrecarga familiar e social, mesmo que o desfecho não seja uniformemente negativo como imaginado. A prevalência estimada ao longo da vida é de 0,7%, com incidência anual de 15 homens e 10 mulheres por 100 mil habitantes e início principalmente entre a adolescência e o início da juventude.[1]

Entre os fatores de risco, a relevância da história familiar é bem conhecida há vários anos, com melhor conhecimento recente da complexa herança poligênica, apontando centenas de *loci* genéticos envolvidos com diferentes impactos. Já os fatores de risco ambientais conhecidos são numerosos, de natureza muito diversa e de difícil determinação sobre a exata relação de causalidade, pois interagem entre si e com os fatores genéticos, sendo um caso exemplar da importância da epigenética. Dentre os fatores ambientais, destacam-se infecções e estressores pré-natais, deficiências nutricionais, complicações obstétricas, traumas precoces, imigração, urbanidade e o uso de substâncias, com particular interesse no risco associado à exposição ao tetra-hidrocanabinol (THC), a ser discutida adiante neste capítulo.[1]

Os sintomas da esquizofrenia são contemporaneamente divididos entre:[2]

- Sintomas positivos, que aparecem além da vivência comum das pessoas saudáveis, como as alucinações (percepção de algo inexistente, como ouvir vozes) e os delírios (crença falsa, não associada à cultura do indivíduo e que não cede a demonstração factual ou argumentação racional).

- Sintomas negativos, que são as perdas de iniciativa, de estrutura de fala e de pensamento, convivência social e capacidade de demonstrar emoções.
- Sintomas cognitivos, com prejuízo de memória de trabalho e processamento cognitivo.

Os sintomas negativos e os cognitivos estão mais diretamente associados ao funcionamento, e sua importância e gravidade variam muito entre diferentes pessoas portadoras de esquizofrenia. Sintomas de humor também são comuns, principalmente nas crises iniciais, mas não são a síndrome predominante que explica a presença dos sintomas psicóticos. Os critérios diagnósticos da esquizofrenia não são o foco deste capítulo e podem ser facilmente encontrados nos sistemas classificatórios da nosologia psiquiátrica, como a CID-11 e o DSM-V-TR, mas importa destacar, de forma extremamente simplista, que a esquizofrenia é um quadro psicótico crônico no qual se exclui o uso ou a abstinência de substâncias e outras causas médicas como explicação dos sintomas, assim como outros transtornos mentais, como o transtorno bipolar ou depressão grave, por exemplo, nos quais também podem haver sintomas psicóticos, conforme pode ser visto na Figura 1.

A fisiopatologia da esquizofrenia é muito complexa, sendo a hiperatividade dopaminérgica a primeira hipótese neurobiológica consistente e que encontrou amparo nos estudos pré-clínicos e no uso clínico das medicações antipsicóticas, extremamente importantes até o momento. Nas últimas décadas alterações nos sistemas de transmissão do glutamato, ácido gama-aminobutírico (GABA), serotonina, além de mecanismos neuroinflamatórios e de estresse oxidativo, foram envolvidas na fisiopatologia desse transtorno mental. Além disso, disfunções na organização das redes neurais com prejuízos da integração entre áreas e sistemas têm sido apontadas como substrato importante no comprometimento cognitivo desses pacientes.[3] O sistema endocanabinoide também foi implicado na fisiopatologia desse transtorno.[4]

Essas evidências do envolvimento de outros mecanismos na fisiopatologia da esquizofrenia geraram novos alvos para o desenvolvimento ou reposicionamento de fármacos para estudo como tratamento principal ou adjuvante desse transtorno mental,[5] visto que o tratamento dos sintomas negativos e cognitivos ainda é um grande desafio.

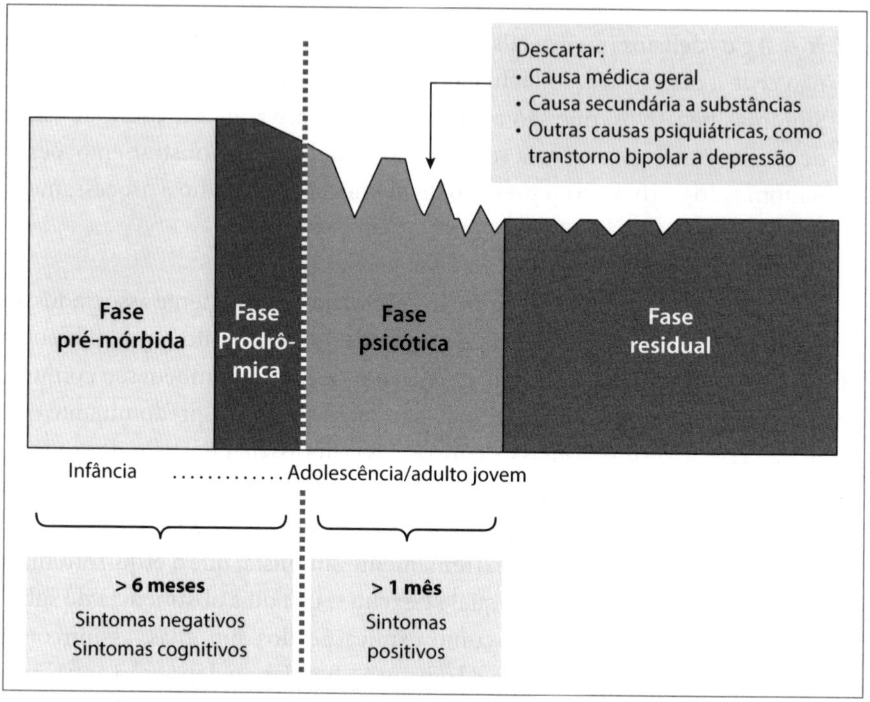


**FIGURA 1** Esquema simplificado para diagnóstico da esquizofrenia.
Fonte: adaptada de Tandon, 2013.[2]

## Evidências científicas

### Cânabis e esquizofrenia

Provavelmente o assunto mais relevante deste capítulo, a relação entre o uso de cânabis e a esquizofrenia e outros transtornos psicóticos, é muito discutido há décadas, sendo inclusive um dos focos, mas não o único, da discussão sobre a legalização do uso da *Cannabis* em diversos países. Outro lado da mesma discussão é o das consequências do uso recreativo por parte dos portadores de transtorno mental. Ligado principalmente à presença do THC, agonista do receptor CB1 (CB1R), o uso de cânabis regular e intenso aumenta o risco do desenvolvimento de psicose em 2 e 4 vezes, respectivamente, em uma relação dose-dependente. O uso regular também demonstrou aumento do risco de desenvolvimento de sintomas psicóticos precoces na população geral, especialmente quando inicia na adolescência.[6]

Outra revisão recente apresentou resultados semelhantes, com uma boa consolidação dos estudos longitudinais sobre o tema, mostrando que o tamanho do efeito está relacionado à quantidade e precocidade do uso e à exposição a variedades de alta potência (maior concentração de THC) e a canabinoides sintéticos, assim como à interação com o risco poligênico de cada indivíduo.[7] A Figura 2 apresenta alguns dos principais fatores de risco da esquizofrenia.

Na mesma direção desses achados, uma revisão recente apontou que o uso de maconha por portadores de esquizofrenia está claramente associado à precocidade de início do transtorno, à maior severidade dos sintomas, maior taxa de recaídas, maior número e duração de hospitalizações e impacto negativo na qualidade de vida.[6,7] Assim, a exposição de pessoas com esquizofrenia a produtos com THC é desaconselhada e deve ser evitada, principalmente no caso de produtos com maior teor de THC. Se considerados produtos com quantidades mínimas de THC nessa população, que pretendem se valer do efeito comitiva, ou seja, obtenção de maior eficácia pelo uso combinado com outros canabi-

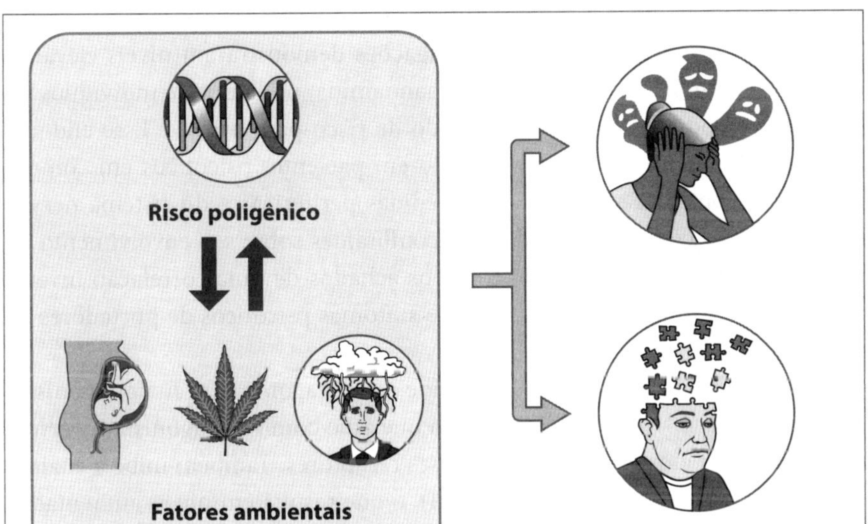


FIGURA 2 Interação entre os principais fatores de risco da esquizofrenia.
Fonte: adaptada de Lowe et al., 2019;[6] Sideli et al., 2020.[7]

noides, deve haver acompanhamento próximo e esclarecimento, pois não há dados na literatura, até o momento, que sustentem tal indicação sem riscos.

Existem pelo menos dois tipos de receptores canabinoides, CB1 e CB2. Com relação ao receptor CB1, sua ativação causa efeitos distintos que variam de acordo com a predominância desses receptores e sua localização em neurônios inibitórios (gabaérgicos) ou ativadores (glutamatérgicos) em cada área cerebral. Por exemplo, em regiões límbicas, a ativação de CB1R incorre no aumento da liberação de dopamina, compatível com o achado clássico na esquizofrenia, por inibição da atividade gabaérgica, enquanto em regiões corticais, no hipocampo e no cíngulo anterior a ativação de CB1R reduz a liberação de glutamato, o que pode contribuir para o aparecimento de sintomas cognitivos do transtorno.[4]

A ativação mantida dos CB1R causa redução da expressão desses receptores. Nessa mesma revisão de literatura, os autores apontaram que a maioria dos estudos com modelos animais de esquizofrenia demonstrou redução da expressão de CB1R, assim como em 3 de 4 estudos com tomografia por emissão de pósitrons (PET) em portadores de esquizofrenia mostraram redução da disponibilidade funcional desses receptores, com poucos achados discordantes.[4] Nesse mesmo sentido, algumas investigações demonstraram níveis elevados do endocanabinoide agonista CB1R, anandamida, no líquor de indivíduos no primeiro episódio psicótico e em estado de risco para psicose. Esse endocanabinoide também se encontra elevado em pacientes psicóticos em comparação com controles saudáveis, em medidas periféricas e do sistema nervoso central.[4] No entanto, há evidências conflitantes sobre seu envolvimento na neurobiologia da esquizofrenia, como os achados de uma correlação inversa entre níveis de anandamida no líquor e sintomas psicóticos de portadores de esquizofrenia.[8]

O canabidiol (CBD) é um canabinoide que antagoniza a ação dos agonistas dos receptores CB1 e CB2, e é sugerido que atue como um agonista inverso e um modulador alostérico negativo desses receptores. Também inibe a enzima amida hidrolase de ácido graxo (FAAH), o que resulta em níveis aumentados de anandamida. Nesse contexto, foi observada associação da elevação sérica da anandamida com a melhora sintomática em um ensaio clínico exploratório de fase 2, duplo-cego, com pacientes diagnosticados com esquizofrenia ou transtorno esquizofreniforme, com uso de CBD até 800 mg/dia (elevação gradual da dose, iniciando com 200 mg), comparado ao antipsicótico Amissulprida em dose semelhante, com 21 indivíduos em cada grupo. Nesse estudo, o CBD teve eficácia semelhante à da Amissulprida, com perfil favorável de efeitos colaterais.[9]

Quanto ao uso de CBD isolado no tratamento do transtorno, um segundo ensaio foi realizado, dessa vez como medicamento adjuvante ao antipsicótico comparado ao placebo, com 43 e 45 indivíduos por grupo, respectivamente, em dose de 1.000 mg/dia de CBD e duração de seis semanas, no qual foi demonstrado melhora dos sintomas positivos e da avaliação clínica global, como melhora discreta dos parâmetros cognitivos mensurados.[10]

O mesmo grupo que realizou o ensaio clínico que comparou o CBD à Amissulprida posteriormente mostrou melhora de alguns dos componentes cognitivos – tempo de processamento, memória visuoespacial, coordenação visomotora e atenção sustentada – na comparação pré *versus* pós-tratamento com CBD em dose de até 800 mg/dia, em pacientes com esquizofrenia internados por agudização do quadro, em um ensaio clínico de quatro semanas, novamente comparado com Amissulprida, que também demonstrou melhora cognitiva.[11] No entanto, em ensaio controlado por placebo, 18 indivíduos em cada grupo, em dose de 600 mg/dia por seis semanas, o CBD não causou melhora cognitiva adicional, mensurada pela bateria Matrics, em portadores de esquizofrenia que estavam estáveis, acompanhados ambulatorialmente.[12]

## Estados de risco para psicose

Dada a gravidade dos quadros psicóticos crônicos, a necessidade de reduzir os prejuízos de longo prazo se impõe e a possibilidade de intervir precocemente mostrou ser uma importante medida nessa direção, talvez a mais importante do ponto de vista assistencial. Assim, nas duas últimas décadas o reconhecimento de estados de risco para psicose (ERP) ganhou destaque, trazendo à psiquiatria a discussão sobre prevenção primária específica, ou seja, além da melhoria da qualidade de vida e das condições de saúde coletivas. Classificam-se como ERP pessoas que apresentam fenômenos psicóticos tênues ou limitados no tempo; portadores de transtorno de personalidade esquizotípica; e familiares de primeiro grau de portadores de esquizofrenia com marcante queda cognitiva e de desempenho recente. Esse grupo de pessoas apresenta taxa de conversão para psicose em níveis bem maiores que os da população geral, com incidência aproximada de 25% em três anos, o que é 50 vezes maior que controles pareados por idade.[13]

O reconhecimento de indivíduos ERP configura não só um desafio clínico, pois é uma população que não está vinculada a um serviço de saúde, posto que não são pacientes, portanto nesse contexto não seria indicado o uso de psicofármacos como estratégia de prevenção, mas também ético, por levantar a discussão de intervenções em um grupo de pessoas não doentes, alguns destes inclusive que nunca serão diagnosticados como portadores de psicose, podendo ser expostos ao estigma do transtorno mental e todas suas consequências pessoais e coletivas.

No contexto dos estudos pré-clínicos, Loss et al. apresentaram dados compilados, em revisão sistemática, mostrando a prevenção de alterações comportamentais semelhantes ao transtorno em animais com o uso precoce e prolongado do CBD, em período equivalente à adolescência dos seres humanos. Os modelos animais de esquizofrenia utilizados nesses estudos foram ratos espontaneamente hipertensos e modelos desenvolvimentais induzidos pela injeção pré-natal de acetato de metilazoximetanol ou injeção pré-natal do análogo sintético de RNA dupla-fita, Poly I:C ou injeção por 28 dias após nascimento do antagonista N-metil-D-aspartato (NMDA), MK801, os quais apresentam grande validade de face e construto.[3]

Estudos clínicos iniciais com administração de dose única do CBD em pessoas em ERP mostraram normalização do padrão de ativação neuronal em estriado e córtex temporal medial, anteriormente diferente dos controles, observado por ressonância magnética funcional, durante processamento cognitivo e emocional, bem como atenuação da disfuncionalidade em ínsula durante processo de saliência motivacional também após dose única; e redução da percepção de ansiedade e estresse, com atenuação parcial do nível de cortisol, após sete dias de uso de CBD. Nos três estudos a dose foi de 600 mg/dia. Portanto, há indício inicial de benefício potencial do uso do CBD nesse contexto, mas com necessidade de mais estudos clínicos.[3]

A ausência de indução de catalepsia, de discinesia ou de alterações metabólicas, comumente observadas no uso de antipsicóticos nesses mesmos modelos animais, aponta para um perfil favorável do uso do CBD. Ressalte-se que já foram observadas alterações reprodutivas em animais masculinos após o uso prolongado dessa substância.[3]

> Em estudos clínicos, utilizando-se a dose de CBD de 600 mg/dia, observou-se que há indício inicial de benefício potencial do uso desse canabinoide para pessoas em ERP.[3]

## Terapêutica canabinoide

Diante das evidências disponíveis e do baixo perfil de risco de efeito colateral, há a possibilidade do uso do CBD, como adjuvante ao antipsicótico, em dose alta, 800-1.000 mg/dia, dividido em três tomadas diárias, com o cuidado de subir gradativamente a dose (25-50 mg por vez, p. ex.) e de observar a sedação, que é o principal efeito colateral, de forma individualizada. A dose de 800-1.000 mg, baseada nos artigos citados,[9,10] é maior que a dose habitual em outras situações clínicas.

Embora não haja estudos específicos, há racionalidade no uso de preparos com outros canabinoides para melhor aproveitamento do efeito comitiva, especialmente nos preparos que, além do CBD, apresentam outras moléculas que não o THC. Como dito anteriormente, a presença de THC em doses altas é preocupante para essa população específica, mas não há estudos com preparos com doses baixas, como as formulações encontradas no mercado com 0,3% de THC em sua composição, por exemplo. Vale ressaltar que o CBD tem pouca afinidade com os receptores CB1 e CB2, e a presença de pequenas quantidades de THC aumenta essa afinidade.

Portanto, são necessários mais estudos pré-clínicos e clínicos usando CBD sozinho ou combinado a outros canabinoides como estratégia de prevenção ou de tratamento da esquizofrenia, com o intuito de descobrir as melhores doses a serem utilizadas, o tempo de uso, bem como para desvendar o real mecanismo de ação desses compostos.

> Diante das evidências disponíveis e do baixo perfil de risco de efeito colateral, há a possibilidade do uso do CBD, como adjuvante ao antipsicótico, em dose alta, 800-1.000 mg/dia, dividido em três tomadas diárias.[9,10]

## Considerações finais

O uso regular e intenso de cânabis, principalmente pela presença do THC, aumenta o risco do desenvolvimento de psicose relacionado diretamente com a quantidade, a precocidade do uso e o risco poligênico. A ativação de receptores CB1 em regiões límbicas causa aumento da liberação de dopamina, compatível com os sintomas positivos da esquizofrenia, enquanto em regiões corticais, no hipocampo e no cíngulo anterior a ativação desses receptores reduz a liberação de glutamato, o que pode contribuir para o aparecimento de sintomas cognitivos do transtorno. O uso do CBD em altas doses pode ser uma estratégia importante para o tratamento e/ou prevenção da esquizofrenia, mas são necessárias evidências mais robustas.

## Referências bibliográficas

1. Owen MJ, Sawa A, Mortensen PB. Schizophrenia. Lancet Lond Engl. 2016 Jul 2;388(10039):86-97.
2. Tandon R, Gaebel W, Barch DM, Bustillo J, Gur RE, Heckers S, et al. Definition and description of schizophrenia in the DSM-5. Schizophr Res. 2013 Oct;150(1):3-10.
3. Loss CM, Teodoro L, Rodrigues GD, Moreira LR, Peres FF, Zuardi AW, et al. Is cannabidiol during neurodevelopment a promising therapy for schizophrenia and autism spectrum disorders? Front Pharmacol. 2020;11:635763.
4. Borgan F, Kokkinou M, Howes O. The cannabinoid CB1 receptor in schizophrenia. Biol Psychiatry Cogn Neurosci Neuroimaging. 2021 Jun;6(6):646-59.
5. Correll CU, Abi-Dargham A, Howes O. Emerging treatments in schizophrenia. J Clin Psychiatry. 2022 Feb 15;83(1):SU21204IP1.
6. Lowe DJE, Sasiadek JD, Coles AS, George TP. Cannabis and mental illness: a review. Eur Arch Psychiatry Clin Neurosci. 2019 Feb;269(1):107-20.
7. Sideli L, Quigley H, La Cascia C, Murray RM. Cannabis use and the risk for psychosis and affective disorders. J Dual Diagn. 2020 Mar;16(1):22-42.
8. Giuffrida A, Leweke FM, Gerth CW, Schreiber D, Koethe D, Faulhaber J, et al. Cerebrospinal anandamide levels are elevated in acute schizophrenia and are inversely correlated with psychotic symptoms. Neuropsychopharmacol Off Publ Am Coll Neuropsychopharmacol. 2004 Nov;29(11):2108-14.
9. Leweke FM, Piomelli D, Pahlisch F, Muhl D, Gerth CW, Hoyer C, et al. Cannabidiol enhances anandamide signaling and alleviates psychotic symptoms of schizophrenia. Transl Psychiatry. 2012 Mar;2(3):e94-e94.
10. McGuire P, Robson P, Cubala WJ, Vasile D, Morrison PD, Barron R, et al. Cannabidiol (CBD) as an adjunctive therapy in schizophrenia: a multicenter randomized controlled trial. Am J Psychiatry. 2018 Mar 1;175(3):225-31.
11. Leweke FM, Rohleder C, Gerth CW, Hellmich M, Pukrop R, Koethe D. Cannabidiol and Amisulpride improve cognition in acute schizophrenia in an explorative, double-blind, active-controlled, randomized clinical trial. Front Pharmacol. 2021;12:614811.
12. Boggs DL, Surti T, Gupta A, Gupta S, Niciu M, Pittman B, et al. The effects of cannabidiol (CBD) on cognition and symptoms in outpatients with chronic schizophrenia a randomized placebo controlled trial. Psychopharmacology (Berl). 2018 Jul;235(7):1923-32.
13. Estradé A, Salazar de Pablo G, Zanotti A, Wood S, Fisher HL, Fusar-Poli P. Public health primary prevention implemented by clinical high-risk services for psychosis. Transl Psychiatry. 2022 Jan 28;12:43.

# 16

# Fibromialgia

Marcos Filipe Rodrigues Bosquiero

## Introdução

A fibromialgia pode ser definida como uma síndrome reumática não articular, dolorosa crônica, não inflamatória, de etiologia desconhecida, que se manifesta de forma difusa no sistema musculoesquelético por causas não traumáticas, podendo apresentar sintomas em outros aparelhos e sistemas. Apresenta costumeiramente quadro clínico polimórfico e a manifestação de sintomas associados como fadiga, distúrbios do sono, rigidez matinal e comorbidades psíquicas, particularmente variação do humor, ansiedade e depressão. São comuns os relatos de sensação de inchaços nos membros, cefaleia, tontura, zumbidos, dor torácica atípica, palpitação, dores abdominais, diarreia, constipação, urgência miccional, dificuldade de concentração e falta de memória.[1]

Sua conceituação é motivo de controvérsia devido: (i) à ausência de substrato anatômico em sua fisiopatologia, (ii) à ausência de marcadores clínicos ou laboratoriais objetivos, e (iii) à presença de sintomas que confundem com a depressão maior, a síndrome de fadiga crônica e outras patologias.[1]

Alguns profissionais médicos ainda a consideram uma síndrome de somatização, mesmo havendo relatos compatíveis com a existência da doença desde 1592. No último quarto do século passado um acúmulo crescente de conhecimento contribuiu para a fibromialgia ser caracterizada como uma síndrome de dor crônica real, causada por mecanismo de sensibilização do sistema nervoso central à dor.[1]

É considerada uma das condições clínicas reumatológicas mais frequentes no planeta. Pesquisas realizadas na Europa e nos EUA indicam prevalência de até 5% na população geral, ultrapassando 10% dos atendimentos clínicos realizados e afetando predominantemente maior número de mulheres do que homens, vindo a ser uma das doenças com os maiores índices de incapacitação física para as atividades laborais. No Brasil, a exemplo dos países do hemisfério norte, estima-se a presença da fibromialgia em até 2,5% da população geral, afetando principalmente as mulheres, na faixa etária entre 35 e 44 anos.[2]

O diagnóstico de determinadas doenças que não apresentam etiologia definida é obtido por meio de critérios de classificação. Ao redor do mundo diferenças étnicas, socioeconômicas e culturais dentre os diversos povos podem influenciar na manifestação dos sintomas e seu breve diagnóstico. A identificação da fibromialgia na prática diária da medicina e a escolha de pacientes para estudos clínicos são desafiadores pela ausência de marcador clínico ou laboratorial específico.

O American College of Rheumatology estabeleceu critérios diagnósticos para a classificação da fibromialgia. São eles: a presença de dor difusa acima e abaixo da cintura, dos dois lados do corpo, além do exame físico dos pontos dolorosos. A sensibilidade dolorosa à dígito-pressão em 11 ou mais de 18 pontos examinados, por mais de três meses caracteriza a prevalência da patologia.[3]

De acordo com esses critérios de avaliação, devem ser pesquisados os seguintes pontos, dispostos em pares simétricos (ver Figura 1):[1]

- Inserção do músculo suboccipital.
- Terço inferior do esternocleidomastóideo, no ligamento intertransverso entre as vértebras C5 e C6.
- Ponto médio da borda superior, em uma parte firme do músculo trapézio.
- Inserção do músculo supraespinhoso acima da borda medial da escápula.
- Articulação costocondral, lateralmente à junção, na origem do músculo grande peitoral.
- A distância entre 2-5 cm de distância do epicôndilo lateral.
- O quadrante externo superior da nádega.
- O ponto posterior à proeminência do grande trocanter.
- Coxim gorduroso, pouco acima da linha média do joelho.

O tratamento da fibromialgia objetiva o alívio da dor, a melhora da qualidade do sono, a manutenção ou restabelecimento do equilíbrio emocional, a melhora do condicionamento físico e da fadiga, além do tratamento específico para sintomas associados, sendo fundamental a boa informação e a atitude positiva, como a prática de exercícios físicos aeróbicos pelo paciente.[1]

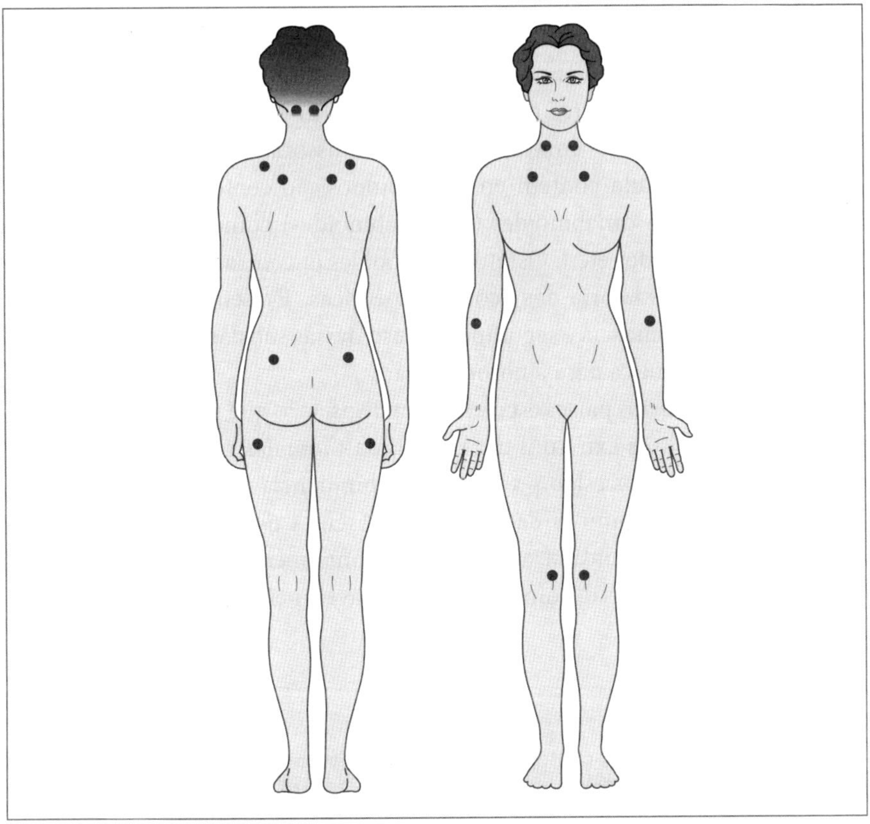

FIGURA 1 Pontos dolorosos na fibromialgia.

Fonte: adaptada de Provenza et al., 2004.[1]

O tratamento convencional consiste na indicação de medidas farmacológicas alopáticas com o uso de antidepressivos tricíclicos visando à alteração do metabolismo da serotonina e da noradrenalina. Bloqueadores seletivos de recaptação de serotonina podem ser utilizados. A pacientes crônicos pode-se indicar benzodiazepínicos associados a anti-inflamatórios não esteroides, moduladores dos receptores do ácido gama-aminobutírico (GABA), inibidores do sistema nervoso central, dentre outros. Analgesia central e periférica são alternativas para o tratamento coadjuvante da dor, sendo possível também o uso de relaxantes musculares, anticonvulsivantes, melatonina e alguns opioides.[1]

Além dos exercícios físicos aeróbicos e de baixo impacto, outras intervenções não farmacológicas são frequentemente utilizadas no tratamento, como a acupuntura, a fisioterapia e o suporte psicológico, visando impactar diretamente na qualidade de vida do paciente.[1]

Os compostos presentes na *Cannabis sativa* L. vêm sendo cada vez mais estudados, tornando-se uma alternativa promissora nas síndromes dolorosas crônicas. A planta contém em sua composição centenas de componentes químicos, tanto canabinoides (fitocanabinoides) como outros compostos (terpenos, flavonoides etc.). Os fitocanabinoides encontrados na planta são os responsáveis pela maioria das ações terapêuticas. Evidências científicas têm demonstrado boa eficácia e segurança no uso dessas substâncias como possível abordagem terapêutica para a fibromialgia.[4]

Atualmente, vários países estabeleceram legislação que permite o tratamento com os compostos extraídos das plantas da *Cannabis sativa* L. Os fitocanabinoides e os terpenos estão presentes em abundância nos frutos partenocárpicos das plantas femininas da *C. sativa*, presentes nos tricomas, que são as estruturas do vegetal onde se acumulam os componentes ativos da planta. Os terpenos e flavonoides são compostos responsáveis pelas propriedades organolépticas da planta.[5]

Em pacientes com dor avançada não amenizada com uso de opioides fortes, o tetra-hidrocanabinol (THC) e o canabidiol (CBD) apresentam melhor potencial analgésico, antiemético e estimulante do apetite se utilizados como coadjuvantes e não isolados.[6]

## Evidências científicas

Um estudo cruzado, duplo-cego, controlado com placebo, foi realizado na Europa, explorando os efeitos analgésicos da *Cannabis* em 20 pacientes com fibromialgia. Foram utilizados, além do placebo, mais três medicamentos já existentes no mercado com variedades diferentes de *Cannabis*, como Bedrocan, Bediol e Bedolite. O estudo avaliou o efeito de canabinoides inalados nos pacientes que apresentavam dor crônica, com pequenas respostas analgésicas após uma única inalação. O resultado apontou que a *Cannabis* obteve melhor resposta analgésica sobre as dores quando comparado ao placebo. Estudos complementares são necessários para determinar efeitos a longo prazo.[7]

Na Itália, pacientes portadores de fibromialgia sem resposta a tratamento convencional foram tratados com medicamentos à base de *Cannabis* por seis meses, com variações de doses, sendo ainda desconhecidas as concentrações moleculares de THC e CBD, e os pacientes continuaram ou não com algum tratamento analgésico concomitante. Observou-se melhora na qualidade do sono (44%), da ansiedade e depressão (50%), e cerca de um terço apresentou eventos adversos leves. O estudo mostrou que a taxa de retenção e terapia analgésica concomitante influencia na qualidade de vida desses pacientes, sendo necessário o estabelecimento de posologia e duração apropriadas.[8]

Outro estudo no tratamento de fibromialgia com a *Cannabis* foi realizado em Israel, por um período de três meses, com 26 pacientes. O uso da *Cannabis* foi diversificado, sendo utilizada na forma inalada ou em gotas de óleo oral. Foi permitido o uso concomitante de outros fármacos para analgesia, entretanto 50% dos pacientes deixaram de fazer uso de qualquer outra medicação e 46% reduziram a dose desses fármacos.[9]

Os pacientes tiveram melhora na dor, qualidade de vida e poucos efeitos colaterais, continuando o uso de *Cannabis* após o estudo.[9]

Também em Israel foi realizado um estudo prospetivo observacional com 367 pacientes com fibromialgia, acompanhados por um período de seis meses. Nesse estudo foram averiguados os efeitos analgésicos da administração do óleo *full spectrum* e das infrutescências da *Cannabis*. Quanto ao extrato, os tratamentos foram iniciados com uma dose baixa e os pacientes foram instruídos a aumentá-la gradualmente até obter um efeito terapêutico considerável. Em relação ao uso inalado por via fumada, foram administrados 0,75 g de infrutescências, sob forma de cigarro, a cada 3 ou 4 horas.

Os efeitos adversos mais comuns observados foram tonturas (7,9%), boca seca (6,7%), náuseas e vômitos (5,4%) e hiperatividade (5,5%). De forma geral, 81,1% dos pacientes reportaram melhora significativa em sua condição patológica. No que concerne a outros sintomas relacionados com a fibromialgia, observou-se uma melhora na maioria dos pacientes, do referido estudo, em relação a distúrbios do sono ou até desaparecido para outros. Em relação aos distúrbios depressivos, uma parte expressiva dos pacientes relatou melhora dos sintomas. Quanto à dor, pouco mais da metade dos pacientes referiu que a intensidade da dor após seis meses de tratamento passou de 9 para 5, mostrando uma melhora, uma vez que a escala de dor diminuiu. Em consequência, a qualidade de vida também teve uma melhora considerável, na medida que mais da metade dos pacientes reportou que a qualidade do sono, o apetite e a atividade sexual aumentaram.[10]

No Brasil foi realizada uma pesquisa envolvendo 17 pacientes com fibromialgia, do sexo feminino, em um ensaio clínico randomizado, duplo-cego, controlado por placebo. O objetivo era avaliar os benefícios da administração sublingual de um óleo de *Cannabis* rico em THC. As participantes foram avaliadas no início do estudo e em intervalos de 10 dias, durante oito semanas. Nesse período, a cada visita, as pacientes preenchiam um questionário que avaliava 10 aspectos: capacidade funcional, bem-estar, ausência de trabalho por incapacidade, capacidade de trabalhar, dor, fadiga, cansaço matinal, rigidez, ansiedade e depressão. A pontuação total do questionário variou de zero a cem, e as pontuações mais altas significavam maior impacto, ou seja, diminuição da qualidade de vida do paciente.[11]

Após a administração, o grupo que usou o óleo reportou sonolência (87,5%), tonturas (25%), secura da boca (25%), melhoria do humor (25%) e da libido (12,5%). Comparativamente ao grupo que usou o placebo, a mudança no padrão de sono das pacientes no grupo com canabinoides foi considerado um aspecto positivo, uma vez que a maioria das pacientes sofria de distúrbios do sono. Em geral, após as oito semanas de tratamento, a pontuação foi mais baixa no grupo que usou os canabinoides. Comparando as pontuações médias dos questionários, em uma análise anterior e posterior ao estudo, o grupo que usou os canabinoides apresentou redução significativa da pontuação, passando de 75,5 para 30,5 pontos, enquanto o grupo que usou o placebo manteve a pontuação. Em uma análise isolada dos aspectos do questionário, o grupo que usou a *Cannabis* apresentou redução nos valores médios de bem-estar, dor e fadiga, enquanto o grupo com o placebo apresentou redução nos valores médios do aspecto depressão.[11]

## Terapêutica canabinoide

Em busca de novos horizontes no tratamento da fibromialgia, encontra-se nos canabinoides uma alternativa terapêutica para dor crônica, cujos portadores estão mais propensos à resistência medicamentosa, pela necessidade do uso prolongado, e a desenvolver efeitos adversos não toleráveis das medicações convencionais.[12]

Os ativos derivados da *Cannabis* utilizados atualmente são o CBD, o canabinol (CBN) e o THC, empregados de forma isolada ou em associação, como CBD e CBN, ou THC e CBD. Devido a sua versatilidade, podem ser utilizados em diversas vias de administração.[7]

A indústria farmacêutica tem testado no tratamento da fibromialgia uma série de medicamentos sintetizados a partir das substâncias presentes na *Cannabis sativa* L., a exemplo do Bedrocan, Dronabinol, Levonantradol e Nabilona, associados ou não a outros tipos de fármacos.[13]

As substâncias presentes na cânabis atuam sinergicamente entre elas, e esse efeito comitiva (presentes nos óleos *full spectrum*) tem propriedades terapêuticas reconhecidas.[14]

Poderíamos questionar se não seriam o transtorno de humor e a insônia a causa das dores que tanto incomodam o paciente, sendo a patologia uma somatização dessa condição. É certo que poder ajudar a diminuir as dores dos pacientes passa pela melhora desses transtornos emocionais, diminuindo ou controlando as crises de ansiedade e depressão, evitando os gatilhos e melhorando a qualidade do sono.

O sono é caracterizado por um comportamento complexo que compreende várias fases sequenciais com distintas características neurofisiológicas. A má qualidade do sono, quando experimentada cronicamente, pode levar a déficit de atenção e cognitivo, irritação, problemas cardiovasculares e neurológicos, obesidade, diabetes e mal de Alzheimer. Existe uma relação sinérgica entre sono, exercício físico, alimentação e vida saudável.[15]

Com isso afirmamos que, a partir da regulação do sistema endocanabinoide, podemos melhorar ansiedade e depressão, bem como as dores dos pacientes.

Sugere-se que toda retirada de medicamentos de uso contínuo seja realizada de forma planejada, avaliando *pari passu* a resposta terapêutica obtida e evitando assim possíveis efeitos adversos da retirada dos fármacos, o que pode piorar os sintomas e comprometer o tratamento com os derivados de canabinoides.

Não podemos afirmar que a *Cannabis sativa* L. proporciona melhora em todos os pacientes. Como todo remédio, necessita ser compreendida tanto pelo prescritor quanto pelo paciente que está fazendo uso. O óleo de *Cannabis* tem respostas distintas dentro do conjunto de pacientes com as mesmas sintomatologias. Cada indivíduo possui um sistema endocanabinoide, respondendo de forma individualizada ao uso dos fitocanabinoides. É possível modular a quantidade de doses aplicadas e as concentrações dos canabinoides, sempre buscando a melhor resposta terapêutica para o paciente.

> A literatura aponta para protocolos de prescrição iniciais com 5 mg de CBD 2 vezes ao dia, podendo a dose ser aumentada a cada 2-3 dias até a concentração de 40 mg. Para o THC, a dose inicial é de 2,5 mg/dia, aumentando a cada 2-7 dias até alcançar 40 mg.[16]

Isso não impede que em algum momento surja a necessidade de revisão da prescrição, buscando nova formulação de composição e balanceamento entre o CBD e o THC. Após a avaliação da resposta terapêutica é possível aumentar a dose, caso ainda não tenha obtido o efeito desejado.

## Considerações finais

De maneira geral, as síndromes dolorosas crônicas promovem um impacto negativo na qualidade de vida dos pacientes acometidos. Frequentemente o paciente busca a terapêutica com os canabinoides como última opção, após diversas tentativas de tratamento.

Ao iniciar a terapêutica com o óleo de *Cannabis full spectrum*, sugere-se não retirar nenhum medicamento em uso de imediato. As dosagens do óleo devem ser ajustadas de forma gradual, até que o paciente consiga encontrar seu umbral terapêutico. O tratamento com o óleo de *Cannabis sativa* L. deve ser avaliado a partir da resposta do organismo de cada paciente. É fundamental realizar um acompanhamento longitudinal dos pacientes no intuito de orientar sobre os principais efeitos terapêuticos e as reações adversas mais comuns. A terapêutica canabinoide não é a cura definitiva para as patologias, mas pode melhorar significativamente a qualidade de vida dos pacientes.

## Referências bibliográficas


1. Provenza JR, Pollak DF, Martinez JE, Paiva ES, Helfenstein M, Heymann R, Souza EJR. Fibromialgia. Revista Brasileira de Reumatologia. 2004;44(6):443-9. Disponível em: https://www.scielo.br/pdf/rbr/v44n6/08.pdf; acessado em: 6 de outubro de 2022.
2. Heymann RE. New guidelines for the diagnosis of fibromyalgia. Revista Brasileira de Reumatologia. 2017;57:467-76. Disponível em: https://www.sciencedirect.com/science/article/pii/S0482500417301791; acessado em: 6 de outubro de 2022.

3. Haun MVA. Validação dos critérios do Colégio Americano de Reumatologia (1990) para classificação da fibromialgia. 1998. Disponível em: http://repositorio.unifesp.br/handle/11600/15809; acessado em: 6 de outubro de 2022.
4. Lessa AM, Cavalcanti ILC, Figueiredo NV. Derivados canabinoides e o tratamento farmacológico da dor. Revista Dor. 2016;17(01). Disponível em: https://doi.org/10.5935/1806-0013.20160012; acessado em: 6 de outubro de 2022.
5. Russo EB. Taming THC: potential cannabis synergy and phytocannabinoid-terpenoid entourage effects. British Journal of Pharmacology. 2011 Jul 12;163(7):1344-64.
6. Muñoz ES. Cannabis en el tratamiento del dolor crónico no oncológico. Rev Hosp Clin Univ Chile, 2015;26(02):138-47. Disponível em: https://pesquisa.bvsalud.org/portal/resource/pt/lil-786580; acessado em: 6 de outubro de 2022.
7. van de Donk T, Niesters M, Kowal MA, Olofsen E, Dahan A, van Velzen M. An experimental randomized study on the analgesic effects of pharmaceutical-grade cannabis in chronic pain patients with fibromyalgia. Pain. 2019;160(4):860-9.
8. Giorgi V, Bongiovanni S, Atzeni F, Marotto D, Salaffi F, Sarzi-Puttini P. Adding medical cannabis to standard analgesic treatment for fibromyalgia: a prospective observational study. Clin Exp Rheumatol. 2020;38(01):53-9. Disponível em: https://www.ncbi.nlm.nih.gov/pubmed/32116208; acessado em: 6 de outubro de 2022.
9. Habib G, Artul S. Medical Cannabis for the treatment of fibromyalgia. 2018. Disponível em: https://www.ncbi.nlm.nih.gov/pubmed/29461346; acessado em: 6 de outubro de 2022.
10. Sagy I. Safety and efficacy of medical Cannabis in fibromyalgia. Journal of Clinical Medicine. 2019. Disponível em: https://doi.org/10.3390/jcm8060807; acessado em: 6 de outubro de 2022.
11. Chaves C, Bittencourt PCT, Pelegrini A. Ingestion of a THC-rich Cannabis oil in people with fibromyalgia: a randomized, double-blind, placebo-controlled clinical trial. Pain Medicine. 2020; 21(10):2212-8. Disponível em: https://doi.org/10.1093/pm/pnaa303; acessado em: 6 de outubro de 2022.
12. Lucena LRT, Timóteo PAD, de Sousa MNA. Avaliação do tratamento da fibromialgia: a terapia com canabinoides. Revista Contemporânea. 2012;2(3):122-36. Disponível em: https://revistacontemporanea.com/ojs/index.php/home/article/view/136; acessado em: 6 de outubro de 2022.
13. Walitt B, Klose P, Fitzcharles MA, Phillips T, Haeuser W. Cannabinoids for fibromyalgia. Cochrane Database of Systematic Reviews. 2016;(7). Disponível em: https://doi.org/10.1002/14651858.CD011694.pub2; acessado em: 6 de outubro de 2022.
14. Nascimento AGT, Dalcin MF. Uso terapêutico da Cannabis Sativa: uma breve revisão. Brazilian Journal of Surgery and Clinical Research. 2019;27(02):164-9. Disponível em: https://www.mastereditora.com.br/periodico/20190704_103122.pdf; acessado em: 6 de outubro de 2022.
15. Ribeiro S. O oráculo da noite: a história e a ciência do sonho. São Paulo: Companhia das Letras; 2019.
16. Bhaskar A, Bell A, Boivin M, et al. Consensus recommendations on dosing and administration of medical Cannabis to treat chronic pain: results of a modified Delphi process. J Cannabis Res. 2021;3.22. Disponível em: https://doi.org/10.1186/s42238-021-00073-1; acessado em: 6 de outubro de 2022.

# 17

# Insônia

Sérgio Arthuro Mota Rolim
Pedro da Costa Mello Neto

## Introdução

### O sono normal

O sono é um estado fisiológico da consciência, que se apresenta de forma rítmica (oscilando a cada cerca de 24 horas), sendo caracterizado principalmente por uma diminuição temporária e reversível da atividade sensoperceptiva e motora. O sono é fundamental para a manutenção da vida, e, dentre as várias funções que tem no organismo, destaca-se a participação nos processos homeostáticos que garantem o descanso e a restauração, com a reposição de neurotransmissores e a retirada de toxinas que se acumulam no cérebro durante o dia.[1] Além disso, o sono participa ativamente nos processos de:

- Consolidação das memórias, ou seja, das informações que adquirimos enquanto estamos acordados, com consequente influência no aprendizado.[2]
- Regulação cardiometabólica, por exemplo, redução na temperatura e na pressão arterial, bem como nas concentrações de colesterol e glicose no sangue.[3]
- Ativação do sistema imunológico, o que permite maior proteção contra doenças infecciosas.[4]
- Regulação do humor e emoções, pois vários trabalhos têm mostrado uma relação entre privação do sono e depressão.[5]

Dessa forma, devemos entender que, juntamente com uma boa alimentação e a prática regular de exercícios físicos, o sono de qualidade é essencial para a manutenção da saúde física, mental e social.

Em termos neurofisiológicos, o sono é caracterizado principalmente por mudanças na atividade cerebral. Quando estamos acordados e atentos, nosso cérebro apresenta um ritmo próximo de 40 Hz, o chamado ritmo gama.[6] Ao diminuirmos nossa atenção, esse ritmo é substituído por uma oscilação com 20 Hz, conhecida como beta, e ao fecharmos os olhos aparece o ritmo alfa, próximo de 10 Hz.[7] Quando começamos a dormir, esse ritmo alfa é gradualmente substituído por um ritmo mais lento, próximo de 5 Hz, conhecido como ritmo teta, e que caracteriza o primeiro estágio do sono (N1). Com o passar do tempo, a atividade cerebral fica ainda mais lenta, próxima de 2 Hz, caracterizando o segundo estágio do sono, também conhecido como sono leve (N2). No estágio seguinte, o sono profundo, o cérebro oscila na forma mais lenta possível, próximo de 1 Hz, por isso esse estágio também é conhecido como sono de ondas lentas (N3), e é o que se relaciona mais proximamente com os processos homeostáticos e de restauração, citados anteriormente. O último estágio é o sono REM (do inglês *rapid eye movement*), caracterizado pelos movimentos oculares rápidos, atonia muscular e sonhos intensos.[8]

Esses quatro estágios se apresentam na forma de ciclos que duram aproximadamente 1 hora e meia durante a noite, ou seja, a cada noite temos cerca de cinco ciclos. Além disso, observamos que, com o passar do tempo na noite, a duração do sono profundo vai diminuindo e o sono REM vai aumentando, ou seja, na primeira metade da noite há um predomínio do sono leve e do profundo, e na segunda metade há principalmente sono leve e sono REM.[1] Essa informação é de suma importância para entendermos que, desde o desenvolvimento da luz elétrica, depois da TV, computadores e *smartphones*, estamos indo dormir cada vez mais tarde, porém continuamos acordando cedo para ir à escola, faculdade ou trabalho. Dessa forma, podemos dizer que a sociedade contemporânea é privada de sono, e principalmente de sono REM, pois o mesmo acontece nas últimas horas de sono. A privação de sono também pode ser decorrente de várias outras doenças, e dentre elas se destaca a insônia, como descrito a seguir.

Essa privação de sono REM pode estar relacionada a um aumento exponencial que tem acontecido nos casos de depressão, pois o sono REM está intimamente relacionado com a regulação emocional e do humor.[5]

## Insônia

A insônia é a doença do sono mais comum, sendo caracterizada principalmente pela dificuldade em iniciar ou manter o sono. Como consequência, o paciente apresenta sonolência, cansaço, falta de atenção e concentração, prejuízos na memória, entre outros sinais e sintomas. Existe também uma relação entre a insônia e o risco de acidentes, como os automobilísticos, por exemplo. Há fortes evidências que apoiam a associação entre insônia e desenvolvimento da depressão. Além disso, o fenótipo "insônia com sono curto" é associado a hipertensão, diabetes, deficiências de desempenho comportamental e risco de mortalidade.[1]

Trabalhos recentes incluem uma categoria ampla de diagnósticos de insônia para cobrir a maioria dos distúrbios de insônia, tanto em adultos como no público infantil. Na *Classificação Internacional de Distúrbio do Sono* – terceira edição (ICSD-3) encontra-se o "transtorno de insônia crônica", e, no *Diagnóstico e Manual Estatístico de Transtornos Mentais* – quinta edição (DSM-5), denomina-se "transtorno de insônia". Ambos os sistemas de classificação incluem a especificação de três meses como critério de duração para transtorno de insônia e a especificação de três vezes por semana como frequência mínima.[1]

Em termos de diagnóstico, as ferramentas principais incluem a entrevista clínica, diários de sono e medidas de autorrelato. Existem várias escalas para avaliar insônia, qualidade de sono e sonolência diurna, por exemplo, a Escala de Insônia de Atenas, o Índice de Qualidade de Sono de Pittsburgh e a Escala de Sonolência de Epworth, respectivamente. As técnicas opcionais incluem polissonografia e actigrafia, que não são usadas rotineiramente, mas podem ser indicadas para avaliar outros distúrbios do sono, como apneia, síndrome das pernas inquietas etc.

O principal tratamento não farmacológico é a terapia cognitivo-comportamental para insônia (CBT-I). Essa técnica pode ser útil para uma variedade de pacientes, incluindo aqueles com comorbidades psiquiátricas como depressão, transtorno bipolar, transtorno de estresse pós-traumático (TEPT) e esquizofrenia.[1] Vários grupos de pesquisa têm desenvolvido programas de CBT-I *online*, principalmente com o aumento da insônia devido à pandemia da Covid-19,[9] que também possibilitou o atendimento remoto. Embora estudos iniciais demonstrem a eficácia dessas abordagens, a implementação da CBT-I *online* na prática clínica pode ser mais desafiadora e requer estudos mais aprofundados.

Os primeiros tratamentos farmacológicos para insônia foram realizados com os benzodiazepínicos, como diazepam, alprazolam, entre outros, que atuam estimulando o ácido gama-aminobutírico (GABA), principal neurotransmissor inibitório do cérebro. No entanto, os trabalhos têm demonstrado que essas substâncias apresentam alto grau de dependência, bem como um aumento no risco de demência. Novas substâncias – as chamadas "drogas Z", como Zolpidem e Zolpiclone – têm demonstrado menos efeitos colaterais, porém ainda induzem muita dependência.[1]

Mais recentemente foi aprovado o primeiro antagonista da orexina, o Suvorexant. A orexina (ou hipocretina) é um neurotransmissor excitatório, ou seja, que aumenta a vigília. O Suvorexant, dessa forma, antagoniza os receptores da orexina, inibindo os centros promotores de vigília do hipotálamo e do tronco cerebral. Outras substâncias são os antagonistas dos receptores de histamina, que também é um neurotransmissor excitatório que promove a vigília. No entanto, essas drogas ainda estão em desenvolvimento, e por isso precisam de mais trabalhos para que sejam aprovadas para a prática clínica em definitivo.[1]

## Evidências científicas

As plantas de *Cannabis* da subespécie *indica* têm efeito mais sedativo, e podem ser úteis para aumentar o relaxamento, diminuir o estresse e a dor, sendo por isso utilizadas para o tratamento da insônia. Os pacientes reportam efeitos positivos com o consumo moderado, especialmente do óleo, 1 hora antes de irem se deitar. Foi também observado que o tetra-hidrocanabinol (THC) não difere dos hipnóticos convencionais na redução do sono REM.[10]

Em um estudo naturalístico com usuários de *Cannabis* medicinal, foi encontrado que eles perceberam uma melhora significativa na insônia com o uso de canabinoides. Além disso, esse trabalho sugere uma possível vantagem com o uso de quimiotipos do tipo *indica* em comparação com *sativa* e canabidiol (CBD) puro.[11] Outro estudo naturalístico também encontrou resultados semelhantes, com melhora subjetiva da insônia com o uso de infrutescências de *Cannabis*. O trabalho também encontrou que o uso de vaporizadores foi associado a maior alívio dos sintomas e menos efeitos colaterais em comparação ao uso de cigarros. O CBD foi associado a maior alívio dos sintomas do que o THC.[12]

Em uma recente revisão sistemática e metanálise de ensaios duplo-cegos, randomizados e controlados com placebo, Aminilari et al.[13] investigaram o uso de canabinoides para distúrbios do sono. Trinta e nove ensaios (totalizando 5.100 pacientes) foram elegíveis para revisão, dos quais 38 avaliaram canabinoides orais e um administrou *Cannabis* inalada. O acompanhamento médio foi de 35 dias, e a maioria dos ensaios (33 de 39) envolveu pacientes com diagnóstico de dor crônica oncológica e não oncológica. Entre os pacientes com dor crônica oncológica, os autores observaram que a *Cannabis* promove uma pequena melhora na qualidade do sono. Além disso, foi observada também uma discreta melhora no distúrbio do sono para dor crônica não oncológica. Os autores concluíram que a *Cannabis* medicinal pode melhorar os distúrbios do sono em pacientes com dor crônica, mas a magnitude do efeito é pequena.

Uma série de casos nos quais foram utilizadas doses de canabidiol, que variaram entre 75 e 300 mg/dia, demonstrou que doses de 40, 80 e 160 mg por dia melhoraram distúrbios do sono REM em pacientes com doença de Parkinson sem provocar efeitos adversos no dia seguinte.[14]

Com relação ao uso de canabinoides para o transtorno de insônia, especificamente, outra metanálise recente encontrou que poucos trabalhos examinaram a eficácia dessa terapêutica. Apesar disso, foram observados sinais de eficácia dos canabinoides no tratamento da insônia. Um dos trabalhos dessa revisão mostrou que o THC reduziu a latência do início do sono em comparação com placebo em doses de 10, 20 e 30 mg. No entanto, o estudo ressalta a heterogeneidade dos participantes, das intervenções e dos resultados.[15]

## Terapêutica canabinoide

Segundo a Sociedade de *Cannabis* medicinal da Inglaterra,[16] os pacientes podem utilizar a via inalatória como forma de administração, já que essa via proporciona um efeito mais imediato que a via oral. Recomenda-se iniciar com quimiotipos que contenham alto teor de THC por meio da forma vaporizada, iniciando à noite para minimizar possíveis efeitos psicomiméticos, especialmente nas primeiras 4 a 6 semanas da terapêutica. Além disso, sugere-se o uso de um quimiotipo rico em mirceno, que parece ser calmante e/ou levemente sedativo, em adição ao THC.

> A dose inicial de THC deve ser de 1 a 2 mg à noite, principalmente para pacientes geriátricos, nos quais a dose pode ser incrementada entre 1 e 2,5 mg em intervalos semanais até que o efeito desejado seja alcançado.[16]

O guia clínico para o uso de *Cannabis* medicinal da Austrália[17] enfatiza a questão de se encontrar a dose certa para cada paciente, na qual o efeito terapêutico é maximizado e os efeitos adversos são minimizados. Segundo esse consenso, as doses dependem do tipo de produto utilizado, da variação individual, do desenvolvimento de tolerância, da interação com outras drogas e de exposição anterior à *Cannabis*. Dessa forma, pacientes sem experiência anterior com a *Cannabis* que estão iniciando a terapia pela primeira vez são advertidos para começar com uma dose muito baixa, como 1 mg de THC por dia ou menos.

O Ministério de Saúde do governo do Canadá, em seu livro de informações para profissionais de saúde, enfatiza que vários elementos fazem da terapêutica canabinoide um tratamento personalizado. Dentre eles, destacam-se:[18]

- Farmacologia complexa dos canabinoides.
- Diferenças interindividuais (genéticas) na estrutura e função do receptor de canabinoides.
- Diferenças interindividuais (genéticas) no metabolismo dos canabinoides que afetam sua biodisponibilidade.
- Exposição prévia e experiência com *Cannabis*/canabinoides.
- Tolerância farmacológica aos canabinoides.
- Mudanças na distribuição/densidade do receptor de canabinoide e/ou função como consequência de um distúrbio.
- A potência variável do material da planta de *Cannabis* e as quantidades e proporções variáveis de diferentes canabinoides.
- Os diferentes regimes de dosagem e vias de administração usados em diferentes estudos de pesquisa.

Sabe-se que diversos pacientes vão necessitar do THC na formulação de seu tratamento, portanto é importante conhecer algumas recomendações de dosagens de produtos, mesmo não sendo comercializados no Brasil. Para o Marinol® (dronabinol), os intervalos de dosagem variam de 2,5 a 40 mg de THC/dia (dose humana diária máxima tolerada = 210 mg). A dose diária média de dronabinol é de 20 mg, e a dose diária máxima recomendada é de 40 mg. As faixas de dosagem para Cesamet® (nabilona) variam de 0,2 a 6 mg/dia. As doses diárias de *Cannabis* desidratada inalada ou vaporizada variaram de apenas 75 mg de *Cannabis* desidratada 9,4% de THC por peso (ou seja, 7 mg de THC/dia), até um máximo de 3,2 g de *Cannabis* desidratada (1-8% de THC por peso; ou seja, 32-256 mg de THC).[18]

Pesquisas recentes apontam para o papel do sistema endocanabinoide na regulação do ciclo do sono. Afetando o ritmo da via da adenosina, o sistema endocanabinoide provavelmente desempenha um papel em ajudar o sistema a atingir um nível-limite que permite que o ciclo do sono comece.[19]

A via inalatória pode ser pensada quando desejamos um efeito mais rápido, mas, para os pacientes que têm dificuldade para manter o sono de forma ininterrupta, deve-se dar preferência pela via oral com cautela para não medicar em excesso, uma vez que doses altas podem provocar efeito estimulante. A dose de THC administrado por via oral recomendada é de 5 a 7,5 mg, deglutida 1 hora antes de dormir. O CBD pode tornar sonolento um paciente privado de sono, mas torna-se promotor da vigília assim que o paciente recupera o repouso ou se o CBD for tomado após as 17 horas.[20]

No entanto, deve-se levar em consideração que uma das principais causas que podem levar ao quadro de insônia é a presença de ansiedade. Nesse caso, tanto o THC como o CBD são eficazes para aliviar os sintomas. A dosagem de THC para ansiedade tem sucesso entre 1 e 3 mg, enquanto a dosagem de CBD varia entre 2,5 e 10 mg. Dosagens de CBD costumam ser mais bem toleradas, com variações que podem alcançar até 600 mg no tratamento de síndrome do pânico, dose caracterizada por causar sedação mental leve.[20]

O THC é eficaz para tratar ansiedade e pensamentos ruminativos, quando tomado nas doses de 1 a 5 mg por via sublingual. Sugere-se o uso do CBD para quem apresenta sintomas de ansiedade, com dificuldade para iniciar o sono, inclusive o CBD pode potencializar o efeito hipnótico do THC, caso prescrito à noite. No entanto, não se deve descartar a prescrição do CBD à noite como opção para melhorar o sono, principalmente se estamos tratando outras sintomatologias. Pode-se utilizar THC/CBD para reduzir a duração do sono REM, que parece ser uma fonte de trauma e sono interrompido para pacientes com pesadelos frequentes ou sonhos perturbadores, como nos casos de pacientes com TEPT.[20]

> Outro canabinoide que vem sendo cogitado como auxiliar no tratamento de distúrbios do sono é o canabigerol (CBG). Ensaios pré-clínicos foram capazes de demonstrar sua ação simpaticolítica nos receptores alfa-2 adrenérgicos, assim como sua interação com os receptores canabinoides e com os receptores 5-hidroxitriptamina 1A (5-HT1A), modulando o humor e padrões do sono em modelos animais.[21]

A seguir, uma sugestão de plano terapêutico proposta por MacCallum:[22]

- Dias 1 e 2: equivalente a 2,5 mg de THC na hora de dormir (podendo começar com 1,25 mg se o paciente é jovem, idoso ou apresenta outras ressalvas).
- Dias 3 e 4: se a dose anterior for tolerada, aumentar em 1,25 a 2,5 mg de THC na hora de dormir.
- Dias 5 e 6: continuar aumentando em 1,25 a 2,5 mg de THC na hora de dormir a cada dois dias até obter o efeito desejado. Em caso de efeitos colaterais, reduzir para a dose anterior mais bem tolerada.

Os aumentos das doses podem também esperar um número maior de dias para serem alterados, a cada 1 ou 2 semanas, a depender da estratégia do profissional médico em realizar mudanças no esquema terapêutico alopático.[22]

## Considerações finais

As evidências nos casos em que a *Cannabis* é utilizada para tratar os transtornos do sono são moderadas, e em sua grande maioria mostram o efeito desse tratamento como avaliação secundária. A prerrogativa do tratamento personalizado nesse caso se torna mais evidente quando observamos que a escolha da dosagem e do esquema terapêutico estará diretamente influenciada pelo diagnóstico de base. Nesses casos ou mesmo em situações em que o transtorno do sono aparece como queixa principal, deve-se estar atento a informações importantes, que incluem o ritmo circadiano e os hábitos do paciente. É preciso encorajar uma higiene do sono adequada para que, dessa forma, seja possível alcançar o sucesso terapêutico desejado.

Respeitando a singularidade de cada pessoa que está utilizando a *Cannabis* como escolha terapêutica, recomenda-se dar prioridade a usar produtos de plantas que sejam ricas em THC à noite. Dessa forma, busca-se evitar a aparição de efeitos adversos e o desenvolvimento de tolerância, fenômeno que ocorre quando aumenta-se a dose para alcançar o mesmo efeito da dose anterior.

## Referências bibliográficas


1. Kryger MH, Roth T, Dement WC. Principles and practice of sleep medicine. 6.ed. Elsevier – Health Sciences Division; 2016.
2. Ribeiro S, Nicolelis MAL. Reverberation, storage, and postsynaptic propagation of memories during sleep. Learn Mem. 2004;11:686-96.
3. Covassin N, Singh P, McCrady-Spitzer SK, St. Louis EK, Calvin AD, Levine JA, et al. Effects of experimental sleep restriction on energy intake, energy expenditure, and visceral obesity. J Am Coll Cardiol. 2022;79(13):1254-65.
4. Gamaldo CE, Shaikh AK, McArthur JC. The sleep-immunity relationship. Neurol Clin. 2012; 30(4):1313-43.
5. Tempesta D, Socci V, De Gennaro L, Ferrara M. Sleep and emotional processing. Sleep Med Rev. 2018;40:183-95.
6. Benchenane K, Tiesinga PH, Battaglia F. Oscillations in the prefrontal cortex: a gateway to memory and attention. Curr Opin in Neurobiol. 2011;21(3):475-85.
7. Berger H. Über das Elektrenkephalogramm des Menschen. Arch Psychiatr Nervenkr. 1929;87:527-70.
8. Aserinsky E, Kleitman N. Regularly occurring periods of eye motility, and concomitant phenomena, during sleep. Science. 1953;118:273-4.
9. Morin CM, Bjorvatn B, Chung F, Holzinger B, Partinen M, Penzel T, et al. Insomnia, anxiety, and depression during the covid-19 pandemic: an international collaborative study. Sleep Med. 2021;87:38-45.
10. Ditchfield J, Thomas M. The medical Cannabis guidebook. Green Candy Press; 2014.
11. Kuhathasan N, Minuzzi L, MacKillop J, Frey BN. The use of cannabinoids for insomnia in daily life: naturalistic study. J Med Internet Res. 2021;23(10):e25730.
12. Vigil JM, Stith SS, Diviant JP, Brockelman F, Keeling K, Hall B. Effectiveness of raw, natural medical Cannabis flower for treating insomnia under naturalistic conditions. Medicines. 2018;5(3):75.
13. Aminilari M, Wang L, Neumark S, Adli T, Couban RJ, Giangregorio A, et al. Medical Cannabis and cannabinoids for impaired sleep: a systematic review and meta-analysis of randomized clinical trials. Sleep. 2022;45(2):zsab234.
14. Chagas MHN, Eckeli AL, Zuardi AW, Pena-Pereira MA, Sobreira-Neto MA, Sobreira ET, et al. Cannabidiol can improve complex sleep-related behaviours associated with rapid eye movement sleep behaviour disorder in Parkinson's disease patients: a case series. Journal of Clinical Pharmacy and Therapeutics. 2014;39(5):564-6.
15. Bhagavan C, Kung S, Doppen M, John M, Vakalalabure I, Oldfield K, et al. Cannabinoids in the treatment of insomnia disorder: a systematic review and meta-analysis. CNS Drugs. 2020;34(12):1217-28.
16. Medical Cannabis Clinicians Society. Reocmendations and guidance on medical Cannabis under prescription. UKMCCS.org; 2021 Feb. Disponível em: https://www.ukmccs.org/wp-content/uploads/2021/03/Recommendations-and-Guidance-on-Medical-Cannabis-under-Prescription--3rd-Edition-2021-reduc..pdf.; acessado em: 10 de outubro de 2022.
17. Health CMO and care RB Prevention Division, Department of Health. Clinical guidance: for the use of medicinal Cannabis products in Queensland, 2018 Aug.
18. Clinical guidance: for the use of medicinal cannabis products in Queensland August 2018 Information for health care professionals: Cannabis (marihuana, marijuana) and the cannabinoids: dried or fresh plant and oil for administration by ingestion or other means psychoactive agent. Health

Canada. 2018. p.114. Disponível em: https://publications.gc.ca/collections/collection_2018/sc-hc/H129-19-2018-eng.pdf; acessado em: 10 de outubro de 2022.

19. Tringale RMD, Jensen CMD. Cannabis and insomnia. O'Shaughnessy's. 2011;31-2. Disponível em: http://files7.webydo.com/92/9209805/UploadedFiles/5E9EC245-448E-17B2-C7CA-21C6BDC6852D.pdf; acessado em: 10 de outubro de 2022.
20. Backes M. Cannabis pharmacy: the practical guide to medical marijuana. New York: Black Dog & Leventhal; 2017. p.229-31.
21. Nachnani R, Raup-Konsavage WM, Vrana KE. The pharmacological case for cannabigerol (CBG). Journal of Pharmacology and Experimental Therapeutics. 2020. JPET-MR-2020-000340.
22. MacCallum CA, Russo EB. Considerações práticas na administração e dosagem de cannabis medicinal. Jornal Europeu de Medicina Interna. 2018. S0953620518300049.

# 18

# Medicina integrativa

Carlos José Zimmer Junior
Carolina Teixeira Nocetti
Fernando Edson Cerqueira Filho

## Introdução

A medicina tem experimentado a fragmentação do conhecimento sobre saúde pela supersegmentação e subespecialização de suas disciplinas. Na busca por uma abordagem mais adequada para o tratamento de condições de saúde e nessas circunstâncias, o cuidado integrativo surge considerando o corpo humano uma entidade integral, abrangendo um espectro de conhecimentos e práticas eficazes (e seguras) de diversas especialidades clínicas.

A conduta é ajustada levando em conta o metabolismo individual de cada paciente, baseando-se não apenas em sua doença, mas em toda a sua vida (dimensões biopsicossocioespiritual-ambientais). Esse modelo de cuidado é a direção inevitável e necessária para o desenvolvimento futuro da medicina, e tem sua eficácia sustentada pelo crescente número de publicações científicas, que, além disso, também demonstram um impacto positivo na dimensão econômica do assunto, beneficiando a saúde financeira individual e institucional, por sua implementação.[1]

No início dos anos 2000, a medicina integrativa começou a ser conceituada, e em 2003 foi publicada a primeira revista científica relacionada ao tema, o *Journal of Integrative Medicine* (JIM). Muitas definições foram propostas ao longo dos últimos anos, e uma das mais completas é a do *Academic Consortium for Integrative Medicine and Health*[2] de 2009:

> Medicina Integrativa é a prática da medicina que reafirma a importância da relação entre o paciente e o profissional de saúde, é focada na pessoa

> em seu todo, é informada por evidências e faz uso de todas as abordagens terapêuticas adequadas, profissionais de saúde e disciplinas para obter o melhor da saúde e da cura (*health and healing*).

Diante da complexidade do ser humano, a integralidade do cuidado dentro da medicina é um desafio e pode ser mais bem entendida por meio dos seguintes princípios:[2,3]

- A saúde é vista como um estado vital de bem-estar físico, mental, emocional, social e espiritual, capacitando a pessoa a estar comprometida com sua vida.
- O médico coloca-se como um aliado no processo de cura e na saúde.
- O paciente é envolvido no processo de pactuação do plano terapêutico.
- As intervenções são dirigidas para tratar a pessoa como um todo, além de tratar as doenças: abordando todos os aspectos que influenciam o processo da enfermidade e da cura.
- Os pacientes são orientados a reconhecer, administrar e diminuir os fatores estressantes.
- Os pacientes recebem orientações nutricionais: os alimentos são considerados agentes fundamentais na promoção de doenças e da saúde.
- As influências sociais no processo de adoecimento e na saúde são consideradas e incluídas no plano terapêutico.
- As influências ambientais no processo de cura e na saúde são abordadas, investigadas e consideradas no plano terapêutico.
- O plano terapêutico personalizado é compartilhado, integrado entre todos os profissionais de saúde envolvidos e desenvolvido para cada paciente, com base em sua individualidade.
- A promoção da saúde e a prevenção são enfatizadas no plano terapêutico.
- Todas as abordagens terapêuticas, profissionais de saúde e disciplinas são consideradas.

Nesse contexto, entendendo que a medicina integrativa aborda o ser como um todo e trata de aproveitar seu potencial ao máximo, o profissional de saúde pode ampliar seu arsenal terapêutico utilizando os fitocanabinoides, em busca do equilíbrio aos diversos problemas de saúde.

O ser humano é capaz de potencializar seu poder curativo e minimizar as patologias por meio da incorporação de hábitos a sua rotina que promovam a homeostase do organismo.

## O cuidado integrativo

O modelo integrativo coloca o paciente no centro do cuidado e aborda toda a gama de influências físicas, emocionais, mentais, sociais, espirituais e ambientais que o possam afetar. Com o objetivo primário de melhorar a qualidade de vida, esse modelo promove o engajamento do paciente na implementação de um estilo de vida que otimize sua saúde, incluindo abordagens convencionais e complementares. Além de mudanças no estilo de vida, o cuidado integrativo enfatiza as intervenções multimodais, a reabilitação física, a psicoterapia e abordagens complementares de saúde (Figura 1).[4]

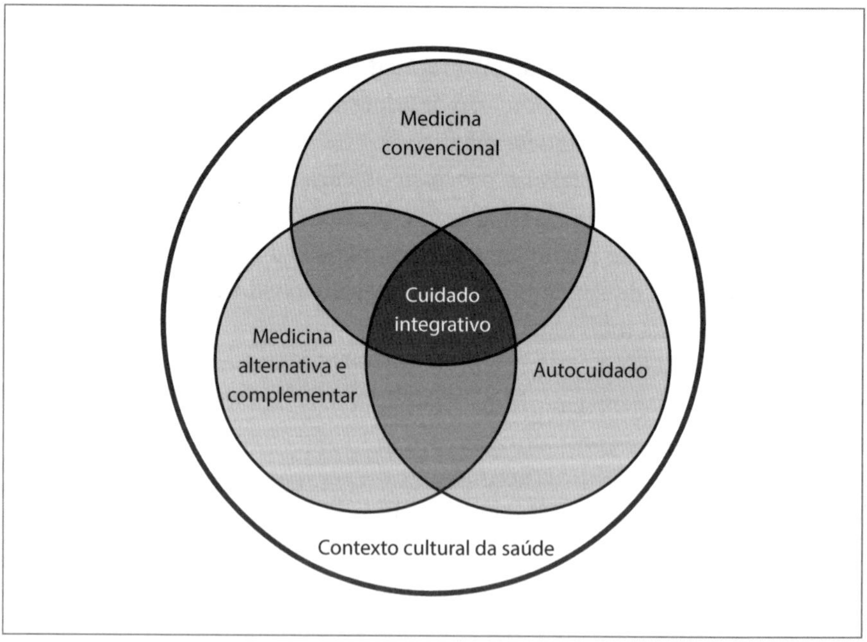


**FIGURA 1** O modelo integrativo de saúde.
Fonte: adaptada de Jonas e Rosenbaum, 2021.[4]

A interação médico-paciente é singular e deve ser construída ao longo dos encontros. Na prática integrativa são essenciais a individualização da conduta e a formalização de uma aliança terapêutica. O desenvolvimento da liderança pelo paciente passa pela quebra do paradigma do "Médico-Deus", da busca pelo "Médico-Herói" e pela "Pílula Mágica". O paciente é o principal agente de seu cuidado, mantém-se ativo e pactua informações sobre seu plano terapêutico, exames, comunicando-se com os profissionais de saúde que o apoiam.[5]

O aprimoramento dessa interação é essencial, e a seguir serão apresentadas algumas atitudes que podem colaborar com a prática clínica diária do profissional:[3]

- Manter o contato olho no olho.
- Utilizar o toque terapêutico (p. ex., mão no ombro).
- Sorrir e manter o tom de voz acolhedor.
- Manter o foco na pessoa e evitar desviar a atenção.
- Fazer anotações breves.
- Entender que seu corpo e suas palavras serão seu reflexo.
- Utilizar, se possível, música ambiente relaxante, incensos e óleos essenciais.
- Manter a temperatura local agradável.
- Sentar-se confortavelmente, preferencialmente ao lado da pessoa que será atendida, evitando colocar a mesa entre o profissional e o paciente.
- Oferecer água e alimentos saudáveis como sementes e frutas.

É importante que a ideia do autocuidado e da ampliação da consciência corporal seja reforçada a cada encontro. Pensando nisso, no Quadro 1 são elencados questionamentos que podem ser compartilhados durante a consulta integrativa, ajudando os pacientes a ampliar sua autopercepção.

**QUADRO 1** Questionamentos sobre autocuidado e autopercepção

| |
|---|
| Rotina alimentar |
| Práticas integrativas em saúde |
| Relacionamento com familiares e colegas de trabalho |
| Atividade física |
| Qualidade do sono |
| Espiritualidade |
| Rotina diária de estudos e/ou leitura |

Fonte: adaptado de Lima, 2018.[3]

As mudanças de condutas e hábitos cotidianos alimentares são a parte principal da apropriação e autonomia do paciente sobre sua própria saúde. Assim, é possível sugerir mudanças e adaptações no estilo de vida com introduções e alterações graduais, pois, justamente no que concerne ao cuidado integrativo, é de extrema importância que pacientes e cuidadores tomem as rédeas do planejamento, desenvolvimento e aplicação das estratégias para isso, conforme as instruções recebidas pelos profissionais de saúde.

Encoraja-se uma consistente manutenção e vigilância da maneira como o paciente se relaciona com a própria nutrição e condicionamento físico. Em especial, é necessário não se contentar em resolver problemas pontuais, mantendo-se alinhado com essas condutas, de forma a melhorar a qualidade de vida e impedir o potencial surgimento de doenças ou demandas sanitárias. Nenhuma prática terapêutica irá fazer o trabalho inteiro sozinho, e o mesmo vale para o uso medicinal da *Cannabis*, que, também, exige proatividade para potencializar seus benefícios. Além disso, conforme se toma a proatividade da própria saúde, o paciente passa a entender a terapêutica utilizada como um alicerce para voltar à homeostase e não meramente um apoio.[3-5]

## Comunicação

A comunicação contínua e periódica, bem como a confiança entre o paciente, ou cuidador, e a equipe multidisciplinar, são pilares fundamentais na personalização do cuidado em diferentes áreas da vida daquela pessoa. A equipe multidisciplinar lidera o acolhimento do paciente de maneira empática, abrangendo conhecimentos em diferentes áreas de atuação na construção do plano terapêutico. Com comunicação periódica, a equipe multidisciplinar estimula o paciente a promover e otimizar sua saúde por meio de ajustes no estilo de vida que englobam três áreas principais: nutrição, psicologia e movimentação.[6]

O pilar nutricional normalmente é negligenciado na maioria dos tratamentos, mas na medicina integrativa é parte importante do fortalecimento geral do organismo. Boa parte da dieta ocidental é constituída de alimentos como glúten, leite e derivados, embutidos e açúcar. Esses alimentos são pró-inflamatórios, isto é, favorecem a inflamação no organismo, por isso contribuem para a continuação de quadros de dores, inflamações e menor aderência do tratamento, uma vez que este está lidando com um desequilíbrio inflamatório, mesmo que em pequeno grau.[7] Neste caso, pode-se realizar substituições mais saudáveis e compatíveis com o objetivo de cuidar de si mesmo e de potencializar o tratamento.

Outro pilar diz respeito à parte psicológica do paciente, que se estende desde a intenção, confiança e persistência no tratamento até a resistência a impactos e estímulos que façam o paciente desistir da autonomia, apropriação de sua saúde e processo de cura. A autoconsciência tem uma função importante e deve ser constantemente exercitada. Além disso, exercícios cognitivos, higiene do sono e contato com os próprios pensamentos e sentimentos, auxiliam o paciente a entender a si mesmo e tomar o controle da própria situação.

Por fim, o pilar da movimentação trata da importância da atividade física para a regulação homeostática do metabolismo. Talvez esse seja o alicerce mais intuitivo em prol da saúde e do bem-estar. Essa prática, tal como as anteriores, pode ser incluída de maneira gradual na rotina. O primordial é comprometer-se com as etapas do processo e internalizar o objetivo do autocuidado.

O alinhamento de expectativas é fundamental nessa jornada conjunta e se inicia com um entendimento de papéis e responsabilidades de cada um, dentro do processo terapêutico. Nessa etapa, é importante frisar que a liderança do cuidado e a tomada de decisões são atribuições do paciente (ou cuidador) e que a equipe de saúde tem o papel de trazer opções terapêuticas, considerar pontos positivos e negativos de cada conduta, orientar e responder a dúvidas relacionadas.[6] Com o intuito de gerenciar expectativas, é necessário esclarecer que a diminuição ou desmame de medicações alopáticas (quando o manejo da condição de saúde for possível por meio de práticas complementares) dependerá da resposta clínica. O paciente deve ser educado sobre a insustentabilidade de ações e respostas imediatistas, por exemplo, utilizar medicações sem mudanças no estilo de vida.

O tratamento no modelo de cuidado integrativo é feito de forma adjunta aos protocolos convencionais e demanda boa comunicação entre paciente (ou cuidador), profissionais de saúde e equipes multidisciplinares em cada ponto de contato. Os pacientes que fazem uso dos canabinoides apresentam, em sua maioria, condições crônicas e/ou refratárias aos tratamentos convencionais e históricos de múltiplas condutas sem sucesso terapêutico.

É comum encontrarmos pacientes com polifarmácia, com condutas de diferentes profissionais que não se comunicam entre si. Altas dosagens, trocas frequentes de medicamentos controlados e efeitos colaterais deletérios são frequentes, bem como deficiências nutricionais, condições psiquiátricas não tratadas de forma apropriada e com frequente abuso de ansiolíticos e antidepressivos. A combinação entre o cuidado crônico e as frustrações advindas de terapias malsucedidas dificulta a mudança de hábitos não saudáveis. Apesar da dificuldade, precisa ficar clara a necessidade de implementação dessas mudanças, pois as chances de sucesso são minimizadas quando isso não ocorre. Uma boa comunicação intra e interequipes promove o alinhamento de condutas de diferentes profissionais da equipe multidisciplinar e busca evitar interações medicamentosas, efeitos colaterais e estratégias terapêuticas antagônicas ou não sinérgicas.[3,4,6] Em suma, o acompanhamento periódico passa a ser parte do processo, considerando a necessidade de orientação e busca de soluções conjuntas para os desafios encontrados durante a implementação das mudanças de estilo de vida.

## Avaliação

No acompanhamento terapêutico com os canabinoides, observam-se sinais e sintomas que indicam a possibilidade de efeitos colaterais tais como letargia, agitação, mudança de hábito intestinal, tontura, sinais de hipotensão e sinais de hipoglicemia.[8] Os efeitos colaterais devem ser avaliados em um contexto. Os efeitos adversos decorrentes do uso da *Cannabis*, na maioria das vezes, não afetam a continuidade do tratamento, e o que para alguns pode ser efeito indesejado para outros pode ser o objetivo a ser alcançado, por exemplo, a sonolência relatada com uso do canabidiol (CBD), em paciente com insônia.

Além disso, os efeitos adversos também são gerenciáveis na medida em que se pode evitar a maior parte deles ao observar a si mesmo (ou observar o paciente de que se está cuidando) e manter a consciência corporal, a fim de avaliar como o próprio corpo está reagindo à estratégia e aplicação terapêutica.

A via de administração depende da indicação de uso e do próprio paciente. Por exemplo, pacientes com psoríase podem realizar tanto o uso oral como o tópico; pacientes com queixas de dores podem se beneficiar do uso oral, enquanto um paciente com dor oncológica pode se beneficiar melhor da administração vaporizada, uma vez que a absorção da via inalatória é mais rápida.[8] Os resultados variam conforme o diagnóstico, a via de administração e, principalmente, o próprio paciente.

Para analisar as interações medicamentosas, é especificamente importante atentar para as vias de metabolização de medicamentos alopáticos administrados pelo paciente, em caso de uso. Dessa forma conseguimos acompanhar, ajustar e monitorar e, conforme obtermos sucesso clínico, avaliar o potencial desmame. Dentre os alopáticos, é importante verificar se alguma medicação é metabolizada por enzimas do citocromo localizado no fígado, pois os canabinoides influenciam algumas dessas enzimas. Nem todos os pacientes vão ter uma melhora imediata com a cânabis, porém, quando ocorre, o impacto positivo é grande, por isso é importante tanto alinhar expectativas como avaliar seus potenciais benefícios. A persistência também é importante no que diz respeito a encontrar a dosagem ideal para cada metabolismo.[8-10]

## Evidências científicas e a terapêutica integrativa

O estilo de vida ocidental está associado a um aumento sustentado e progressivo da inflamação – aumento dos níveis de endotoxina no corpo e aumento da ativação de receptores *toll-like* e neutrófilos –, impactando negativamente a imunidade e reduzindo a resistência a doenças.[7] O sistema imunológico é impactado pela saúde intestinal, e sua funcionalidade depende de uma microbiota saudável e de uma nutrição rica em fibras vegetais, antioxidantes, gorduras saudáveis e inúmeros outros nutrientes.[10] Considerando a fisiologia e a bioquímica relacionada a doenças crônicas, a combinação da mudança no estilo de vida com terapias complementares promove a homeostase por meio do controle inflamatório.

A estratégia terapêutica considera a abordagem multimodal com redução de danos, que modula e otimiza a fisiologia e a bioquímica do paciente. Durante o acompanhamento terapêutico, e com o objetivo de promover a autonomia e o autocuidado, ajustes são feitos de acordo com a percepção do paciente ou cuidador e é fomentado o desenvolvimento de sua consciência corporal e emocional.[4] Não há milagre ou "pílula mágica". Frequentemente, pacientes esperam que o medicamento alivie os sintomas mesmo sem modificar hábitos que o levaram ao adoecimento. Uma ponderação necessária para o alinhamento de expectativas entre profissional e paciente tem como base uma reflexão de Hipócrates: "Antes de curar alguém, pergunte-lhe se está disposto a desistir das coisas que o fizeram adoecer".

A seguir algumas recomendações que podem ser levadas em conta na prática clínica diária dos profissionais.

## Promover rotinas de hábitos de vida saudáveis

A prática de alongamentos e exercícios físicos regulares é anti-inflamatória por excelência e talvez seja a orientação mais importante sobre as mudanças no estilo de vida. Sempre que possível, deve-se iniciar a atividade física com alongamentos, com o objetivo de preparar o corpo, evitando assim estiramentos e contusões. Ainda, de acordo com as necessidades do organismo, orienta-se aumentar gradualmente a intensidade e o tempo da atividade. A recomendação da *Physical activity guidelines for Americans* para adultos é de 150-300 minutos por semana de exercícios de moderada intensidade, divididos em 3-4 vezes por semana.[11]

A manutenção adequada da hidratação ao longo do dia é fundamental para manter o metabolismo ativo, uma vez que a água é o substrato básico de inúmeras reações intracelulares. Lembrar que os chás, além de hidratar, têm um grande potencial medicinal, pois promovem o equilíbrio do organismo por meio do fornecimento de nutrientes únicos, por exemplo, as epigalocatequinas presentes no chá verde e na espinheira santa.

A saúde do corpo depende de bons hábitos de higiene pessoal, o que abrange desde a escolha de produtos naturais e orgânicos, como desodorantes, cremes dentais, xampus e sabonetes, minimizando a absorção de metais pesados e substâncias tóxicas pela pele e mucosas, até o acompanhamento odontológico regular. Ainda, as pessoas devem ser estimuladas a planejar seu dia alimentar, programando as refeições para evitar os exageros ou comidas "rápidas", incentivando-se o consumo de alimentos orgânicos e, preferencialmente, da estação. A conclusão de uma metanálise publicada em 2017 foi que a agricultura orgânica aumenta em até 83% a abundância e a atividade microbiana do solo, permitindo assim que os alimentos cultivados nessas condições possuam maiores quantidades de nutrientes, ampliando sua biodisponibilidade nos alimentos.[12] Na Tabela 1 encontra-se uma lista de alimentos medicinais que pode ser utilizada para complementar as recomendações da prática clínica.

TABELA 1 Alimentos utilizados como medicina em diferentes situações

| Alimento | Condição de saúde |
|---|---|
| Acácia | Doença viral, HIV, câncer, doença cardíaca, hemorroidas, doença inflamatória intestinal |
| Açafrão-da-terra (cúrcuma) | Anorexia, caquexia, doença viral, hepatite, herpes, câncer, doença cardíaca, diabetes *mellitus*, aterosclerose, doença inflamatória intestinal, pancreatite, asma, doença de Alzheimer, esclerose múltipla, doença de Parkinson, doenças de pele, psoríase |
| Alho | Anorexia, caquexia, MRSA, doença viral, câncer, doença cardíaca, hipertensão arterial, doença cerebrovascular, diabetes *mellitus*, glaucoma, hemorroidas, aterosclerose, asma, doença de Alzheimer, dor, doenças de pele |
| Alecrim | Anorexia, caquexia, envelhecimento telomérico, gonorreia, doença viral, câncer, doença cardíaca, hipertensão arterial, doença cerebrovascular, diabetes *mellitus*, glaucoma, artrite, aterosclerose, doença inflamatória intestinal, dor, doenças de pele |
| Anis | Anorexia, caquexia, doença viral, asma, osteoporose |
| Cardamomo | Anorexia, caquexia, doença viral, herpes, câncer, doença cardíaca, aterosclerose |
| Canela | Anorexia, caquexia, doença viral, doença cardíaca, artrite |
| Cacau | Câncer, doença cardíaca, hipertensão arterial, doença cerebrovascular, glaucoma, aterosclerose, asma, depressão, dor, doenças de pele |
| Cominho-preto | Envelhecimento telomérico, gonorreia, doença viral, câncer, doença cardíaca, hipertensão arterial, doença cerebrovascular, diabetes *mellitus*, glaucoma, asma, dor |
| Coco | Gonorreia, doença viral, herpes, HIV, doença cardíaca, aterosclerose, doenças de pele |
| Cravo-da-índia | Envelhecimento telomérico, gonorreia, doença viral, hepatite, herpes, câncer, doença cardíaca, hipertensão arterial, doença cerebrovascular, diabetes *mellitus*, glaucoma, hemorroidas, artrite, doença inflamatória intestinal, dor |
| Erva-doce | Anorexia, caquexia, doença viral, dor |
| Manjericão | Anorexia, caquexia, envelhecimento telomérico, gonorreia, doença viral, hepatite, câncer, doença cardíaca, hipertensão arterial, doença cerebrovascular, diabetes *mellitus*, glaucoma, artrite, aterosclerose, doença inflamatória intestinal |
| Gengibre | Anorexia, caquexia, câncer, doença cardíaca, doença cerebrovascular, dor |
| Mirra | Doença viral, câncer, artrite |
| Orégano mexicano | Envelhecimento telomérico, doença viral, doença cardíaca, hipertensão arterial, doença cerebrovascular, diabetes *mellitus*, glaucoma, artrite, aterosclerose, doença inflamatória intestinal |
| Pimenta cayenne | Diabetes *mellitus*, artrite, dor |
| Pimenta-de-são-tomé ("Ashanti") | Envelhecimento telomérico, gonorreia, doença viral, doença cardíaca, hipertensão arterial, doença cerebrovascular, diabetes *mellitus*, glaucoma, artrite, aterosclerose, doença inflamatória intestinal |
| Pimenta-do-reino | Envelhecimento telomérico, gonorreia, doença viral, doença cardíaca, hipertensão arterial, doença cerebrovascular, diabetes *mellitus*, glaucoma, artrite, aterosclerose, doença inflamatória intestinal |

*(continua)*

TABELA 1 Alimentos utilizados como medicina em diferentes situações *(continuação)*

| Alimento | Condição de saúde |
|---|---|
| Pimenta-<br>-malagueta | Envelhecimento telomérico, gonorreia, doença viral, doença cardíaca, hipertensão arterial, doença cerebrovascular, diabetes *mellitus*, glaucoma, artrite, aterosclerose, doença inflamatória intestinal |

HIV: vírus da imunodeficiência humana; MRSA: *Staphylococcus Aureus* resistente à meticilina.
Fonte: Blesching, 2015.[13]

## Aperfeiçoar a rotina e a higiene do sono

Alcançar um sono profundo e reparador é um desafio nos dias de hoje e passa pelo entendimento de que manter uma higiene do sono diária colabora para a consolidação da memória, a regulação genética, o acréscimo sináptico e o incremento na plasticidade cerebral.[14] Algumas dicas práticas são:[15]

- Associar a cama ao ato de dormir.
- Criar um ambiente que induz o sono, diminuindo a luminosidade e o ruído da casa pelo menos 30 minutos antes de deitar, mantendo uma temperatura agradável e utilizando roupas confortáveis.
- Deitar-se somente quando estiver sonolento e evitar usar a cama para alimentar-se, assistir televisão ou usar o celular, pois o excesso da luz azul emitida pelos aparelhos eletrônicos pode comprometer a qualidade do sono.
- Evitar ficar na cama sem dormir; se necessário, levante e faça uma atividade calma até ficar sonolento novamente.
- Estabelecer um ritual de relaxamento prévio, como tomar um banho quente, fazer uma leitura agradável, ouvir músicas calmas e usar óleos essenciais para aromaterapia.
- Evitar o consumo de álcool e de cafeína pelo menos 6-8 horas antes do seu horário habitual de dormir.
- Evitar alimentação "pesada" próximo ao horário de dormir.
- Organizar-se para manter horários regulares de sono, buscando dormir e despertar nos mesmos horários diariamente e evitando os "cochilos" durante o dia.

## Modular o estresse físico, mental e espiritual

O estresse físico e oxidativo do organismo é intensamente ampliado pelo consumo de alimentos ultraprocessados e de comidas ricas em açúcar, glúten, leite e seus derivados. Todos têm o potencial de aumentar o processo inflamatório do corpo e de descompensar as comorbidades preexistentes, por isso devem ser evitados.[7] O controle do consumo de álcool e tabaco é parte integrante da regulação do estresse e ajuda a manter a homeostase do organismo. O excesso de álcool no sangue influencia diversas reações metabólicas do corpo, principalmente na metilação epigenética, tornando lento o sinal celular para a produção de proteínas vitais ao organismo.[16]

A meditação é uma técnica que permite conduzir a mente para um estado de calma e relaxamento, elevando assim a consciência corporal e o autocuidado. Artigos científicos demonstram que programas de meditação bem conduzidos são capazes de reduzir níveis de estresse, dor crônica e sintomas depressivos.[17,18]

Praticar o *mindfulness*, conceituado como um estado mental de controle sobre a capacidade de se concentrar nas experiências, atividades e sensações do presente, também é uma forma de reduzir o estresse. O estudo de Orellana-Rios de 2017 sugere que a prática ajuda a reduzir a angústia de cuidadores de pessoas em cuidados paliativos, porém se estende a todas as pessoas que desejam manter maior controle da mente sobre o mundo material.[19]

O treino respiratório da prática de ioga – filosofia que trabalha o corpo e mente com práticas de exercícios associados à meditação – melhora a atividade cardiorrespiratória em idosos, assim como ajuda a controlar sintomas ansiosos.[20]

A expansão da bioenergia do corpo por meio de movimentos respiratórios conscientes e estruturados é o conceito de *pranayama*. Estudos recentes indicam que essa prática milenar produz efeitos extremamente positivos na saúde pelo fato de promover modificações teloméricas do DNA humano, literalmente associado a maior longevidade.[21]

Uma atividade com potencial de melhorar marcadores inflamatórios, viscosidade do sangue e controle da variabilidade cardíaca é o *grounding*.[22] Essa técnica é caracterizada por promover o bem-estar por meio do contato do corpo com a superfície da terra, aliviando o estresse a partir da maior conexão com a natureza. A dança é um hábito saudável que se torna cada vez mais uma forma de atividade física eficaz, capaz de incrementar a força muscular e o equilíbrio nos praticantes recorrentes.[23]

A expansão da espiritualidade tem associação positiva com saúde, bem-estar, qualidade de vida e menores índices de depressão e ansiedade.[24] Significa ampliar a subjetiva vivência interior como característica humana universal, proporcionando sentimentos de paz e conectividade. Outra forma eficaz de reduzir o estresse é manter a mente ativa por meio do hábito da leitura, do cultivo e apreciação das plantas, da realização de trabalhos manuais e do contato com animais. Manter relacionamentos interpessoais saudáveis socializando com pessoas positivas e permitindo-se praticar atividades de lazer está diretamente relacionado a uma melhor qualidade de vida.[4]

## Manutenção do equilíbrio gastrointestinal

A reeducação alimentar é a chave desse equilíbrio, e idealmente se deve apoiar no acompanhamento de profissionais da nutrição. O autoconhecimento do corpo é fundamental para alcançar os melhores resultados, e manter a saúde intestinal equilibrada é substancial para ampliar a absorção de nutrientes essenciais à saúde física e mental.[10] Ao perceber algum desequilíbrio nesse sistema, uma conduta que colabora com a homeostase de neurotransmissores, com o fortalecimento da barreira intestinal, do sistema imunológico, e que minimiza os efeitos do estresse oxidativo, é a prescrição de fibras, produtos alimentares que contêm microrganismos vivos – probióticos – e adaptógenos, conceituados como substâncias naturais capazes de aumentar a resistência do organismo.[9,16] Sugere-se iniciar a suplementação com doses baixas e aumentar conforme a tolerância.

> Somos o que comemos, digerimos e absorvemos.

## Ampliar as funções do sistema endocanabinoide

Os derivados da cânabis funcionam influenciando direta ou indiretamente o sistema endocanabinoide (SEC), o "maestro das funções do organismo". A *Cannabis* é um fitocomplexo com uma proporção diferente em cada planta de fitocanabinoides, terpenos e flavonoides, que apresentam ações terapêuticas singulares e reagem de forma única com cada ser humano. Na Tabela 2 são apresentados alguns benefícios dessa interação.

TABELA 2 Efeitos sinérgicos entre canabinoides e terpenos

| Canabinoide | Benefícios | Terpenos relacionados |
|---|---|---|
| THCA | Anticâncer | Cariofileno, humuleno, limoneno, mirceno |
| | Anti-inflamatório | Pineno, cariofileno, cineol, mirceno |
| | Antiespasmódico | Mirceno |
| THCVA | Anti-inflamatório | Pineno, cariofileno, cineol, humuleno, mirceno |
| CBDA | Anti-inflamatório | Pineno, cariofileno, cineol, humuleno, mirceno |
| | Anticâncer | Cariofileno, humuleno, limoneno, mirceno |
| CBGA | Anti-inflamatório | Pineno, cariofileno, cineol, humuleno, mirceno |
| | Analgésico | Mirceno |
| CBGVA | Anti-inflamatório | Pineno, cariofileno, cineol, humuleno, mirceno |
| THC | Anticâncer | Cariofileno, humuleno, limoneno, mirceno |
| | Anti-inflamatório | Pineno, cariofileno, cineol, humuleno, mirceno |
| | Antiespasmódico | Mirceno |
| | Analgésico | Mirceno |
| | Broncodilatador | Pineno, cineol |
| THCV | Anti-inflamatório | Pineno, cariofileno, cineol, humuleno, mirceno |
| | Anticonvulsivo | Linalol |
| CBD | Anticâncer | Cariofileno, humuleno, limoneno, mirceno |
| | Anti-inflamatório | Pineno, cariofileno, cineol, humuleno, mirceno |
| | Antiespasmódico | Mirceno |
| | Analgésico | Mirceno |
| | Antidepressivo | Cineol, limoneno, linalol |
| | Sedativo | Linalol, mirceno, terpinoleno |
| CBDV | Anticonvulsivo | Linalol |
| CBC | Anticâncer | Cariofileno, humuleno, limoneno, linalol |
| | Anti-inflamatório | Pineno, cariofileno, cineol, humuleno, mirceno |
| | Sedativo | Linalol, mirceno, terpinoleno |
| | Analgésico | Mirceno |
| | Antifúngico | Pineno, cariofileno, limoneno, terpinoleno |
| | Antibacteriano | Pineno, cariofileno, limoneno, linalol, cineol, humuleno, terpinoleno |
| CBG | Anticâncer | Cariofileno, humuleno, limoneno, mirceno |
| | Antifúngico | Pineno, cariofileno, limoneno, terpinoleno |
| | Antibacteriano | Pineno, cariofileno, limoneno, linalol, cineol, humuleno, terpinoleno |
| | Analgésico | Mirceno |
| | Antidepressivo | Limoneno, linalol |

CBC: canabicromeno; CBD: canabidiol; CBDA: ácido canabidiólico; CBDV: canabidivarina; CBG: canabigerol; CBGA: ácido canabigerólico; CBGVA: ácido canabigerivarínico; THC: tetra-hidrocanabinol; THCA: ácido tetra-hidrocanabinólico; THCV: tetra-hidrocanabivarina; THCVA: ácido tetra-hidrocanabivarínico.
Fonte: Wedman-St. Louis, 2019.[25]

É essencial que o profissional oriente formas de equilibrar o SEC. Além da realização de exercícios físicos regulares, existem alimentos que, se consumidos regularmente, tendem a estimular esse importante sistema de equilíbrio, tais como cacau, pimenta do reino, canela, orégano, cravo-da-índia, *equinácea*, chá verde (*Camellia sinensis*), *Curcuma longa* (presente no açafrão), maca peruana, probióticos, alimentos fermentados não pasteurizados e *Cannabis sativa* L. Lembre-se de que alguns hábitos podem limitar a função do SEC, e por isso devem ser evitados, como consumir alimentos com agrotóxicos ou pesticidas, alimentação rica em embutidos, excesso de ingestão de álcool e estresse crônico – físico e mental. Recomenda-se a avaliação, em cada consulta, da sintomatologia relacionada ao SEC, como características da dor, sintomas relativos à ansiedade, problemas na cognição, alterações do apetite, distúrbios do sono, náuseas e vômitos.[8,9]

Para escolher os canabinoides e suplementos mais adequados ao paciente, deve-se levar em conta o metabolismo de cada pessoa por meio de exames complementares direcionados, teste genético específico, ou observando a dose-resposta do organismo. A personalização dessas dosagens passa pela coleta de informações periódicas por meio do acompanhamento terapêutico; no caso de cuidadores, buscamos a observação ativa das mudanças físicas e comportamentais do paciente.

A Tabela 3 traz informações importantes, que podem ajudar na decisão de prescrever suplementos e solicitar exames complementares.

**TABELA 3** Avaliação da necessidade de exames e estimulantes para cada organela celular

| Organela | Núcleo | Retículo endoplasmático | Mitocôndria | Membrana celular |
|---|---|---|---|---|
| **Sintomas** | Cognitivos<br>Déficit de memória e desatenção<br>Dificuldades de concentração<br>Fadiga<br>Anedonia<br>Falta de iniciativa | Descompensação de sintomas relacionados a alterações hormonais prévias<br>Intolerância ao álcool<br>Estresse crônico<br>Descompensação de diabetes<br>Inflamação crônica | Falta de energia<br>Fadiga crônica<br>Estresse crônico<br>Envelhecimento precoce | Déficit de memória<br>Desatenção |

*(continua)*

TABELA 3 Avaliação da necessidade de exames e estimulantes para cada organela celular *(continuação)*

| Organela | Núcleo | Retículo endoplasmático | Mitocôndria | Membrana celular |
|---|---|---|---|---|
| **Funções** | Regular o metabolismo (metilação do DNA) com indução de produção de proteínas<br>Armazenar e proteger a informação genética<br>Modulação epigenética | Produção de proteínas e hormônios<br>Detoxificação celular | Respiração celular<br>Geração de energia<br>Contribui com o processo de apoptose celular | Proteção celular<br>Transmissão dos sinais |
| **Estimulantes** | Ácido lipoico<br>Betacaroteno<br>Chá verde<br>Curcumina<br>Ferro<br>Fibras<br>Folatos (vitamina B9)<br>Magnésio<br>Metionina<br>Ômega-3-6-9 EPA/DHA<br>Polifenóis<br>Resveratrol<br>Selênio<br>Vitaminas A, B3, B6, B12, D, E<br>Zinco | Aminoácidos<br>Azeite de oliva (hidroxitirosol)<br>Cacau<br>Café (trigonelina)<br>Chá verde<br>Inhame (diosgenina)<br>N-acetilcisteína<br>Quercetina<br>Resveratrol<br>Vitamina E | Arginina<br>Butirato-BHB (ácidos graxos de cadeia curta)<br>Cálcio<br>Cobre<br>Coenzima Q10<br>Creatina<br>L-carnitina<br>Magnésio<br>Quercetina<br>Selênio<br>Resveratrol<br>Rhodiola rósea | Ômega 3-6-9 EPA/DHA |
| **Exames a serem considerados** | Dosagem de micronutrientes<br>+ homocisteína | Dosagem de micronutrientes<br>+ PCR<br>+ Ferritina<br>+ Gama glutamil transferase (GGT)<br>+ Sulfato de deidroepiandrosterona (SDHEA)<br>+ Apolipoproteína B | Dosagem de micronutrientes<br>+ ácido úrico | |

Fonte: Lima, 2018;[3] Kopustinskiene, et al., 2022;[9] Blesching, 2015;[13] Castro e Bruno, 2017.[16]

## Considerações finais

O compartilhamento de informações com o paciente é primordial na medicina integrativa e passa pelo esclarecimento do diagnóstico, das possibilidades terapêuticas, da necessidade de solicitação de exames complementares e, principalmente, pela necessidade de uso de medicamentos. Fomentar hábitos de vida saudáveis, estabelecer metas que estejam em consonância com a realidade do paciente analisando a capacidade da pessoa de cumpri-las, assim como agendar encontros periódicos e disponibilizar horários para possíveis ajustes de doses dos suplementos e fitocanabinoides, é parte fundamental da longitudinalidade do cuidado integrativo.

A terapêutica canabinoide é potencializada quando o paciente tem acompanhamento médico, se possível multidisciplinar, e utiliza um produto derivado da planta com boa procedência e qualidade. A dosificação dos canabinoides é individualizada, e existem poucos protocolos que padronizam essa conduta. Assim, o ajuste de doses é personalizado. Como regra geral, tenha cautela, inicie com doses baixas e ajuste de acordo com a resposta terapêutica.

## Referências bibliográficas

1. Fan D. Holistic integrative medicine: toward a new era of medical advancement. Frontiers of Medicine. 2017 Mar;11(1):152-9.
2. Introduction. Academic Consortium for Integrative Medicine and Health. 2017. Disponível em: https://imconsortium.org/about/introduction/; acessado em: 17 de maio de 2022.
3. Ricieri de Lima PT. Bases da medicina integrativa. 2.ed. Dejtiar Waksman R, Dias Farah O (eds.). Barueri: Manole; 2018.
4. Jonas WB, Rosenbaum E. The case for whole-person integrative care. Medicina. 2021 Jun 30; 57(7):677.
5. Guarneri E (Mimi), Horrigan BJ, Pechura CM. The efficacy and cost effectiveness of integrative medicine: a review of the medical and corporate literature. Explore. 2010 Sep;6(5):308-12.
6. Schestatsky P. Medicina do amanhã: como a genética, o estilo de vida e a tecnologia juntos podem auxiliar na sua qualidade de vida. São Paulo: Gente; 2021.
7. Field R, Pourkazemi F, Turton J, Rooney K. Dietary interventions are beneficial for patients with chronic pain: a systematic review with meta-analysis. Pain Medicine. 2020 Nov 17;22(3):694-714.
8. Lucas CJ, Galettis P, Schneider J. The pharmacokinetics and the pharmacodynamics of cannabinoids. British Journal of Clinical Pharmacology. 2018 Aug 7;84(11):2477-82.
9. Kopustinskiene DM, Masteikova R, Lazauskas R, Bernatoniene J. Cannabis sativa L.: bioactive compounds and their protective role in oxidative stress and inflammation. Antioxidants. 2022 Mar 29;11(4):660.
10. Bolte LA, Vich Vila A, Imhann F, Collij V, Gacesa R, Peters V, et al. Long-term dietary patterns are associated with pro-inflammatory and anti-inflammatory features of the gut microbiome. Gut. 2021 Apr 2;70(7):1287-98.
11. Bushman BA. Physical activity guidelines for Americans. ACSM'S Health & Fitness Journal. 2019 May;23(3):5-9.
12. Lori M, Symnaczik S, Mäder P, De Deyn G, Gattinger A. Organic farming enhances soil microbial abundance and activity: a meta-analysis and meta-regression. PLOS ONE. 2017 Jul 12;12(7):e0180442.
13. Blesching U. The Cannabis health index: combining the science of medical marijuana with mindfulness techniques to heal 100 chronic symptoms and diseases. North Atlantic Books; 2015.
14. Figuerola WB, Ribeiro S. Sono e plasticidade neural. Revista USP. 2013 Aug 28;0(98):17.

15. Mead MP, Irish LA. Application of health behaviour theory to sleep health improvement. Journal of Sleep Research. 2019 Nov 22;29(5).
16. Castro R, Bruno L. Alvos genéticos e epigenéticos: estratégias nutricionais eficientes. São Paulo: PoloBooks; 2017.
17. Hilton L, Hempel S, Ewing BA, Apaydin E, Xenakis L, Newberry S, et al. Mindfulness meditation for chronic pain: systematic review and meta-analysis. Annals of Behavioral Medicine. 2016 Sep 22;51(2):199-213.
18. Goyal M, Singh S, Sibinga EMS, Gould NF, Rowland-Seymour A, Sharma R, et al. Meditation programs for psychological stress and well-being. JAMA Internal Medicine. 2014 Mar 1;174(3):357.
19. Orellana-Rios CL, Radbruch L, Kern M, Regel YU, Anton A, Sinclair S, et al. Mindfulness and compassion-oriented practices at work reduce distress and enhance self-care of palliative care teams: a mixed-method evaluation of an "on the job" program. BMC Palliative Care. 2017 Jul 6;17(1).
20. Santaella DF, Devesa CRS, Rojo MR, Amato MBP, Drager LF, Casali KR, et al. Yoga respiratory training improves respiratory function and cardiac sympathovagal balance in elderly subjects: a randomised controlled trial. BMJ Open. 2011 May 24;1(1):e000085-e000085.
21. Kuppusamy M, Kamaldeen D, Pitani R, Amaldas J, Shanmugam P. Effects of Bhramari pranayama on health: a systematic review. Journal of Traditional and Complementary Medicine. 2018 Jan;8(1):11-6.
22. Chevalier G, Patel S, Weiss L, Chopra D, Mills PJ. The effects of grounding (earthing) on bodyworkers' pain and overall quality of life: a randomized controlled trial. Explore. 2019 May;15(3):181-90.
23. Silva PA, Cochrane A, Farrell H. The effectiveness of technology-mediated dance interventions and their impact on psychosocial factors in older adults: a systematic review and meta-analysis. Games for Health Journal. 2018 Dec;7(6):347-61.
24. Koenig HG. Religion, spirituality, and health: the research and clinical implications. ISRN Psychiatry. 2012 Dec 16;2012:1-33.
25. Wedman-St. Louis B. Cannabis as medicine. CRC Press; 2019.

# 19

# Parkinson

Carlos José Zimmer Junior
Victor Vilhena Barroso

## Introdução

A doença de Parkinson é um distúrbio crônico degenerativo do movimento que atinge aproximadamente 6,1 milhões de pessoas em todo o mundo.[1] Houve um aumento importante na incidência e prevalência da enfermidade nas últimas décadas que afeta, principalmente, homens acima de 65 anos.[2] Segundo a Organização Mundial da Saúde (OMS), com o aumento da expectativa de vida e o envelhecimento da população, o número pode dobrar até 2040. No Brasil, a estimativa é de que 200 mil pessoas vivam com a enfermidade.

Apontar causas específicas que explicam toda a fisiopatologia da doença de Parkinson permanece sendo um desafio, e acredita-se que seja consequência da interação de fatores ambientais e genéticos. É uma doença degenerativa do sistema nervoso, caracterizada pelo acúmulo de alfa-sinucleína nos corpúsculos de Lewy no sistema nigroestriatal cerebral, ocorrendo uma destruição progressiva de neurônios dopaminérgicos do tronco encefálico.[3] Na classificação proposta por Braak (ver Figura 1), nos estágios 1 e 2, as lesões iniciam no núcleo motor dorsal, afetando os nervos glossofaríngeo, vago e núcleo olfatório anterior na medula oblonga e seguindo um curso ascendente que toma o lócus cerúleo na região pontina, correspondendo ao estágio pré-clínico da doença. Nos estágios 3 e 4 iniciam-se as manifestações clínicas pelo envolvimento da substância nigra do prosencéfalo basal e do mesocórtex. Com a evolução da enfermidade, alcançando assim os estágios 5 e 6, o paciente começa a apresentar comprometimento cognitivo importante, sendo afetadas as áreas do neocórtex sensorial, córtex pré-frontal, pré-motor e motor primário.[3]

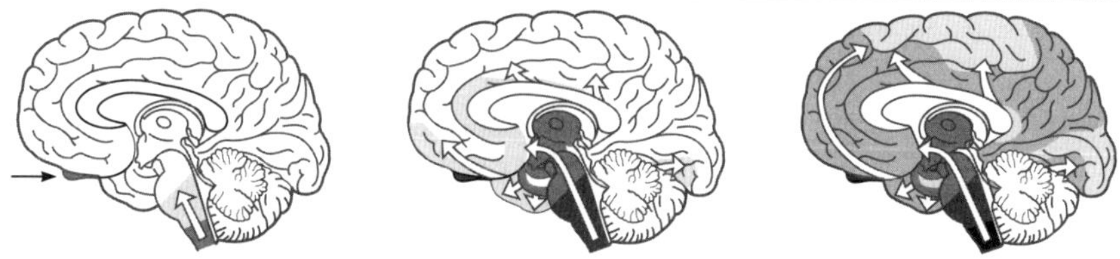


FIGURA 1 Estágios de Braak.
Fonte: adaptada de Braak et al., 2003;[3] e Olanow et al., 2009.[4]

> Existem inúmeras variedades de manifestações da doença de Parkinson;[2] por isso, em consonância com a evolução da medicina personalizada, preconiza-se que o acompanhamento dos pacientes e a decisão de conduta devam ser individualizados e compartilhados.

Os principais sintomas motores são: tremor de repouso, bradicinesia, rigidez com roda dentada e anormalidades posturais. Entretanto, as alterações não são restritas à substância nigra e podem estar presentes em outros núcleos do tronco cerebral, no córtex e ainda em neurônios periféricos, como os do plexo mioentérico.[5] O processo degenerativo que vai além do sistema nigroestriatal pode explicar uma série de sinais e sintomas não motores como alterações do olfato, distúrbios do sono, hipotensão postural, constipação, labilidade emocional, depressão, ansiedade, sintomas psicóticos, prejuízos cognitivos e demência. Estima-se que 75-95% dos pacientes acometidos pela doença de Parkinson e acompanhados por especialistas tenham seu diagnóstico confirmado apenas na autópsia.[6] O diagnóstico clínico da doença de Parkinson é baseado nos critérios da International Parkinson and Movement Disorder Society de 2015, conforme a Figura 2.

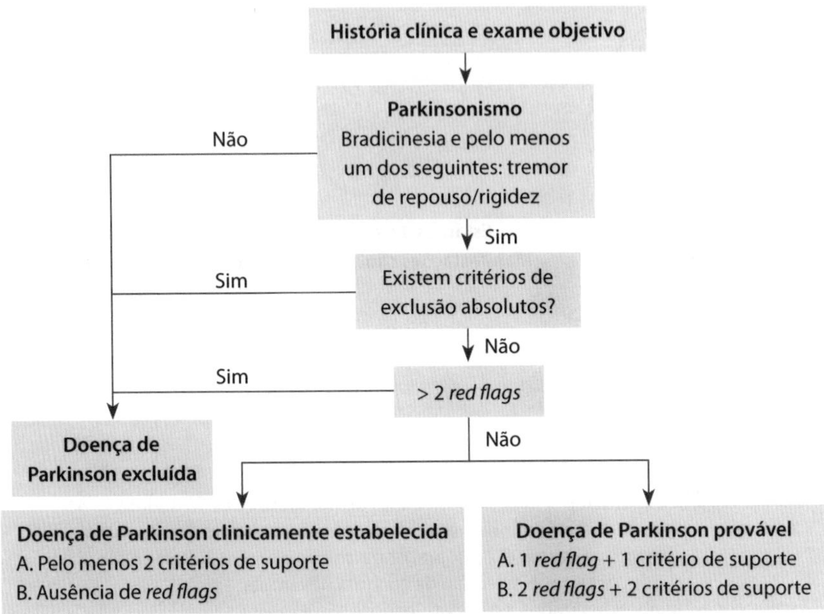


**Critérios de exclusão absolutos**

- Sinais inequívocos de acometimento cerebeloso (p. ex., ataxia da marcha ou de um membro, sacadas hipermétricas).
- Alterações dos movimentos oculares (lentificação das sacadas ou paralisia supranuclear).
- Demência frontotemporal variante comportamental ou afasia primária progressiva (primeiros 5 anos).
- Sintomas limitados exclusivamente aos membros inferiores durante pelo menos 3 anos.
- História de tratamento farmacológico com algum antidopaminérgico (p. ex., antipsicóticos) em uma relação atemporal e doses consistentes com parkinsonismo iatrogênico.
- Ausência de resposta a altas doses de levodopa, apesar de a gravidade da doença ser pelo menos moderada.
- Alterações sensitivas corticais (agrafestesia, astereognosia), apraxia ou membro fantasma.
- Imagem nuclear de transportadores dopaminérgicos pré-sinápticos (p. ex., SPECT com 123-ioflupano) sem alterações.
- Existência de um diagnóstico alternativo responsável pelos sintomas.

***Red flags* para o diagnóstico de doença de Parkinson:**

- Progressão rápida da incapacidade para a marcha, necessitando de cadeira de rodas em 5 anos após o início dos sintomas.
- Ausência de progressão de sinais e sintomas ao longo de 5 ou mais anos de doença, exceto se houver estabilidade devida ao tratamento.
- Envolvimento bulbar precoce (disfagia, disartria ou disfonia graves).
- Disfunção autonômica grave nos primeiros 5 anos de doença (p. ex., hipotensão ortostática, incontinência ou retenção urinária graves).
- Estridor inspiratório ou suspiros inspiratórios frequentes.
- Quedas recorrentes (> 1/ano) nos primeiros 3 anos.
- *Anterocollis* desproporcionado.
- Ausência de sintomas não motores apesar de sintomas motores há pelo menos 5 anos.
- Sinais piramidais inexplicáveis.
- Parkinsonismo simétrico bilateral desde o início.

**Critérios de suporte**

- Resposta clara a terapêutica dopaminérgica.
- Discinesias induzidas pela levodopa.
- Tremor de repouso em um membro, documentado no exame físico.
- Um destes é positivo: hiposmia inequívoca ou desnervação cardíaca simpática na cintilografia metaiodobenzilguanidina – MIBG.

**FIGURA 2** Critérios da International Parkinson and Movement Disorder Society.
Fonte: adaptada de Postuma et al., 2015;[5] Cabreira e Massano, 2019.[6]

A avaliação de mutações genéticas relacionadas à doença de Parkinson é uma realidade e tem grande potencial para o futuro do diagnóstico da enfermidade. Até o momento, o maior interesse está focado em mutações nos genes SNCA, LRRK2, PRKN, PINK1 e GBA, cada um deles relacionado a formas clínicas específicas da doença de Parkinson. As principais indicações do mapeamento genético são: início precoce da doença (antes dos 40 anos) e/ou história familiar positiva.[2]

As terapêuticas convencionais visam controlar os sintomas motores, já que até o momento não existem tratamentos disponíveis para interromper a progressão da doença. O principal medicamento utilizado na doença de Parkinson é a L-dopa (levodopa), substância que se converte em dopamina no cérebro, podendo ajudar no controle dos tremores, rigidez e bradicinesia. A levodopa combinada com a carbidopa é uma alternativa para controlar possíveis efeitos colaterais, mas, apesar de essa associação amenizar algumas reações, pode causar náusea, hipotensão e confusão. Esse tratamento geralmente é utilizado durante os estágios iniciais e intermediários da doença de Parkinson. Sua eficácia diminui com o tempo e causa oscilação nos sintomas, o que é referido como o "efeito liga/desliga". Após o uso prolongado, a maioria dos pacientes desenvolve discinesia irreversível, apresentando movimentos involuntários, espasmódicos ou repetitivos da face, lábios, língua, braços ou pernas.[6]

Os pacientes podem ainda receber prescrição de agonistas da dopamina, como Pramipexol, Ropinirol, Rotigotina etc. Embora esses medicamentos sejam menos propensos do que a L-dopa a causar discinesia, não são tão eficazes no tratamento de sintomas motores. Ainda assim, podem causar efeitos colaterais importantes, como: sonolência, pernas inchadas, confusão, alucinações, comportamentos de impulsividade e ainda compulsividades alimentares, sexuais, em jogos de azar e compras, entre outros.[6]

A eficácia dos tratamentos convencionais é limitada na abordagem de sintomas não motores, como: dor, dificuldade para dormir, depressão, ansiedade, constipação, perda do olfato e paladar, dificuldade para engolir, problemas urinários, comprometimento cognitivo, alucinações, psicose e problemas sexuais, sintomas que podem ocorrer antes mesmo dos sintomas motores clássicos da doença de Parkinson e podem ter um impacto significativo na qualidade de vida do paciente, podendo até ser mais incapacitantes e perturbadores do que os sintomas motores.[4,6] Infelizmente, esses sintomas não motores são frequentemente menosprezados pelos médicos, que tendem a se concentrar nos sintomas motores clássicos.

A cirurgia de estimulação cerebral profunda ou ECP é uma alternativa terapêutica quando os medicamentos tradicionais falham, em pacientes selecionados. Utiliza-se um marca-passo cerebral que envia impulsos elétricos a determinada área do encéfalo, causando redução dos principais sintomas motores da doença.[6]

## Evidências científicas

As evidências sobre a terapêutica canabinoide e a doença de Parkinson têm relevância científica variada, porém muito consistente, principalmente as relacionadas ao controle da discinesia induzida pela levodopa e dos sintomas não motores da doença de Parkinson. A maioria dos artigos revisados sugere que a realização de mais estudos sobre o tema deve ser fomentada e estão subdivididos didaticamente para maior compreensão do leitor.

### Sintomas motores

Um estudo pré-clínico sugere que a delta-9-tetra-hidrocanabivarina (delta-9-THCV), devido às propriedades antioxidantes e à capacidade de ativar os receptores de canabinoides tipo 2 (CB2) e de bloquear os receptores canabinoides tipo 1 (CB1), tem um perfil farmacológico promissor para retardar a progressão da doença e também melhorar os sintomas motores parkinsonianos.[7]

Lotan et al. avaliaram 22 pacientes com doença de Parkinson. Os selecionados foram avaliados no início e 30 minutos após o uso inalado da *Cannabis* com base na escala unificada de avaliação da doença de Parkinson, escala visual analógica, escala atual de intensidade de dor, *Short-form McGill Pain Questionnaire*, bem como o Questionário do National Drug and Alcohol Research Center do Medical Cannabis Survey. A análise dos sintomas motores específicos revelou melhora significativa do tremor, da rigidez e da bradicinesia, após o tratamento.[8]

Em 2017, em um estudo observacional, foram avaliados 47 pacientes não dementes com doença de Parkinson. Houve melhora no tamanho do efeito ($r^2$) para dor, quedas, depressão, tremor, rigidez muscular e sono. Concluiu-se que a *Cannabis* medicinal melhora os sintomas da doença de Parkinson nos estágios iniciais do tratamento sem grandes efeitos adversos. A extensão do uso e os efeitos relatados apoiam o desenvolvimento de medicamentos mais seguros e eficazes, derivados de *Cannabis sativa*.[9]

Em metanálise realizada em 2021, foram revisados e analisados ensaios clínicos randomizados (RCT) e estudos observacionais originais. Os resultados primários foram mudança na função motora e discinesia. Quinze estudos, incluindo seis RCT, foram analisados, e, destes, 80% mencionam o tratamento concomitante com medicamentos antiparkinsonianos, mais comumente levodopa. A maioria dos resultados primários foi analisada com base na utilização da escala unificada de avaliação da doença de Parkinson (UPDRS). Grande parte dos dados observacionais sem controles apropriados teve estimativas de efeitos que favorecem a intervenção. No entanto, os estudos controlados não demonstraram melhora geral significativa dos sintomas motores.[10]

## Discinesia induzida pela levodopa e ansiedade por fobia

Em um estudo cruzado, randomizado, duplo-cego, controlado por placebo com sete pacientes com doença de Parkinson, os autores demonstraram que o agonista do receptor canabinoide Nabilona reduz significativamente a discinesia induzida por levodopa.[11] Já em revisão sistemática de 2019, os autores apresentaram evidências clínicas e pré-clínicas sugerindo que o canabidiol (CBD) e outros canabinoides têm efeitos terapêuticos na doença de Parkinson e na discinesia induzida pela levodopa. Ainda foram apresentados aspectos farmacológicos do CBD e de outros canabinoides, bem como seus efeitos neuroprotetores, assim como a modulação de diversos fatores pró ou anti-inflamatórios como possíveis mecanismos responsáveis pelo potencial terapêutico e neuroprotetor de compostos sintéticos derivados de *Cannabis* em distúrbios motores.[12] Dos Santos et al., no estudo pré-clínico de 2016, indicam que o CBD, juntamente com um antagonista do receptor de potencial transitório vaniloide tipo 1 – TRPV1 (capsazepina), reduz a discinesia induzida pela levodopa ao atuar nos receptores CB1 e receptores ativados por proliferador de peroxissoma (PPAR-gama), reduzindo a expressão dos marcadores inflamatórios ciclo-xigenase-2 e fator nuclear-kappa B.[13]

O tremor associado à ansiedade por fobia foi avaliado em um estudo duplo cego, placebo controlado, com 24 pacientes. Concluiu-se que a administração de CBD na dose de 300 mg diminuiu a ansiedade em pacientes com doença de Parkinson, e também houve diminuição da amplitude do tremor em uma situação ansiogênica.[14]

## Sono, dor e humor

O grupo de Lotan et al. concluiu que o uso de fitocanabinoides inalados melhorou significativamente os escores de sono e dor, não sendo observado nenhum efeito adverso significativo da substância. Sugerem que a *Cannabis* medicinal pode ter um lugar no arsenal terapêutico da doença de Parkinson.[8] Em uma série de casos, durante 6 semanas, foram administrados 75-300 mg de CBD a pacientes com doença de Parkinson. Concluiu-se que a substância pode ter efeitos terapêuticos no tratamento do distúrbio comportamental do sono REM (*rapid eye movement*), sem reporte de efeitos colaterais.[15]

Em um estudo de 2015 realizado no Colorado/EUA, foram aplicados questionários sobre medicina complementar e alternativa em pacientes com doença de Parkinson. O uso de *Cannabis sativa* foi relatado por 4,3% dos sujeitos da pesquisa que referiram alta eficácia no controle de sintomas não motores da doença, particularmente no humor e no sono.[16]

## Qualidade de vida

No ensaio clínico publicado em 2014, Chagas et al. trataram pacientes com doença de Parkinson por seis semanas ou mais com CBD. Foram selecionados 21 pacientes com doença de Parkinson sem demência ou comorbidades psiquiátricas e divididos em três grupos, que foram tratados com placebo, CBD 75 mg/dia ou CBD 300 mg/dia. Os participantes foram avaliados em relação à pontuação de sintomas motores e gerais por meio da escala unificada de avaliação da doença de Parkinson (UPDRS); bem-estar e qualidade de vida, por meio do questionário sobre doença de Parkinson (PDQ 39); e avaliação de possíveis efeitos neuroprotetores utilizando dosagem de fator neurotrófico derivado do cérebro (BDNF) e ressonância magnética ($H^1$-MRS). Evidenciou-se que o CBD melhorou a mobilidade, o bem-estar emocional, a cognição, a comunicação e o desconforto corporal dos pacientes, mas não conseguiu produzir qualquer diferença na pontuação motora total em comparação com pacientes tratados com placebo.[17]

# Terapêutica canabinoide

Os canabinoides interagem com os receptores canabinoides tipo 1 (CB1) e tipo 2 (CB2), modulando a liberação de dopamina.[18] Preferencialmente, sugere-se utilizar o óleo por via sublingual, evitando o efeito de primeira passagem, podendo alcançar a resposta terapêutica em até 20 minutos. Ainda, devido à alta biodisponibilidade dessa forma de administração, utiliza-se menor dose, reduzindo o custo do tratamento. A forma inalada é a preferida quando se busca uma resposta terapêutica imediata, enquanto a via oral leva de 45 minutos a 1 hora para iniciar os efeitos.

Sugere-se utilizar a terapêutica canabinoide com cautela, iniciando com doses baixas e ajustando a cada 2-7 dias, até alcançar a dose desejada.[18] A resposta terapêutica vai depender da procedência e qualidade do produto, da relação individualizada dos diferentes compostos da cânabis com o paciente, da interação medicamentosa, do acompanhamento longitudinal e do cuidado integral. Por meio do acompanhamento terapêutico, o médico prescritor deverá observar a resposta individualizada de cada paciente, ajustando a dose dos canabinoides de acordo com seu julgamento clínico.

> A dose ideal é aquela cuja resposta terapêutica é máxima e os efeitos adversos são mínimos.

Segundo o livro *Cannabis prescription*, de 2020, para o distúrbio do sono REM, recomenda-se o uso do CBD, 10-20 mg de 8 em 8 horas, sendo a dose noturna (1 hora antes de dormir) de 25-50 mg; sugere-se aumentar a dose noturna em 10 mg/dia até o controle dos sintomas. Como anti-inflamatório, pode-se utilizar o CBD, 25-75 mg/dose, 3-4 vezes ao dia. Para controle do fenômeno *wearing-off*, relacionado ao rebaixamento da concentração de levodopa no cérebro, e para as oscilações no humor, a recomendação é utilizar apresentações da relação CBD:THC que variam entre (5:1), (2:1) e (1:1), dependendo da severidade do quadro.

O tratamento da dor neuropática permanece um desafio, pois trata-se de um sintoma subjetivo e de difícil manejo. A sugestão é associar o CBD, 25-75 mg/dose, e o THC (tetra-hidrocanabinol), 2-5 mg/dose.[18] Os quimiotipos de *Cannabis sativa* L. ricos em CBD e beta-cariofileno possuem relevante efeito imunomodulador, antioxidante, neuroprotetor e anti-inflamatório. Tais aspectos podem colaborar no tratamento das doenças neurodegenerativas potencializando a analgesia e melhorando a qualidade do sono. A dose de 25-50 mg/dia de CBD é recomendada na administração de óleo via oral. O controle da dor neuropática pode ser alcançado ao associar o THC na dose de 2,5-7,5 mg a cada 3-4 horas.[19] Na Tabela 1, apresentamos sugestões de doses dos canabinoides de acordo com os sintomas da doença de Parkinson.

**TABELA 1** Doses dos canabinoides sugeridos por Higgins e Backes

| Distúrbio do sono REM | CBD 10-20 mg de 8 em 8 horas, sendo a dose noturna de 25-50 mg. Aumentar a dose em 10 mg/noite até o controle dos sintomas. |
|---|---|
| Dor neuropática | CBD 25-75 mg/dose e adicionar o THC 2-7,5 mg/dose. |
| *Wearing-off* e oscilação do humor | Manter a dose, aumentando as proporções entre os canabinoides, chegando a concentrações CBD:THC (5:1), (2:1) e (1:1). |

CBD: canabidiol; REM: *rapid eye movement*; THC: tetra-hidrocanabinol.
Fonte: Higgins, 2020;[18] Backes, 2017.[19]

MacCallum e Russo, na revisão publicada em 2018 pelo Jornal Europeu de Medicina Interna, apontam que os benefícios obtidos com o CBD, pelos pacientes com doença de Parkinson, são observados com doses iniciais de 5-20 mg/dia, divididos em 2 ou 3 tomadas.[20] Ao introduzir o THC no tratamento, sugere-se considerar o seguinte regime (Tabela 2).

**TABELA 2** Regime de dosagem noturno

| Dias | Dose de THC | Observações |
|---|---|---|
| 1 e 2 | 2,5 mg | Considerar iniciar com metade da dose em jovens e idosos. |
| 3 e 4 | + 1,25-2,5 mg | Acrescentar a dose sugerida caso a anterior seja tolerada. |
| 5 e 6 | + 1,25-2,5 mg | Adicionar a dose recomendada a cada 2 dias até obter o efeito desejado. |

THC: tetra-hidrocanabinol.
Fonte: adaptado de MacCallum e Russo, 2018.[20]

Ainda nessa revisão de 2018, os autores sugerem ajustar as doses conforme necessário e quando tolerado, para o equivalente a 15 mg de THC dividido em 2 a 3 vezes ao dia. As doses superiores a 30 mg/dia podem aumentar os eventos adversos ou induzir tolerância sem melhorar a eficácia. Alguns pacientes, dependendo de seus sintomas, podem precisar de THC para uso diurno, administrados por via oral, divididos em 2 a 3 tomadas diárias.[20]

Em caso de efeitos adversos, reduzir para a dose anterior mais bem tolerada.

A Tabela 3 apresenta as recomendações de dosagens do óleo *full spectrum* propostas por Higgins, Backes e MacCallum.

**TABELA 3** Recomendações de dosagens para doença de Parkinson de fitocanabinoides *full spectrum*

| | |
|---|---|
| CBD (oral) | 5-40 mg/dia divididos em 2-3 vezes ao dia |
| THC (oral) | 2-30 mg/dia divididos em 2 vezes ao dia |
| THC (inalado) | 2-5 mg/dose a cada 3-4 horas |

CBD: canabidiol; THC: tetra-hidrocanabinol.
Fonte: Higins, 2020;[18] Backes, 2017;[19] MacCallum e Russo, 2018.[20]

## Considerações finais

Atualmente o tratamento da doença de Parkinson é desafiador, pois a terapêutica, em geral, é insuficiente para controlar os sintomas e a progressão da doença, podendo causar reações adversas importantes que levam à má adesão medicamentosa. Os tratamentos convencionais muitas vezes podem ser pouco eficientes e ocasionar efeitos colaterais. Assim, os fitocanabinoides aparecem como uma opção terapêutica promissora, quando associados ao tratamento convencional, para retardar a progressão da doença, com impacto considerável na melhora da qualidade de vida.

Por meio de um tratamento individualizado é possível otimizar o uso dessa terapêutica de acordo com as características do paciente. São necessários mais estudos sobre o tema para apoiar a prática clínica e ampliar o arsenal terapêutico do médico prescritor.

## Referências bibliográficas


1. Dorsey ER, Elbaz A, Nichols E, Abbasi N, Abd-Allah F, Abdelalim A, et al. Global, regional, and national burden of Parkinson's disease, 1990-2016: a systematic analysis for the Global Burden of Disease Study 2016. The Lancet Neurology. 2018 Nov;17(11):939-53.
2. Bloem BR, Okun MS, Klein C. Parkinson's disease. The Lancet. 2021 Jun;397(10291):2284-303.
3. Braak H, Tredici KD, Rüb U, de Vos RAI, Jansen Steur ENH, Braak E. Staging of brain pathology related to sporadic Parkinson's disease. Neurobiology of Aging. 2003 Mar;24(2):197-211.
4. Olanow CW, Stern MB, Sethi K. The scientific and clinical basis for the treatment of Parkinson disease (2009). Neurology. 2009 May 26;72(Issue 21, Supp 4):S1-136.
5. Postuma RB, Berg D, Stern M, Poewe W, Olanow CW, Oertel W, et al. MDS clinical diagnostic criteria for Parkinson's disease. Movement Disorders. 2015 Oct;30(12):1591-601.
6. Cabreira V, Massano J. Doença de Parkinson: revisão clínica e atualização. Acta Médica Portuguesa. 2019 Oct 1;32(10):661.

7. García C, Palomo-Garo C, García-Arencibia M, Ramos J, Pertwee R, Fernández-Ruiz J. Symptom--relieving and neuroprotective effects of the phytocannabinoid Δ9-THCV in animal models of Parkinson's disease. British Journal of Pharmacology. 2011 Jul 12;163(7):1495-506.
8. Lotan I, Treves TA, Roditi Y, Djaldetti R. Cannabis (medical marijuana) treatment for motor and non-motor symptoms of Parkinson disease. Clinical Neuropharmacology. 2014 Mar;37(2):41-4.
9. Balash Y, Bar-Lev Schleider L, Korczyn AD, Shabtai H, Knaani J, Rosenberg A, et al. Medical Cannabis in Parkinson disease: real-life patients' experience. Clinical Neuropharmacology. 2017 Nov;40(6):268-72.
10. Thanabalasingam SJ, Ranjith B, Jackson R, Wijeratne DT. Cannabis and its derivatives for the use of motor symptoms in Parkinson's disease: a systematic review and meta-analysis. Therapeutic Advances in Neurological Disorders. 2021 Jan;14:175628642110185.
11. Sieradzan KA, Fox SH, Hill M, Dick JPR, Crossman AR, Brotchie JM. Cannabinoids reduce levodopa-induced dyskinesia in Parkinson's disease: a pilot study. Neurology. 2001 Dec 11;57(11):2108-11.
12. Junior NCF, dos-Santos-Pereira M, Guimarães FS, Del Bel E. Cannabidiol and cannabinoid compounds as potential strategies for treating Parkinson's disease and l-Dopa-induced dyskinesia. Neurotoxicity Research. 2019 Oct 22;37(1):12-29.
13. dos-Santos-Pereira M, da-Silva CA, Guimarães FS, Del-Bel E. Co-administration of cannabidiol and capsazepine reduces L-Dopa-induced dyskinesia in mice: possible mechanism of action. Neurobiology of Disease. 2016 Oct;94:179-95.
14. de Faria SM, de Morais Fabrício D, Tumas V, Castro PC, Ponti MA, Hallak JE, et al. Effects of acute cannabidiol administration on anxiety and tremors induced by a simulated public speaking test in patients with Parkinson's disease. Journal of Psychopharmacology. 2020 Jan 7;34(2):189-96.
15. Chagas MHN, Eckeli AL, Zuardi AW, Pena-Pereira MA, Sobreira-Neto MA, Sobreira ET, et al. Cannabidiol can improve complex sleep-related behaviours associated with rapid eye movement sleep behaviour disorder in Parkinson's disease patients: a case series. Journal of Clinical Pharmacy and Therapeutics. 2014 May 21;39(5):564-6.
16. Finseth TA, Hedeman JL, Brown RP, Johnson KI, Binder MS, Kluger BM. Self-reported efficacy of cannabis and other complementary medicine modalities by Parkinson's disease patients in Colorado. Evidence-Based Complementary and Alternative Medicine. 2015;2015:1-6.
17. Chagas MHN, Zuardi AW, Tumas V, Pena-Pereira MA, Sobreira ET, Bergamaschi MM, et al. Effects of cannabidiol in the treatment of patients with Parkinson's disease: an exploratory double-blind trial. Journal of Psychopharmacology. 2014 Sep 18;28(11):1088-98.
18. Higgins C. The Cannabis prescription: how to use medical marijuana to reduce or replace pharmaceutical medications. Independent Publisher; 2020. p.170-7.
19. Backes M. Cannabis pharmacy: the practical guide to medical marijuana – revised and updated. New York: Hachette Book Group; 2017. p.251-3.
20. MacCallum CA, Russo EB. Practical considerations in medical Cannabis administration and dosing. European Journal of Internal Medicine. 2018 Mar;49:12-9.

# 20

# Redução de danos

Julio Antonio Mella Cobas
Dartiu Xavier da Silveira

## Introdução

A história da humanidade é tecida em diversos momentos pela procura de um estado alterado de consciência, um refúgio para o homem diante de diversos fatores agressivos internos ou externos. Essa necessidade de "transcender" a partir de uma experiência imediata parece ser inerente ao ser, assim como a curiosidade humana, que levou à estruturação de uma sociedade mais complexa, culturalmente organizada e com abundância de mecanismos de sobrevivência.

A utilização de drogas psicotrópicas é bastante difundida em rituais, sendo um meio privilegiado de transcendência e de buscar a totalidade ou, no caso dos rituais de passagem, marcando etapas de transição da vida: a criança torna-se homem em um processo iniciático marcado por morte e renascimento.[1]

A sociedade atual perdeu a maioria de seus ritos iniciáticos. Aqui pode estar a chave da compreensão do abuso de drogas na sociedade contemporânea. Procura-se obter prazer imediato, a frustração não é tolerada. A tensão decorrente de conflitos inerentes à existência humana não é suportada, sendo imperativo seu alívio instantâneo, dificultando ou impedindo transcendência ou transformação. Caracterizada fundamentalmente pelo consumismo, a sociedade atual não permite espaço para a falta. Esses comportamentos passíveis de um padrão repetitivo e compulsivo tornam-se meios de "anestesiar" e postergar a elaboração de conflitos. Quando falamos de dependência ou transtornos pelo uso dessas substâncias, o indivíduo, em vez de enfrentar a realidade e lidar com suas vicissitudes, transforma apenas sua percepção dessa realidade como forma de alienação.

No Brasil existem diversos perfis populacionais de consumo de substâncias psicotrópicas, sendo consenso na literatura que a *Cannabis* é uma das substâncias mais consumidas atualmente.[2] Essa frequência elevada demanda dos serviços de saúde uma abordagem adequada para o enfrentamento do transtorno pelo uso, caracterizado por um padrão problemático associado a sofrimento clinicamente relevante e ao comprometimento das esferas do funcionamento biológico, psicológico e social.

## Aspectos históricos

A *Cannabis sativa* L. é uma planta que cresce livremente em regiões tropicais e temperadas. Possui uma história antiga, que evolui em conjunto com o desenvolvimento da humanidade, sendo seus efeitos medicinais conhecidos há mais de 4 mil anos. A expansão da *Cannabis* pelo mundo seguiu rotas de colonizadores, conquistadores e impérios, sendo parte importante de tradições no mundo árabe e persa. Com a popularização do uso, surgiram também proibições com interessante matiz político: Arábia por volta de 1300 e Madagascar em 1787 já tinham decretado tais medidas. Napoleão chegou a proibir o uso pelos soldados durante a invasão sírio-egípcia.[3]

No Brasil, a introdução da *Cannabis* deu-se provavelmente pelos colonizadores portugueses ou pelos escravos africanos no início de 1549. A onda de proibição invadiu progressivamente os espaços políticos até chegar ao século XX, com a maioria dos países estabelecendo leis de combate ao consumo de drogas e estupefacientes, entre elas a maconha. O atrativo pelo uso de *Cannabis* teve um ressurgimento entre 1970 e 1980 nos EUA, inicialmente dentro do movimento de contracultura na década de 1960 e em seguida a partir do uso compassivo em pacientes diagnosticados com câncer ou Aids, como opção para aliviar os efeitos da quimioterapia ou a síndrome de desgaste generalizada ocasionada pelo HIV.[3,4] O *World Drug Report* das Nações Unidas expressou em 2015 que a *Cannabis* é "a substância ilícita mais produzida, traficada e consumida no mundo".

Em 1988 foi identificado nos seres vivos o primeiro receptor canabinoide (CB1), seguido por um segundo receptor em 1993, o CB2. Ambos pertencem a uma família diversa de proteínas acopladas à membrana celular. A maior parte dos efeitos psicotrópicos do tetra-hidrocanabinol (THC) é atribuída ao acoplamento com o receptor CB1.[5] Existe nessa história um elemento surpresa que mudou radicalmente a visão sobre *Cannabis* na era moderna: a descoberta de um sistema de substâncias endógenas ligantes aos receptores CB1 e CB2 com as mais diversas funções fisiológicas, chamadas de endocanabinoides (N-araquidonoiletanolamina, a anandamida e o 2-araquidonoilglicerol, o 2-AG). Os endocanabinoides já foram descritos como moduladores de múltiplas funções fisiológicas: regulação de emoções, funções cognitivas, do sistema imunológico e até hematopoiese.[5,6]

O grande paradoxo é que o próprio consumo de *Cannabis* estimula um sistema endógeno que realiza uma função global quase onipresente na manutenção da homeostase. Em nível celular existem um sem-número de modulações realizadas pelo sistema, mediando desde processos metabólicos básicos até a comunicação intercelular, especialmente nos sistemas imunológico e neurológico. Na atualidade já existem no mercado farmacêutico medicações derivadas de *Cannabis*, com alguns usos específicos descritos e devidamente evidenciados em estudos.

À onda de proibição seguiu-se uma nova onda oposta pós-moderna, na qual a *Cannabis* passou a ser legalizada e seu uso descriminalizado em diversos cenários. Segundo o National Institute on Drug Abuse dos EUA, aproximadamente 30% das pessoas que consomem maconha apresentam um transtorno pelo uso de *Cannabis*, ou seja, um consumo problemático ou dependência propriamente dito. Alguns fatores etiológicos foram estudados, encontrando-se um componente genético, muito embora o arcabouço de expressões genômicas ainda não esteja muito bem estabelecido.

Nesse contexto de estudos genéticos populacionais, foi identificado um lócus no cromossomo 8 que controla a expressão do gene CHRNA2. A subexpressão desse gene no cerebelo dos pacientes foi associada ao transtorno pelo uso e a seu diagnóstico em idade precoce.[7] Embora exista o risco de desenvolvimento de dependência de *Cannabis*, este parece ser um fenômeno raro, que acomete menos de 10% dos usuários.[8] Contraditoriamente, a visão proibicionista tende a impedir a adequada familiarização com o tema pelos profissionais de saúde, especialmente aqueles que atendem grandes setores da população, como médicos de atenção primária e equipes de saúde que trabalham em serviços de alta demanda. Para conseguir dimensionar a realidade do problema, precisamos diagnosticar adequadamente e entender o caminho para uma abordagem terapêutica de utilidade para o paciente.

## Conceito de redução de danos

A redução de danos consegue ser referenciada muito cedo na história da medicina, se considerarmos que Hipócrates já falava: *Primum non nocere* (em primeiro lugar, não cause danos). Segundo o *Medical Subject Headings* (MeSH) da United States National Library of Medicine, *"harm reduction"* (termo introduzido no MeSH em 2003) ou "redução de danos" é: "A aplicação de métodos projetados para reduzir o risco do dano associado a certos comportamentos, sem diminuição na prevalência daqueles comportamentos".[9]

> No conceito mais pragmático podemos dizer que: "Redução de danos é uma política de saúde que se propõe a reduzir os prejuízos de natureza biológica, social e econômica do uso de drogas, pautada no respeito ao indivíduo e no seu direito de consumir drogas".[10]

A premissa fundamental para entender a redução de danos é a de que o consumo de drogas lícitas e ilícitas é inerente à história do ser humano. Ao reconhecer esse fato, entendemos então a necessidade de trabalhar para minimizar os efeitos danosos derivados desse consumo, em vez de optar pelo caminho da proibição e da condenação, o que tem mostrado resultar em consequências nefastas para a saúde do indivíduo, da família e da população. A aceitação de desfechos subótimos quando não conseguimos chegar a um resultado ideal nos leva ao entendimento de que toda a nossa medicina moderna é baseada na redução de danos.

## Padrão de consumo e identificação de potenciais danos

O consumo de *Cannabis* apresenta características peculiares. É sabido que padrões de consumo alto em termos de intensidade e frequência estão relacionados a piores desfechos clínicos para o paciente.

Algumas variedades de *Cannabis* apresentam alto teor de THC, a substância responsável pelo efeito *high*. Consumir altos níveis de THC aumenta o risco potencial de adição ou dependência.[11] O consumo de *Cannabis* passa também pelo filtro de experiências e valores particulares de cada indivíduo, colocando algumas pessoas que consomem *Cannabis* em situações de risco, especialmente aquelas em que a experiência do trauma pode levar a certos efeitos não desejados (revisitando emoções traumáticas). A idade com que se inicia o consumo da *Cannabis* tem um impacto grande a longo prazo; estudos descrevem que aqueles que iniciam precocemente apresentam maior risco para abuso e efeitos negativos.[12-17]

Não existem mecanismos legais para controlar a procedência da maconha consumida nas sociedades com visão proibicionista, o que coloca o paciente em risco ainda maior, já que o que realmente é consumido muitas vezes apresenta traços de outras substâncias. Com a legalização, o mercado de *Cannabis* sofre uma mudança radical: a venda se regulamenta e o usuário consegue saber com exatidão qual variedade está consumindo, assim como as características e efeitos terapêuticos esperados.

O indivíduo que consome *Cannabis* apresenta também alguns riscos do ponto de vista social e psicológico: é comum o contato com espaços onde florescem a violência estrutural e a marginalidade, geralmente em populações de baixa renda, nas quais o uso de *Cannabis* pode até apresentar um potencial de *coping* com as dificuldades do dia a dia. O *coping* é um processo de avaliação cognitiva e comportamental de recursos a serem utilizados em situações de vulnerabilidade e/ou dificuldade do indivíduo.[18]

Na atualidade a *Cannabis* é consumida principalmente pela via fumada, sendo nos últimos anos popularizado o consumo de comestíveis, a partir da transferência do princípio ativo para as gorduras utilizadas na elaboração desses produtos. O efeito dos comestíveis é diferente do efeito da *Cannabis* fumada. A metabolização do THC e outros canabinoides pela via digerida geralmente acontece entre 30 minutos e 2 horas, e os efeitos podem durar várias horas.

O consumo da *Cannabis* inalada apresenta o pico de efeito nos primeiros 10 minutos e diminui rapidamente nos próximos 30 a 60 minutos.[11] Os intervalos de efeito apresentados já conseguem perfilar um grande risco: se existem esses intervalos de demora, como evitar a superdosagem do usuário na tentativa de atingir o efeito *high* mais rápido?

Alguns consumidores apresentam efeito depressor neurológico, com diminuição de reflexos motores, dificuldade para atividade cognitiva superior e lentidão de pensamento associada, existindo um risco importante para algumas atividades da vida diária, como dirigir ou tomar decisões legais. O consumo misturado com outras substâncias, como álcool ou medicamentos, pode potencializar esse efeito depressor.

Aqueles consumidores com predisposição ou histórico de sintomas psiquiátricos graves podem manifestar piora ou desencadeamento do quadro após o uso da maconha, como é o caso da esquizofrenia.[11] O desenvolvimento de um transtorno pelo uso de *Cannabis* depende de uma combinação única individual de fatores, o que explica por que dois indivíduos com o mesmo padrão de consumo e fonte da substância não apresentam o mesmo risco.

## Evidências científicas e terapêutica canabinoide

As evidências científicas atuais em relação ao uso da *Cannabis* como medida de redução de danos diante do uso abusivo de outras drogas apontam resultados promissores em alguns modelos animais. Estudos populacionais de grande escala e melhores evidências em matéria de farmacodinâmica são necessários para definir dosagens e recomendações mais específicas. Como entender se a *Cannabis* ou um produto derivado dela pode ser uma medida de redução de danos aplicada como terapia de substituição? Os critérios de elegibilidade estão descritos no Quadro 1.

**QUADRO 1** Critérios de elegibilidade para utilizar terapia de substituição de substâncias

| |
|---|
| Deve reduzir o uso da substância e danos relacionados. |
| Deve ser idealmente livre de danos, ou menos prejudicial do que a substância que se deseja substituir. |
| O uso indevido deve se apresentar com menor frequência do que o uso da substância. |
| Deve-se mostrar que pode substituir a substância e não ser usado juntamente com ela. |
| Deve ser mais seguro, em termos de risco de *overdose*, do que a substância que se deseja substituir. |
| O ideal é que não potencialize os efeitos da substância que se deseja substituir, especialmente se for tomada em excesso (*overdose*). |
| Deve oferecer benefícios significativos para a saúde. |

Fonte: adaptado de Chick e Nutt, 2012.[19]

## Transtorno pelo uso de álcool

O uso de *Cannabis* como substituição para uma ou mais substâncias (álcool, drogas ilícitas ou medicamentos prescritos) foi relatado por 410 usuários entrevistados (87%) em estudo sobre *Cannabis* medicinal, com 80,3% relatando substituição do uso de medicamentos prescritos, 51,7% substituindo o álcool e 32,6% substituindo o uso de substâncias ilícitas.[20]

A dependência de álcool está associada a uma redução global da capacidade de ligação dos receptores CB1 no cérebro humano, provocando inclusive a persistência desse fenômeno ao longo de até quatro semanas após ter suspendido o consumo da substância.[21]

Pode-se falar então que o abuso crônico de álcool leva a uma redução da biodisponibilidade do receptor CB1. Estudos longitudinais são necessários para diferenciar se isso é um efeito compensatório da hiperestimulação endocanabinoide ou uma simples característica duradoura. A modulação do receptor CB1 pode então oferecer uma nova perspectiva terapêutica para o tratamento dos efeitos negativos relacionados à abstinência alcoólica, o que pode ser crítico para a manutenção de uma dependência alcoólica.[22]

A *Cannabis* parece poder constituir um substituto potencial para o álcool. Talvez mais importante, a *Cannabis* é mais segura e potencialmente menos viciante do que benzodiazepínicos e outros fármacos que foram avaliados como possíveis substitutos do álcool.[23] O teor de canabinoide deve ser considerado em estudos de uso concomitante de álcool e *Cannabis*. Os achados de estudos pré-clínicos sugerem que o canabidiol (CBD) pode estar associado à diminuição do consumo de álcool.[24] Resultados pré-clínicos preliminares sugerem ainda que o canabidiol pode atenuar o consumo de álcool e potencialmente proteger contra certos efeitos nocivos, como danos hepáticos e cerebrais.[25]

Existe potencial de uso *off-label* de canabidiol (isolado ou *broad-spectrum*) para reduzir ou parar o consumo de álcool, podendo ser oferecido a pacientes portadores de transtorno pelo uso de álcool. A dosagem recomendada é a mesma necessária para a modulação endocanabinoide em geral.

A dose inicial é de 5 mg/dia, via oral, incrementando a dosagem a cada 3 dias (aumentar 10 mg a cada 3 dias) até o máximo de 40 mg ao dia, quando uma nova avaliação médica deverá ser realizada. É importante aplicar a regra *Stop when you get to where you need to go* (Parar com a chegada do efeito desejado).[26]

## Transtorno pelo uso de cocaína e outros psicoestimulantes

Em estudos com modelos animais (ratos), a retirada da cocaína induziu claras mudanças na expressão comportamental e genômica. O canabidiol conseguiu aliviar alguns desses sintomas, o que fala a favor do provável potencial para o tratamento de pacientes na abstinência de cocaína.[27] Em estudos com humanos, o canabidiol não conseguiu interferir nos sintomas da abstinência de cocaína, sendo necessárias novas abordagens envolvendo diferentes dosagens e tempos de tratamento para elucidar o verdadeiro potencial na redução de consumo de cocaína (autoadministrado).[28]

Em estudo com indivíduos que consumiam *crack*, 68% de 25 participantes reportaram que o uso da *Cannabis* ajudou na redução do *craving* – desejo de repetir determinada experiência em função dos efeitos de dada substância –, produzindo também efeitos positivos no comportamento e propiciando a superação da dependência à substância.[29] É possível recomendar o uso da *Cannabis* como medida de redução de danos em pacientes com dependência em relação ao *crack*, especialmente em cenários com pouco acesso a terapias convencionais.

O uso da *Cannabis* (intencional) já foi associado a uma redução do uso e abuso de *crack*,[30] expressando potencial de uso como terapia de substituição dentro de medidas de redução de danos.

Existe limitada evidência de uso de canabidiol para tratamento do transtorno pelo uso de cocaína e os efeitos adversos mais comuns, existindo poucos ensaios clínicos com esse fim, mesmo que o composto se apresente como um candidato promissor para o tratamento de transtornos pelo uso de psicoestimulantes, devido a seu baixo potencial de abuso e, devido, em geral, a sua boa tolerabilidade. A validação da segurança e eficácia do canabidiol na redução do *craving* e do relapso vai ser essencial para iniciar a indicação do composto em um cenário de prática clínica.[31] A substituição da cocaína pelo uso da *Cannabis* apresenta ainda pouca evidência científica, mesmo assim pode ser uma medida de redução de danos.

Em estudo direcionado especificamente à redução de danos, ficou evidente que os indivíduos que consumiam *Cannabis* como medida de redução de danos reportaram dificuldade para acessar tratamentos para dependência ou transtornos pelo uso de substância, em cenários em que tratamentos efetivos com tais fins são limitados. Esses achados sugerem a necessidade de entender melhor o impacto do uso da *Cannabis* em alguns cenários onde não existem condições ideais para o tratamento de dependência química.[32] Estudos mais robustos são necessários para definição de doses e farmacodinâmica em relação à indicação clínica de produtos derivados de *Cannabis* em um contexto de consumo de psicoestimulantes.

## Transtorno pelo uso de *Cannabis*

> A ação homeostática dos canabinoides em tantas estruturas e processos fisiológicos é a base para a hipótese de que o sistema endocanabinoide é nada menos que um sistema de redução de danos naturalmente evoluído.

Os endocanabinoides protegem e regulam processos bioquímicos dinâmicos dentro das faixas necessárias para a preservação das funções biológicas. Recentemente a modulação farmacológica do sistema endocanabinoide vem ganhando atenção como um candidato forte para tratamento do transtorno pelo uso de *Cannabis*. O canabidiol apresenta um perfil de segurança amplo e um efeito farmacológico multilateral.[33] O uso de canabidiol também tem apresentado efeito sobre os sintomas psicotrópicos derivados do consumo de THC, reduzindo a intensidade e os desfechos negativos relacionados a esta última substância.[34-37]

Em um ensaio clínico randomizado, o canabidiol demonstrou segurança e eficácia ao reduzir o uso de cânabis em indivíduos portadores de transtorno pelo uso de *Cannabis*.[38] Existe potencial de uso *off-label* de canabidiol isolado para melhorar completa ou parcialmente o transtorno pelo uso de *Cannabis*, podendo ser recomendado como terapia de redução de danos, porém estudos farmacocinéticos deverão ser realizados para ajuste de dose terapêutica adequada nesses casos. A Tabela 1 apresenta as medidas de redução de danos relacionadas ao consumo abusivo de *Cannabis*.

**TABELA 1** Medidas de redução de danos relacionadas ao consumo abusivo de *Cannabis*

| | |
|---|---|
| Entenda a motivação para o consumo | O consumo vai te ajudar no objetivo que te motiva? |
| Entenda a origem da maconha que você vai consumir | Se a fonte não for confiável ou a planta apresentar claros sinais de contaminação, é melhor consumir em outro momento. |
| Dose menor = menor potencial de risco | Consuma pequenas quantidades, faça um teste inicialmente, entenda o efeito no seu organismo antes de aumentar a quantidade. |

*(continua)*

TABELA 1 Medidas de redução de danos relacionadas ao consumo abusivo de *Cannabis* *(continuação)*

| | |
|---|---|
| Evite o risco social | Seja cuidadoso com a posse da substância. Alguns ambientes são de risco para favorecer a abordagem pelas autoridades legais. Entenda o seu ambiente e o melhor momento para consumir. |
| Formas de uso | Prefira consumir se for possível na forma de vaporizador, já que é mais seguro do que a exposição à combustão pela via fumada. |
| | Utilize um pequeno pedaço de papelão como filtro para prevenir as queimaduras na boca ou nos dedos. |
| | Aspire em pequenos *puffs* superficiais, o THC é absorvido em grande medida nos primeiros segundos, então não é recomendado fazer aspirações profundas nem segurar a respiração. |
| | Não misture *Cannabis* com álcool ou tabaco, pois o uso associado aumenta as chances de desfechos negativos. |
| | Evite fumar com *bong* ou *water pipe* (cachimbo de água); a quantidade de toxinas é maior do que usar por via inalada. |
| | Evite fumar com *bong* ou *water pipe* (cachimbo de água) feito de plástico, pois isso pode gerar fumaça tóxica para o organismo. Se for o caso, prefira aqueles feitos de vidro ou metal. |
| Segurança com atividades do dia a dia | Evite dirigir, operar máquinas, assinar documentos legais, tomar decisões importantes e outras atividades relevantes após ter fumado. |
| Segurança com a dose ingerida | Se for ingerir como comestível, é melhor iniciar com uma pequena porção e esperar 1 hora antes de ingerir a próxima porção. Isto reduz as chances de uma superdosagem. |
| Risco pessoal | Evite iniciar ou manter o consumo se você for adolescente. O cérebro ainda não está completamente maduro nessa etapa da vida. |
| | Evite consumir diariamente ou quase diariamente; isso incrementa o risco de dependência. |
| | Evite o consumo recreacional com o objetivo de lidar com estresse. Procure métodos alternativos, como a psicoterapia, para entender melhor estas motivações. |
| | Não misture *Cannabis* com álcool ou outras substâncias; o uso concomitante pode trazer efeitos não desejados graves. |
| | Não consuma *Cannabis* se você apresenta risco de doença mental, especialmente aqueles pacientes com risco potencial preexistente de psicose. O consumo pode desencadear as doenças. |

THC: tetra-hidrocanabinol.
Fonte: adaptada de Adamson et al., 2010;[39] Hall e Degenhardt, 2014;[40] FDS.[41]

## Considerações finais

A manutenção de um estímulo adequado sobre o sistema endocanabinoide pode ser um modelo de redução de danos com baixo potencial de abuso. É de extrema importância sensibilizar os profissionais de saúde sobre a coordenação do cuidado dos indivíduos com riscos potenciais identificados, estabelecendo planos de negociação para conduzir o paciente através de estratégias de redução de danos.

## Referências bibliográficas

1. Niel M, Xavier da Silveira D. Drugs and harm reduction: a guidebook for health professionals. São Paulo: Ministério da Saúde; 2008.
2. Morais PR, Nema Areco KC, Fidalgo TM, Xavier da Silveira D. Mental health and quality of life in a population of recreative cannabis users in Brazil. Journal of Psychiatric Research. 2022;146:11-20. Disponível em: 10.1016/j.jpsychires.2021.12.010; acessado em: 28 de junho de 2022.
3. Label EL. Marihuana: the first twelve thousand years. New York: Springer Science+Bussiness Media; 1980. Disponível em: https://books.google.com.br/books?id=pGgzBgAAQBAJ&pg=PA133&redir_esc=y#v=onepage&q&f=false.
4. Araújo Carlini E. A história da maconha no Brasil. J Bras Psiquiatr. 2006;55(4):314-7.
5. O Hearn S, Blake A, Wan BA, Chan S, Chow E (eds.). Medical Cannabis: clinical practice (health and human development). Nova Science Pub Inc.; 2017.
6. Department of Health Office of Medicinal Cannabis. Clinical guidance: for the use of medicinal Cannabis products in Queensland. Queensland Health. Disponível em: https://www.health.qld.gov.au/__data/assets/pdf_file/0023/634163/med-cannabis-clinical-guide.pdf; acessado em: 6 de maio de 2022.
7. Louis BW-St. Cannabis as medicine. CRC Press; 2019.
8. Melamede R. Harm reduction-the cannabis paradox. 2005 Sep 22.
9. MSH Medical Subjects Headings. About: harm reduction. U.S. National Library of Medicine. Disponível em: https://id.nlm.nih.gov/mesh/M0421213.html; acessado em: 6 de maio de 2022.
10. Andrade TM, Friedman SR. Princípios e práticas de redução de danos: interfaces e extensão a outros campos da intervenção e do saber. In: Silveira DX, Moreira FG (orgs.). Panorama atual de drogas e dependências. São Paulo: Atheneu; 2006. p.395-400.
11. Committee on the Health Effects of Marijuana. The health effects of Cannabis and cannabinoids: the current state of evidence and recommendations for research. Washington, DC: The National Academies of Sciences, Engineering and Medicine; 2017. Disponível em: https://nap.nationalacademies.org/read/24625/chapter/1.
12. Fischer JA, Clavarino AM, Plotnikova M, Najman JM. Cannabis use and quality of life of adolescents and young adults: findings from an Australian birth cohort. Journal of Psychoactive Drugs. 2015;47(2):107-16. Disponível em: 10.1080/02791072.2015.1014121; acessado em: 28 de junho de 2022.
13. Hawke LD, Wilkins L, Henderson J. Early cannabis initiation: substance use and mental health profiles of service-seeking youth. Journal of Adolescence. 2020;83(1):112-21. Disponível em: 10.1016/j.adolescence.2020.06.004; acessado em: 28 de junho de 2022.
14. Hosseini S, Oremus M. The effect of age of initiation of Cannabis use on psychosis, depression, and anxiety among youth under 25 years. Can J Psychiatry. 2019;64(5):304-12. Disponível em: 10.1177/0706743718809339; acessado em: 28 de junho de 2022.
15. Millar SR, Mongan D, Smyth BP, Perry IJ, Galvin B. Relationships between age at first substance use and persistence of cannabis use and cannabis use disorder. BMC Public Health. 2021;21(1). Disponível em: 10.1186/s12889-021-11023-0; acessado em: 28 de junho de 2022.
16. Rioux C, Castellanos-Ryan N, Parent S, Vitaro F, Tremblay RE, Séguin JR. Age of Cannabis use onset and adult drug abuse symptoms: a prospective study of common risk factors and indirect effects. Can J Psychiatry. 2018;63(7):457-64. Disponível em: 10.1177/0706743718760289; acessado em: 28 de junho de 2022.

17. Stefanis NC, Dragovic M, Power BD, Jablensky A, Castle D, Morgan VA. Age at initiation of Cannabis use predicts age at onset of psychosis: the 7- to 8-year trend. Schizophrenia Bulletin. 2013;39(2):251-4. Disponível em: 10.1093/schbul/sbs188; acessado em: 28 de junho de 2022.
18. Antoniazzi AS, Dell'Aglio DD, Bandeira DR. O conceito de coping: uma revisão teórica. Estudos de Psicologia (Natal). 1998;3(2):273-94.
19. Chick J, Nutt DJ. Substitution therapy for alcoholism: time for a reappraisal? J Psychopharmacol. 2012;26(2):205-12. Disponível em: 10.1177/0269881111408463; acessado em: 11 de julho de 2022.
20. Lucas P, Walsh Z, Crosby K, Callaway R, Belle-Isle L, Kay R, et al. Substituting Cannabis for prescription drugs, alcohol and other substances among medical Cannabis patients: the impact of contextual factors. Drug Alcohol Rev. 2016;35(3):326-33. Disponível em: 10.1111/dar.12323; acessado em: 28 de junho de 2022.
21. Hirvonen J, Zanotti-Fregonara P, Umhau JC, George DT, Rallis-Frutos D, Lyoo CH, et al. Reduced cannabinoid CB1 receptor binding in alcohol dependence measured with positron emission tomography. Mol Psychiatry. 2013;18(8):916-21. Disponível em: 10.1038/mp.2012.100; acessado em: 28 de junho de 2022.
22. Ceccarini J, Hompes T, Verhaeghen A, Casteels C, Peuskens H, Bormans G, et al. Changes in cerebral CB1 receptor availability after acute and chronic alcohol abuse and monitored abstinence. Journal of Neuroscience. 2014;34(8):2822-31. Disponível em: 10.1523/jneurosci.0849-13.2014; acessado em: 28 de junho de 2022.
23. Subbaraman MS. Can Cannabis be considered a substitute medication for alcohol? 2014;49(3):292-8. Disponível em: 10.1093/alcalc/agt182; acessado em: 29 de junho de 2022.
24. Karoly HC, Mueller RL, Andrade CC, Hutchison KE. THC and CBD effects on alcohol use among alcohol and cannabis co-users. Psychology of Addictive Behaviors. 2021;35(6):749-59. Disponível em: 10.1037/adb0000706; acessado em: 29 de junho de 2022.
25. Nona CN, Hendershot CS, Le Foll B. Effects of cannabidiol on alcohol-related outcomes: a review of preclinical and human research. Experimental and Clinical Psychopharmacology. 2019;27(4):359-69. Disponível em: 10.1037/pha0000272; acessado em: 29 de junho de 2022.
26. Kogan M, Liebmann-Smith J. Medical marijuana: Dr Kogan's evidence-based guide to the health benefits of cannabis and CBD. New York: Avery, Penguin Random House LLC; 2021.
27. Gasparyan A, Navarrete F, Rodríguez-Arias M, Miñarro J, Manzanares J. Cannabidiol modulates behavioural and gene expression alterations induced by spontaneous cocaine withdrawal. Neurotherapeutics. 2021;18(1):615-23. Disponível em: 10.1007/s13311-020-00976-6; acessado em: 29 de junho de 2022.
28. Meneses-Gaya C de, Crippa JA, Hallak JE, Miguel AQ, Laranjeira R, Bressan RA, et al. Cannabidiol for the treatment of crack-cocaine craving: an exploratory double-blind study. Braz J Psychiatry. 2021;43(5):467-76. Disponível em: 10.1590/1516-4446-2020-1416; acessado em: 28 de junho de 2022.
29. Labigalini E, Rodrigues LR, Da Silveira DX. Therapeutic use of Cannabis by crack addicts in Brazil. Journal of Psychoactive Drugs. 1999;31(4):451-5. Disponível em: 10.1080/02791072.1999.10471776; acessado em: 28 de junho de 2022.
30. Socías ME, Kerr T, Wood E, Dong H, Lake S, Hayashi K, et al. Intentional Cannabis use to reduce crack cocaine use in a Canadian setting: a longitudinal analysis. Addictive Behaviors. 2017;72:138-43. Disponível em: 10.1016/j.addbeh.2017.04.006; acessado em: 28 de junho de 2022.
31. Calpe-López C, García-Pardo MP, Aguilar MA. Cannabidiol treatment might promote resilience to cocaine and methamphetamine use disorders: a review of possible mechanisms. Molecules. 2019;24(14):2583. Disponível em: 10.3390/molecules24142583; acessado em: 29 de junho de 2022.
32. Mok J, Milloy M-J, Grant C, Lake S, DeBeck K, Hayashi K, et al. Use of Cannabis as a harm reduction strategy among people who use drugs: a cohort study. Cannabis and Cannabinoid Research. 2022. Disponível em: 10.1089/can.2021.0229; acessado em: 29 de junho de 2022.
33. García-Gutiérrez MS, Navarrete F, Viudez-Martínez A, Gasparyan A, Caparrós E, Manzanares J. Cannabidiol and Cannabis use disorder. 2019;31-42. Disponível em: 10.1007/978-3-319-90365-1_5; acessado em: 12 de julho de 2022.

34. Niesink RJM, van Laar MW. Does cannabidiol protect against adverse psychological effects of THC? Front Psychiatry. 2013;4. Disponível em: 10.3389/fpsyt.2013.00130; acessado em: 12 de julho de 2022.
35. Freeman AM, Petrilli K, Lees R, Hindocha C, Mokrysz C, Curran HV, et al. How does cannabidiol (CBD) influence the acute effects of delta-9-tetrahydrocannabinol (THC) in humans? A systematic review. Neuroscience & Biobehavioral Reviews. 2019;107:696-712. Disponível em: 10.1016/j.neubiorev.2019.09.036; acessado em: 12 de julho de 2022.
36. Parker L. Faculty opinions recommendation of how does cannabidiol (CBD) influence the acute effects of delta-9-tetrahydrocannabinol (THC) in humans? A systematic review. 2019; Disponível em: 10.3410/f.736705431.793566570; acessado em: 12 de julho de 2022.
37. Russo E, Guy GW. A tale of two cannabinoids: the therapeutic rationale for combining tetrahydrocannabinol and cannabidiol. Medical Hypotheses. 2006;66(2):234-46. Disponível em: 10.1016/j.mehy.2005.08.026; acessado em: 12 de julho de 2022.
38. Freeman TP, Hindocha C, Baio G, Shaban NDC, Thomas EM, Astbury D, et al. Cannabidiol for the treatment of cannabis use disorder: a phase 2a, double-blind, placebo-controlled, randomised, adaptive Bayesian trial. The Lancet Psychiatry. 2020;7(10):865-74. Disponível em: 10.1016/s2215--0366(20)30290-x; acessado em: 12 de julho de 2022.
39. Adamson SJ, Kay-Lambkin FJ, Baker AL, Lewin TJ, Thornton L, Kelly BJ, et al. An improved brief measure of cannabis misuse: the Cannabis Use Disorders Identification Test-Revised (CUDIT--R). Drug and Alcohol Dependence. 2010;110(1-2):137-43. Disponível em: 10.1016/j.drugalcdep.2010.02.017; acessado em: 6 de maio de 2022.
40. Hall W, Degenhardt L. Harm reduction policies for Cannabis. 2014;692-709. Disponível em: 10.1093/acprof:oso/9780199662685.003.0039; acessado em: 12 de julho de 2022.
41. Family Drug Support (FDS). Cannabis harm reduction strategies. Disponível em: www.fds.org.au. Disponível em: https://www.fds.org.au/images/cannabis.pdf; acessado em: 12 de julho de 2022.

# 21

# Síndrome de Tourette e tiques

Ana G. Hounie
Eduardo Aliende Perin

## Introdução

A síndrome de Tourette (ST) se caracteriza pela presença de tiques motores e pelo menos um vocal, com duração de pelo menos um ano e início antes dos 18 anos de idade. Os tiques causam sofrimento e/ou interferem significativamente nas atividades escolares, profissionais, sociais e em outras rotinas da vida do indivíduo, e não são secundários a outras doenças ou ao uso de substâncias.[1] Há outros sintomas que, embora não façam parte dos critérios diagnósticos para o transtorno, são muito prevalentes nessa população, como:[2]

- Fenômenos sensoriais ou sensações premonitórias.
- Sintomas de ansiedade e depressão.
- Sintomas obsessivo-compulsivos (SOC).
- Irritabilidade e explosividade.
- Desatenção.
- Inquietude, hiperatividade e impulsividade.
- Distúrbios do sono.

O tratamento medicamentoso convencional é feito com agonistas alfa-2--adrenérgicos, como clonidina e guanfacina, antipsicóticos típicos e atípicos, topiramato e outras medicações com menor nível de evidência quanto à eficácia, além de terapia cognitivo-comportamental (em especial a reversão de hábito). Em casos refratários a várias abordagens, indica-se neurocirurgia ou estimulação cerebral profunda (*deep brain stimulation* – DBS).[3] Os tratamentos convencionais reduzem a frequência e a intensidade dos tiques, mas não abrangem toda a gama de manifestações citadas. Além disso, uma parcela significativa de pacientes é refratária a todos os tratamentos disponíveis. Portanto, novas abordagens de tratamento, como a *Cannabis* medicinal, são de suma importância, visto que esta tem eficácia em outros transtornos dos movimentos, como a doença de Parkinson e a espasticidade da esclerose múltipla, ambas, assim como a síndrome de Tourette, relacionadas a disfunções de neurônios dopaminérgicos nos gânglios basais.[4]

De fato, muitos pacientes com tiques percebem que, ao usar substâncias como a nicotina, e algumas depressoras do sistema nervoso central (SNC), como o álcool ou a maconha, apresentam melhora dos tiques, da ansiedade, dos transtornos do sono, e passam a utilizá-las como forma de tratamento.[5]

## Evidências científicas

A seguir resumimos o estado atual do conhecimento sobre o papel da *Cannabis* na síndrome de Tourette, de acordo com os principais artigos publicados.

### Estudos pré-clínicos

Em um estudo,[6] os níveis de anandamida (AEA), 2-araquidonoilglicerol (2-AG), palmitoiletanolamina (PEA) e ácido araquidônico (AA) mensurados no líquido cefalorraquidiano (líquor) estavam aumentados em 20 adultos com síndrome de Tourette *versus* 19 controles sem a síndrome. Os autores especulam que a síndrome de Tourette seja causada por uma hiperinervação dopaminérgica, especialmente no estriado, e os níveis elevados de endocanabinoides (eCB) seriam um mecanismo compensatório, reduzindo a sinalização dopaminérgica no estriado, assim como, talvez, de outros neurotransmissores em áreas distintas do SNC.

Com base em achados clínicos que demonstram efeitos benéficos de medicamentos à base de *Cannabis* na ST, conforme veremos adiante, pode-se especular que a síndrome de Tourette seja causada também por uma "deficiência endocanabinoide". Apesar dos elevados níveis de eCB, essa hipótese de hipofuncionamento do sistema endocanabinoide (SEC) não pode ser descartada, uma vez que pode refletir uma hipossensibilidade dos receptores canabinoides do tipo 1 e 2 (CB1 e CB2) ou uma hiperatividade das enzimas de degradação de eCB, como a monoacilglicerol lipase (MAGL), que degrada principalmente o 2-AG, e a hidrolase de amidas de ácidos graxos (FAAH), que degrada principalmente a AEA.[6]

Um estudo genético avaliou as variantes 1326T→A, 1359G→A e 1419 + 1G→C do gene do receptor canabinoide do tipo 1 (*CNR1*), e não encontrou associação com a síndrome de Tourette.[7] Porém, outro estudo pesquisou, em uma amostra de 262 pacientes com síndrome de Tourette (entre eles 126 adultos) *versus* 279 controles sem transtornos psiquiátricos e neurológicos, as variantes rs2023239, rs2180619, rs806379 e rs1049353 do mesmo gene. Houve associação significativa entre o fenótipo clínico da síndrome de Tourette e a variante rs2023239. Os genótipos alelo C e CT+CC do *CNR1* foram mais frequentes nos pacientes do que em controles. O alelo C do polimorfismo rs2023239 em *CNR1* foi associado à ocorrência de tiques e consiste em um fator de risco para a síndrome de Tourette na população polonesa estudada, portanto a transmissão de uma mutação que provoca uma falha no SEC parece subjazer à etiologia da síndrome.[8]

## Estudo em modelo animal

A administração de 2,5-dimetóxi-4-iodoanfetamina (DOI), um alucinógeno agonista potente de receptores de serotonina 5-hidroxitriptamina 1A e 2C (5-HT1A e 5-HT2C), em roedores produz comportamentos estereotipados, como torção da cabeça (*head twitch response* – HTR); comportamentos de higiene (*grooming behaviors*), como lamber as patas dianteiras e esfregá-las na face; e coçar as orelhas (*ear scratch response* – ESR). Um estudo comparou a eficácia do tetra-hidrocanabinol (THC) e do canabidiol (CBD) sobre esses comportamentos induzidos por DOI entre camundongos adultos jovens *versus* infantojuvenis.[9] O THC foi efetivo de forma dose-dependente para HTR, *grooming* e ESR nos camundongos, mais nos tiques periféricos (ESR e *grooming*) do que nos tiques centrais (HTR). Portanto, THC na dose de 5 mg/kg levou à melhora dos sintomas na ordem a seguir, da maior para a menor: ESR > *grooming* > HTR em camundongos adultos jovens e ESR = *grooming* > HTR em infantojuvenis. O tamanho do efeito foi maior entre os adultos jovens do que entre os infantojuvenis. O CBD também reduziu os três tipos de tiques, predominantemente os tiques periféricos em camundongos adultos jovens, mas teve efeito (não dose-dependente) apenas sobre os tiques centrais (HTR) em camundongos infantojuvenis.[9]

Além disso, os autores também testaram esses canabinoides para possível redução de ESR, *grooming* e HTR basais, ou seja, sem terem sido induzidos por DOI. O THC diminuiu significativamente os tiques basais do tipo ESR e HTR, mas não teve efeito sobre o *grooming* basal entre os camundongos infantojuvenis, e diminuiu (com tamanho de efeito maior) os três tipos de tiques basais entre os camundongos adultos jovens. O CBD, por outro lado, aumentou tiques centrais basais (HTR) e não teve nenhum efeito sobre os tiques periféricos em camundongos infantojuvenis. Em camundongos adultos jovens, houve aumento (menos intenso do que entre os infantojuvenis) de HTR, redução do *grooming* e não houve efeito sobre o ESR. Os autores discutem que o THC parece atuar mais em tiques periféricos do que nos centrais, e mais entre os adultos jovens que entre os infantojuvenis. Os autores especulam a partir desses resultados que o CBD poderia eventualmente induzir tiques centrais em crianças saudáveis, e ter maior eficácia em reduzir tiques em adultos do que em crianças, e principalmente periféricos em comparação com os centrais.[9]

## Estudos clínicos – relatos de caso

Apesar de haver quatro relatos de casos publicados a partir de 1988 sobre o uso de *Cannabis* fumada na síndrome de Tourette e consequente redução dos tiques, este capítulo se aterá aos estudos publicados subsequentemente.

Um estudo de caso prospectivo avaliou o uso do THC em um paciente masculino de 25 anos com síndrome de Tourette, transtorno do déficit de atenção e hiperatividade (TDAH), ansiedade, SOC e descontrole dos impulsos, com automutilação. Ele era usuário de maconha (2-3 g/dia) e recebeu uma dose única de 10 mg de dronabinol (THC semissintético). Duas horas depois foi reavaliado com as escalas de gravidade. Foi observada melhora nos tiques, com desaparecimento da coprolalia, melhora da cognição, da atenção, do controle dos impulsos, dos SOC e dos fenômenos sensoriais, sem efeitos adversos.[10]

Outro relato de caso demonstrou que a associação de THC à amissulprida na dose de 1.200 mg/dia produziu resultado superior às duas drogas separadamente em uma mulher de 24 anos. Ela utilizava risperidona 8 mg/dia, porém com efeitos colaterais importantes, como discinesia aguda, galactorreia e amenorreia. Já havia tomado vários antipsicóticos, mas a risperidona havia sido até então a droga com a melhor relação eficácia/efeitos colaterais. Dronabinol 10 mg/dia foi então adicionado ao esquema terapêutico, e os tiques melhoraram consideravelmente. Tentou-se aumentar o dronabinol até 17,5 mg/dia, porém sem benefício adicional. Então, voltou-se a 10 mg/dia, e, após três meses, os tiques haviam piorado. Trocou-se a risperidona por amissulprida até 1.200 mg/dia, associada ao dronabinol 10 mg/dia, com melhora significativa dos tiques, SOC e fenômenos sensoriais. Os autores discutem que o THC pode, nesse caso, ser também um potencializador dos antipsicóticos risperidona e amissulprida no tratamento de síndrome de Tourette.[11]

Jakubovski e Müller-Vahl[12] relataram dois casos de síndrome de Tourette com a peculiaridade de terem tiques de bloqueio de fala gagueira-*like* que foram tratados com *Cannabis* medicinal:

- **Caso 1:** um rapaz de 16 anos que usou dronabinol em doses de 22 a 33,6 mg, que começou a apresentar um fenômeno do tipo gagueira a partir dos 3 anos de idade, tiques motores faciais e nos braços e tiques vocais na forma de sons de animais com início aos 6 anos. Aos 14 anos, fez uso de tiaprida 200 mg/dia com melhora do quadro, mas excessivo ganho de peso e ginecomastia. O quadro estava grave, com múltiplos tiques motores e vocais, déficit de atenção, SOC, ataques de raiva, ansiedade, depressão e insônia, culminando em risco de repetência escolar. O dronabinol vaporizado foi prescrito e os sintomas melhoraram significativamente, com o desaparecimento quase completo do bloqueio da fala.
- **Caso 2:** um rapaz de 19 anos que fez uso de erva vaporizada na dose de 0,1 g ao dia. O paciente teve pequeno atraso na aquisição da linguagem (começou a falar aos 3 anos de idade), com dislalia e transtorno de linguagem. Durante o tratamento fonológico melhorou da dislalia, mas desenvolveu fenômeno semelhante à gagueira, e 1 ano depois, aos 7 anos, tiques vocais e motores diversos. Durante a puberdade, teve piora do quadro, e os antipsicóticos que anteriormente haviam reduzido parcialmente os tiques deixaram de fazer efeito, a ponto de, aos 19 anos, não conseguir falar, levando mais de um minuto para poder dizer uma palavra. Foi, então, medicado com Bedrocan®, um produto que consiste em inflorescências para serem vaporizadas, com 22% de THC e 1% de CBD, tendo benefício com 0,6 g por vaporização. A melhora consistia na redução dos tiques em 70% em 5 a 10 minutos após o uso, mas o benefício durava apenas 1 hora e meia.

Trainor et al.[13] relataram o caso de um paciente tratado com Sativex®* (*spray* para uso oral com THC 2,7 mg e CBD 2,5 mg por pufe). O paciente usava quatro pufes por dia, divididos em duas tomadas diárias, tendo redução dos tiques motores em 85 e 90% nos vocais. O mesmo grupo (Evans, Trainor e Bird[13]) trocou o Sativex® por um produto com CBD puro para avaliar se haveria resposta terapêutica, mas após uma semana do início os tiques pioraram e o estudo foi interrompido, voltando o paciente a usar o Sativex®.

## Estudos clínicos abertos

Müller-Vahl et al.[5] entrevistaram 47 pacientes com síndrome de Tourette em relação ao uso de nicotina, álcool e maconha. A nicotina melhorava os tiques em 7% dos indivíduos, e a maconha melhorava 85% dos indivíduos.[5] O mesmo grupo de pesquisadores repetiu o estudo com 64 adultos; 17 deles referiam uso prévio de maconha, com 82% deles alegando redução ou remissão dos tiques, dos SOC, da desatenção e hiperatividade e dos fenômenos sensoriais, com duração de 3 horas a 1 dia após fumarem a erva.[14]

## Ensaios clínicos

Há poucos estudos randomizados e controlados sobre o tratamento da síndrome de Tourette com *Cannabis*. Em um deles, duplo-cego e controlado com placebo, que avaliava se o THC causava problemas cognitivos nos portadores da síndrome de Tourette, administraram a 12 pacientes adultos dronabinol nas doses de 5 a 10 mg. Sete deles tinham experiência anterior com maconha, sendo quatro usuários regulares. As doses foram definidas de acordo com o peso e o *status* de ser ou não usuário de maconha, de modo que quatro receberam 5 mg, seis receberam 7,5 mg e dois receberam 10 mg de dronabinol. Todos foram submetidos a avaliação neuropsicológica e não houve diferença significativa entre os grupos em memória verbal e visual, tempo de reação, inteligência, atenção sustentada, atenção dividida, vigilância ou humor, o que demonstrou a segurança e a tolerabilidade da droga. Os resultados foram melhores nos pacientes que receberam 7,5 ou 10 mg, sugerindo que doses maiores são mais eficazes. Por outro lado, houve piora do transtorno obsessivo-compulsivo (TOC)

* O Sativex® está disponível no Brasil com o nome comercial Mevatyl®.

e da ansiedade social, com a ressalva de que a escala usada não era específica para sintomas obsessivos. Os efeitos colaterais foram transitórios, durando de 30 minutos a 6 horas: cefaleia, ansiedade, tontura, sensibilidade a luz e som, náusea, hipertimia, tremores, boca seca e ataxia.[15] Posteriormente, ampliaram o estudo com mais 12 pacientes, totalizando 24, encontrando os mesmos resultados, acrescidos de tendência para melhora de memória verbal imediata. Neste segundo estudo, sete pacientes abandonaram o tratamento por efeitos adversos (ansiedade e inquietação motora).[16]

O mesmo grupo fez outro ensaio semelhante, duplo-cego, cruzado, com 12 pacientes adultos com síndrome de Tourette utilizando cápsulas gelatinosas de dronabinol nas doses de 5, 7,5 ou 10 mg. Os pacientes tomavam a medicação ou o placebo por dois dias, eram avaliados, e, após quatro semanas de *washout*, era feito o cruzamento para o outro grupo. Não houve abandono do estudo nem efeitos colaterais significativos. Quando os pacientes tomaram o THC, houve melhora bastante significativa nos tiques em relação ao placebo, especialmente nos subescores "tiques motores simples" ($p = 0,026$), "tiques motores complexos" ($p = 0,015$), "tiques motores (geral)" ($p = 0,026$) e "tiques vocais complexos" ($p = 0,041$). Também houve melhora dos comportamentos obsessivo-compulsivos ($p = 0,041$) e uma tendência à melhora dos fenômenos sensoriais. De forma interessante, houve uma correlação positiva entre a melhora dos tiques e os níveis plasmáticos máximos de 11-hidróxi-delta-9-THC (11-OH-THC), o metabólito altamente ativo do delta-9-THC, mas não houve correlação em relação aos níveis plasmáticos máximos de delta-9-THC ou do metabólito inativo, o ácido 11-nor-delta-9-THC-9-carboxílico (THC-COOH), sugerindo que a melhora clínica pode se dever ao 11-OH-THC, e não ao delta-9-THC propriamente dito.[17]

## Terapêutica canabinoide

Os autores deste capítulo têm utilizado desde 2016 a *Cannabis* em pacientes com síndrome de Tourette refratária, com excelentes resultados na maioria dos casos. Para que o tratamento seja eficaz no controle dos tiques, é necessária a presença do THC na composição do produto utilizado, mas raramente utilizamos esse canabinoide isolado. Principalmente em crianças, consideramos fundamental proteger o paciente com CBD e possivelmente com canabigerol (CBG), utilizando produtos *full spectrum* (com 0,3% de THC) antes de, em casos mais resistentes, suplementar com outro extrato com predominância de

THC. Essa estratégia aumenta a janela terapêutica do THC, sua eficácia e segurança/tolerabilidade.

É amplamente sabido que o uso crônico e precoce de maconha fumada pode desencadear esquizofrenia em geneticamente predispostos, além de dificuldades no aprendizado. Ao contrário, em adultos, especialmente aqueles que já tiveram experiências positivas com a maconha fumada, é possível utilizar produtos com CBD:THC em proporções semelhantes (1:1) ou até mesmo com proporções maiores de THC. Até o momento não existe nenhum estudo controlado com CBD isolado na síndrome de Tourette.

Além da melhora dos tiques, costuma haver melhora da ansiedade, das crises de agitação/agressividade, do controle de impulsos, dos fenômenos sensoriais, dos SOC e do TDAH, do humor, do sono e do bem-estar geral em pacientes tratados com *Cannabis* medicinal. Esse grau de melhora global de sintomas e da qualidade de vida não é visto em outros fármacos disponíveis hoje para o tratamento da síndrome de Tourette, sendo a polifarmácia a regra.

Não existe conhecimento ainda de quais seriam as doses ideais para o tratamento dos tiques com a *Cannabis*. Os estudos citados[10,11,15-17] chegam a 10 mg de dronabinol. Aqui no Brasil não costumamos prescrever canabinoides sintéticos. Temos no mercado produtos importados e nacionais ricos em THC, balanceados e ricos em CBD. Devido ao efeito comitiva, quando se usa um extrato de *Cannabis* natural, muito provavelmente as doses utilizadas serão menores. Por exemplo, temos casos de pacientes estabilizados com um extrato balanceado na dose de 5 mg/mL de CBD e de THC, tomando 1 mL duas vezes ao dia. Por outro lado, há pacientes que estabilizaram com um extrato de CBD com 0,2% de THC, na dose de 15 mg de CBD por dia. Assim, torna-se difícil sugerir produtos e doses, visto que a medicina canabinoide é altamente individualizada e os produtos devem ser escolhidos caso a caso, a depender do perfil do paciente.

## Considerações finais

O tratamento da síndrome de Tourette refratária com a *Cannabis* é promissor. Todos os artigos publicados até o momento apresentam resultados favoráveis, e, em nossa prática clínica, a *Cannabis* tem sido muito eficaz, com efeitos colaterais brandos, como sonolência, tontura e diarreia nos primeiros dias de uso. Concluindo, a pesquisa do papel da *Cannabis* no tratamento da síndrome de Tourette ainda não é vasta, mas demonstra evidência consistente de eficácia do THC sobre os tiques. Já o CBD, que parece não ter eficácia para os tiques, pode ser usado em conjunto para minimizar efeitos adversos do THC, melhorar a concentração, a ansiedade e sintomas depressivos, entre outros, aumentando a tolerabilidade do THC.

## Referências bibliográficas


1. Associação Americana de Psiquiatria (APA) (2013). Manual diagnóstico e estatístico de transtornos mentais: DSM-5. 5.ed. Porto Alegre: Artmed; 2014.
2. Robertson MM, Eapen V, Cavanna AE. The international prevalence, epidemiology, and clinical phenomenology of Tourette syndrome: a cross-cultural perspective. J Psychosom Res. 2009 Dec;67(6):475-83.
3. Schrock LE, Mink JW, Woods DW, Porta M, Servello D, Visser-Vandewalle V, et al.; Tourette Syndrome Association International Deep Brain Stimulation (DBS) Database and Registry Study Group. Tourette syndrome deep brain stimulation: a review and updated recommendations. Mov Disord. 2015 Apr;30(4):448-71.
4. Yenilmez F, Fründt O, Hidding U, Buhmann C. Cannabis in Parkinson's disease: the patients' view. J Parkinsons Dis. 2021;11(1):309-321.
5. Müller-Vahl KR, Kolbe H, Dengler R. [Gilles de la Tourette syndrome: effect of nicotine, alcohol and marihuana on clinical symptoms]. Nervenarzt. 1997 Dec;68(12):985-9.
6. Müller-Vahl KR, Bindila L, Lutz B, Musshoff F, Skripuletz T, Baumgaertel C, Sühs K-W. Cerebrospinal fluid endocannabinoid levels in Gilles de la Tourette syndrome. Neuropsychopharmacology. 2020 Jul;45(8):1323-9.
7. Gadzicki D, Müller-Vahl KR, Heller D, Ossege S, Nöthen MM, Hebebrand J, et al. Tourette syndrome is not caused by mutations in the central cannabinoid receptor (CNR1) gene. Am J Med Genet B Neuropsychiatr Genet. 2004 May 15;127B(1):97-103.
8. Szejko N, Fichna JP, Safranow K, Dziuba T, Żekanowski C, Janik P. Association of a variant of CNR1 gene encoding cannabinoid receptor 1 with Gilles de la Tourette syndrome. Front Genet. 2020b Mar 4;11:125.
9. Gorberg V, McCaffery P, Anavi-Goffer S. Different responses of repetitive behaviours in juvenile and young adult mice to Δ9 -tetrahydrocannabinol and cannabidiol may affect decision making for Tourette syndrome. Br J Pharmacol. 2021 Feb;178(3):614-625.
10. Müller-Vahl KR, Schneider U, Kolbe H, Emrich HM. Treatment of Tourette's syndrome with delta-9-tetrahydrocannabinol. Am J Psychiatry. 1999 Mar;156(3):495.
11. Müller-Vahl KR, Schneider U, Emrich HM. Combined treatment of Tourette syndrome with Δ9-THC and dopamine receptor antagonists. Journal of Cannabis Therapeutics. 2002; 2(3-4):145-54.
12. Jakubovski E, Müller-Vahl K. Speechlessness in Gilles de la Tourette syndrome: Cannabis-based medicines improve severe vocal blocking tics in two patients. Int J Mol Sci. 2017 Aug 10;18(8):1739.
13. Trainor D, Evans L, Bird R. Severe motor and vocal tics controlled with Sativex®. Australas Psychiatry. 2016 Dec;24(6):541-4.
14. Müller-Vahl KR, Kolbe H, Schneider U, Emrich HM. Cannabinoids: possible role in pathophysiology and therapy of Gilles de la Tourette syndrome. Acta Psychiatr Scand. 1998 Dec;98(6):502-6.
15. Müller-Vahl KR, Koblenz A, Jöbges M, Emrich HM, Schneider U. Influence of treatment of Tourette syndrome with D9-tetrahydrocannabinol (D9-THC) on neuropsychological performance. Pharmacopsychiatry. 2001; 34:19-24.
16. Müller-Vahl KR, Schneider U, Prevedel H, Theloe K, Kolbe H, Daldrup T, Emrich HM. Delta 9-tetrahydrocannabinol (THC) is effective in the treatment of tics in Tourette syndrome: a 6-week randomized trial. J Clin Psychiatry. 2003 Apr;64(4):459-6.
17. Müller-Vahl KR, Schneider U, Koblenz A, Jöbges H, Kolbe H, Daldrup T, Emrich HM. Treatment of Tourette's syndrome with delta 9-tetrahydrocannabinol (THC): a randomized crossover trial. Pharmacopsychiatry. 2002 Mar;35(2):57-61.

# 22

# Transtorno de estresse pós-traumático

Wilson da Silva Lessa Júnior

## Introdução

Na primeira edição do *Manual Diagnóstico e Estatístico dos Transtornos Mentais* (DSM-I), em 1952, não aparece essa classificação diagnóstica, sendo a reação grave ao estresse o mais próximo do quadro que hoje conhecemos por transtorno de estresse pós-traumático (TEPT). Tal classificação veio a aparecer pela primeira vez no DSM-III, em 1980, da American Psychiatric Association (APA). Seus critérios diagnósticos mudaram bastante ao longo dos anos, e em 2013 sofreram uma reformulação radical no DSM-V, saindo do grande grupo dos transtornos ansiosos e abarcando um novo grupo, chamado de trauma e transtornos relacionados ao estresse. Tais mudanças afastaram-se dos critérios diagnósticos da CID-10.

### Critérios diagnósticos

O *critério A* relaciona-se com a *exposição a episódio* concreto ou ameaça de morte, lesão grave ou violência sexual em uma ou mais das seguintes formas (aplicam-se a adultos, adolescentes e crianças acima de 6 anos de idade):[1]

- Vivenciar diretamente o evento traumático.
- Testemunhar pessoalmente o evento traumático ocorrido com outras pessoas.
- Saber que o evento traumático ocorreu com um familiar ou amigo próximo. Nos casos de episódio concreto ou ameaça de morte envolvendo familiar ou amigo, é preciso que o evento tenha sido violento ou acidental.

- Ser exposto de forma repetida ou extrema a detalhes aversivos do evento traumático, por exemplo, socorristas que recolhem restos de corpos humanos, policiais repetidamente expostos a detalhes de abuso infantil. Esse critério não se aplica à exposição por meio de mídia eletrônica, televisão, filmes ou fotografias, a menos que tal exposição esteja relacionada ao trabalho.

O *critério B* relaciona-se com a presença de um ou mais dos seguintes sintomas *intrusivos* associados ao evento traumático, começando depois de sua ocorrência:[1]

- Lembranças intrusivas angustiantes, recorrentes e involuntárias do evento traumático.
- Sonhos angustiantes recorrentes nos quais o conteúdo e/ou o sentimento do sonho estão relacionados ao evento traumático.
- Reações dissociativas, por exemplo, *flashbacks*, nas quais o indivíduo sente ou age como se o evento traumático estivesse ocorrendo novamente. Essas reações podem ocorrer em um *continuum*, com a expressão mais extrema na forma de uma perda completa de percepção ao redor.
- Sofrimento psicológico intenso ou prolongado ante a exposição a sinais internos ou externos que simbolizem ou se assemelhem a algum aspecto do evento traumático.
- Reações fisiológicas intensas a sinais internos ou externos que simbolizem ou se assemelhem a algum aspecto do evento traumático.

Já o *critério C* avalia se existe *evitação persistente* de estímulos associados ao evento traumático, começando após a ocorrência do evento, conforme evidenciado por um ou ambos dos seguintes aspectos:[1]

- Evitação ou esforços para evitar recordações, pensamentos ou sentimentos angustiantes acerca de ou associados de perto ao evento traumático.
- Evitação ou esforços para evitar lembranças externas, pessoas, lugares, conversas, atividades, objetos e situações que despertem recordações, pensamentos ou sentimentos angustiantes associados próximos ao evento traumático.

No *critério D*, são avaliadas alterações *cognitivas* e no *humor*, associadas ao evento traumático, começando ou piorando depois da ocorrência de tal evento, conforme evidenciado por dois ou mais dos seguintes aspectos:[1]

- Incapacidade de recordar algum aspecto importante do evento traumático, geralmente devido a amnésia dissociativa, e não a outros fatores, como traumatismo craniano, álcool ou outras substâncias.
- Crenças ou expectativas negativas persistentes e exageradas a respeito de si mesmo, dos outros e do mundo, por exemplo, "sou mau", "não se deve confiar em ninguém", "o mundo é perigoso", "todo o meu sistema nervoso está arruinado para sempre".
- Cognições distorcidas persistentes a respeito da causa ou das consequências do evento traumático que levam o indivíduo a culpar a si mesmo ou os outros.
- Estado emocional negativo persistente, por exemplo, medo, pavor, raiva, culpa ou vergonha.
- Interesse ou participação bastante reduzida em atividades significativas.
- Sentimentos de distanciamento e alienação em relação aos outros.
- Incapacidade persistente de sentir emoções positivas, por exemplo, incapacidade de vivenciar sentimentos de felicidade, satisfação ou amor.

Observam-se no *critério E* alterações marcantes na *excitação* e na *reatividade*, associadas ao evento traumático, começando ou piorando após o evento, conforme evidenciado por dois ou mais dos seguintes aspectos:[1]

- Comportamento irritadiço e surtos de raiva, com pouca ou nenhuma provocação, geralmente expressos sob a forma de agressão verbal ou física em relação a pessoas e objetos.
- Comportamento imprudente ou autodestrutivo.
- Hipervigilância.
- Resposta de sobressalto exagerada.
- Dificuldades de concentração.
- Transtornos do sono, por exemplo, dificuldade para iniciar ou manter o sono, ou sono agitado.

Quanto ao *critério F*, relaciona-se a pelo menos um mês de perturbações nos critérios B, C, D e E. No *critério G* observa-se se a perturbação causa sofrimento clinicamente significativo e prejuízo social, profissional ou em outras áreas importantes da vida do indivíduo, e o *critério H* serve para excluir se a perturbação não se deve aos efeitos fisiológicos de uma substância (p. ex., medicamento, álcool) ou a outra condição médica.[1]

## Epidemiologia[2,3]

O TEPT acomete até 13,6% da população mundial. Isso quer dizer que, no ano de 2018, 1 bilhão de pessoas sofriam desse transtorno. A alta prevalência, associada à gravidade, torna o TEPT um grave problema de saúde pública. Trata-se de um transtorno multissistêmico que acomete diversos circuitos cerebrais e sua neuroquímica, sistema imune, cardiovascular, endócrino e metabólico. Por aumentar o risco de desenvolvimento de doenças crônicas, envelhecimento e mortalidade precoce, já foi chamado de "sentença para a vida". Além disso, é fator de risco para o desenvolvimento de demência, havendo uma associação dose-dependente entre esses dois transtornos. Isso quer dizer que, quanto mais graves os sintomas de TEPT, maior o risco de demência.

Pacientes com TEPT apresentam mais pensamentos e comportamentos suicidas do que a população geral, e são considerados de alto risco de suicídio. Esse risco aumenta ainda mais com a presença de comorbidades psiquiátricas, que, dependendo da população estudada, pode ocorrer entre 44 e 98,9% dos pacientes.

Nos pacientes com comorbidades, os sintomas do TEPT são aqueles que causam maiores prejuízos na qualidade de vida, mesmo ao serem comparados com graves sintomas depressivos, ansiosos, obsessivo-compulsivos e psicóticos. Não surpreende que o TEPT esteja associado a prejuízos em todos os domínios da qualidade de vida (saúde física e mental, funcionamento ocupacional, social e familiar).

Apesar do enorme prejuízo e incapacidade causados pelo quadro, muitas pessoas que sofrem com o transtorno não procuram tratamento. Em países desenvolvidos, apenas 53,4% das pessoas com TEPT procuram tratamento psiquiátrico ou psicoterápico. Essa proporção é ainda menor em países de renda média-alta, onde apenas 28,7% das pessoas acometidas buscam assistência. Mesmo quando os indivíduos procuram tratamento, o transtorno com frequência não é diagnosticado e, consequentemente, não é tratado. Em todo o mundo, apenas 2 a 4% dos casos são diagnosticados pelos médicos, tanto em consultórios privados como em ambulatórios de instituições acadêmicas.

## Sintomas

Os sintomas relacionados ao TEPT são variados e estão relacionados com o sistema endocanabinoide (SEC). Os mecanismos envolvendo esses sintomas e as funções cerebrais estão ilustrados na Figura 1.

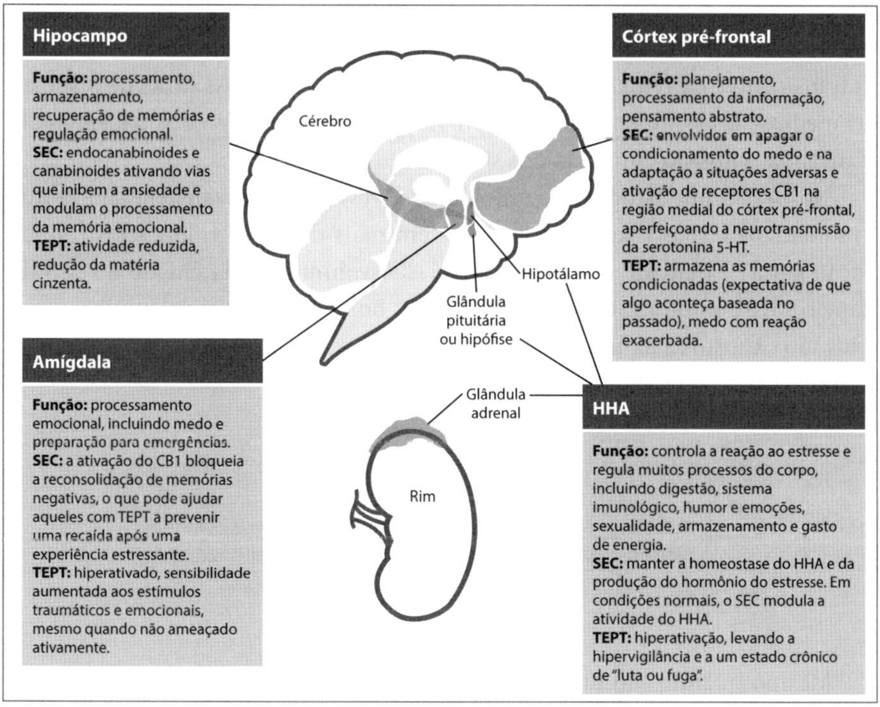


FIGURA 1 Sintomas e mecanismos envolvendo as funções cerebrais, SEC e TEPT.

5-HT: receptor 5-hidroxitriptamina; CB1: receptor canabinoide tipo 1; HHA: eixo hipotálamo-hipófise-adrenal; SEC: sistema endocanabinoide; TEPT: transtorno de estresse pós-traumático.

Fonte: adaptada de Trezza e Campolongo, 2013;[4] Passie et al., 2012;[5] Spagnolo et al., 2016.[6]

# Evidências científicas

## Estudos sobre o tratamento alopático

O risco condicional (ou probabilidade condicional) para o TEPT pode ser definido como a porcentagem de indivíduos que, após a exposição a um evento traumático, desenvolve o transtorno. Tal risco ocorre por diversos fatores, tais quais o tipo de evento traumático, o sexo, a baixa escolaridade, a exposição a traumas durante a infância, história de transtorno mental prévio ao trauma e o tipo de reação durante o trauma.[2]

Uma recente pesquisa realizada no Instituto de Psiquiatria da Universidade Federal do Rio de Janeiro (Ipub/UFRJ) mostrou que apenas 2,4% dos pacientes atendidos no ambulatório geral por outros transtornos mentais tiveram o TEPT (que era comórbido) diagnosticado.[7] Mesmo quando o paciente procura tratamento e é corretamente diagnosticado, ainda há grande dificuldade, pois o transtorno é extremamente resistente à farmacoterapia. As taxas de resposta às medicações raramente ultrapassam 60%, e menos de 30% dos pacientes alcançam a remissão completa dos sintomas.[8]

No Brasil, um estudo epidemiológico investigou a prevalência de eventos traumáticos e seus riscos condicionais em mais de 2.500 voluntários (população geral) da cidade de São Paulo e 1.200 voluntários da cidade do Rio de Janeiro. Esse estudo mostrou que 90% dos homens e 84,8% das mulheres no país são expostos a algum evento traumático durante suas vidas, apresentando um risco condicional para TEPT de 11%.[9]

> Quanto ao tratamento, apesar da crescente compreensão sobre os mecanismos neurofisiológicos responsáveis pelo TEPT, ainda não foram encontradas opções farmacoterápicas que apresentem eficácia satisfatória para esse transtorno.[8,9]

Mesmo quando são utilizadas medicações de "primeira linha" (Sertralina e Paroxetina), apenas 60% dos pacientes respondem a esse tratamento (redução de 50% na gravidade dos sintomas), e menos de 30% alcançam a remissão completa dos sintomas.[8]

A maioria dos *guidelines* internacionais – APA, International Society for Traumatic Stress Studies, US Veterans Affairs – indica a psicoterapia como a intervenção de primeira escolha para o TEPT.[10] Dentro das intervenções, a profilaxia primária é aquela em que alguma medida é realizada imediatamente após o evento ou no máximo até 30 dias. Já o tratamento sintomático ocorre após 30 dias, com o TEPT já instalado.[11] No livro texto de Psiquiatria *Kaplan and Sadock's*, em sua 10ª edição, de 2017, temos a informação de que medicações que estão sendo desenvolvidas para o TEPT estão focando componentes do sistema endocanabinoide, tais como inibidores da hidrolase de amidas de ácidos graxos (FAAH), Nabiolona (tetra-hidrocanabinol – THC – sintético) e canabidiol (CBD).[12]

## Estudos sobre o potencial dos canabinoides no tratamento do TEPT

Um grande corpo de pesquisas pré-clínicas investigou e tem demonstrado a utilidade dos canabinoides em diferentes modelos de TEPT, conforme descrito na Tabela 1.[13-16]

**TABELA 1** Estudos pré-clínicos envolvendo canabinoides e TEPT

| | |
|---|---|
| Ganon-Elazar e Akiran, 2012[13] | ▪ A administração de canabinoides logo após a ocorrência do trauma pode reduzir o impacto da memória traumática subsequente, interferindo no processo de consolidação da memória.<br>▪ Esse processo toma lugar em uma limitada janela de tempo, imediatamente após uma experiência que permite que um traço lábil de memória se estabilize na memória de longo prazo. |
| Rabinak et al., 2013[14] | ▪ Os canabinoides podem reduzir a memória traumática, interferindo no processo de recuperação da memória.<br>▪ Após a reativação de algum traço de memória, torna-se lábil novamente e requer uma nova onda de consolidação (ou reconsolidação) a ser atualizada na memória de longo prazo.<br>▪ Uma memória mal recuperada é menos propensa a ser reconsolidada. |
| Berardi et al., 2016[15] | ▪ Os canabinoides podem melhorar o aprendizado de extinção do medo, a forma de aprendizado que permite que um estímulo, previamente emparelhado com uma experiência emocional negativa, que desencadeia respostas de medo e ansiedade, torne-se novamente não ameaçador. |
| Pertwee et al., 1988[16] | ▪ Estudos em roedores também demonstraram sinergia dinâmica entre o THC e o BZD, sugerindo que a coadministração de *Cannabis* com essa classe de medicamentos poderia oferecer efeitos poupadores do uso de BZD e apoiar a redução de medicamentos. |

BZD: benzodiazepínicos; TEPT: transtorno de estresse pós-traumático; THC: tetra-hidrocanabinol.
Fonte: Ganon-Elazar e Akirav, 2012;[13] Rabinak et al., 2013;[14] Berardi et al., 2016;[15] Pertwee et al., 1988.[16]

Entre essas aplicações potenciais, o estudo de Berardi et al. tem as evidências pré-clínicas de maior suporte e é, sem dúvida, a maior probabilidade de translação bem-sucedida para estudos em humanos.[15]

A descoberta do sistema endocanabinoide e do mapeamento dos receptores canabinoides tem revelado que estes são expressos em altos níveis na amígdala cerebral, que controla a ansiedade, a memória do medo e a resposta emocional ao estresse.[17] Transtornos do sono ocorrem em mais de 90% dos pacientes.[18] Esses transtornos são associados com maior uso de *Cannabis* do que de estimulantes, e índices de TEPT são maiores em pacientes com transtorno por uso de *Cannabis* (TUC). Curiosamente, o THC sintético Nabilona mostrou reduzir a frequência de pesadelos e reduzir os *flashbacks* durante o dia em um grupo de veteranos, o que sugere que a *Cannabis* logo antes de dormir pode ser um tratamento para pacientes com TEPT.[19]

> Quando os receptores canabinoides são ativados naturalmente pelos endocanabinoides ou pelo THC, há redução na ansiedade e diminuição dos sintomas do TEPT.[20]

Uma resposta normal ao medo e às memórias traumáticas resultantes depende em parte de um funcionamento adequado do sistema endocanabinoide (SEC). Uma anormalidade nesse sistema pode predispor o indivíduo ao TEPT, e o estresse crônico resultante do transtorno também pode prejudicar o funcionamento do SEC, piorando o quadro mórbido.[21]

Um poliformismo no gene que codifica o receptor canabinoide CB1 em humanos (CNR1) foi associado ao desenvolvimento do TEPT, potencialmente relacionado no impacto na função do eixo hipotálamo-hipófise-adrenal, uma vez que o SEC ajuda a modular esse eixo;[22] ainda, baixos índices do endocanabinoide anandamida (AEA) foram encontrados em indivíduos com TEPT.[23]

## Estudos clínicos

Entre 46 indivíduos que residiam próximo ao *World Trade Center* e que estavam no fatídico 11 de setembro de 2001, aqueles que preencheram os critérios diagnósticos para TEPT (N = 24) apresentaram níveis significativamente mais baixos de 2-araquidonoilglicerol (2-AG) do que aqueles que não apresentavam sintomas do TEPT, consistente com dados em animais, que indicam que reduções da AEA promoveram a retenção de memórias aversivas.[24] Pacientes com TEPT que receberam recomendação de usar *Cannabis* como parte do programa de *Cannabis* Medicinal do Novo México – EUA relataram ao menos 75% de redução nos sintomas.[25]

Um estudo clínico realizado em Israel demonstrou que 5 mg de THC, duas vezes ao dia, adicionado às outras medicações que o paciente já vinha utilizando, levou a uma melhora significativa na qualidade do sono, na frequência dos pesadelos, além da melhora na severidade dos sintomas.[26] Outro estudo clínico randomizado, duplo-cego, cruzado e controlado por placebo, em 10 militares canadenses com TEPT, que não obtiveram resposta com tratamentos convencionais, receberam 0,5 mg de Nabilona (THC sintético) ou placebo e titulado até uma dose de 3 mg de Nabilona, com a dose média de 2 mg ao dia. Sete semanas de tratamento foram seguidos por duas semanas de retirada da medicação e sete semanas de tratamentos alternativos. A Nabilona não só reduziu significativamente os sinais de TEPT (escala clínica de impressão global) como melhorou o bem-estar (aferido pelo questionário de bem-estar), o sono e reduziu o número de pesadelos. Esse estudo não teve desistência e não foram relatados efeitos colaterais maiores. Os achados são promissores, apesar de a amostra ser muito pequena.[18]

Em julho de 2014, o transtorno de estresse pós-traumático tornou-se a única condição psiquiátrica, aprovada pelo Ministério da Saúde de Israel, em que a *Cannabis* para uso medicinal pode ser prescrita. Um estudo observacional com 162 pacientes da Tikun Olam em 2016, tratados para TEPT em Israel com *Cannabis*, demonstrou que 96% dos pacientes que foram acompanhados durante seis meses de tratamento experimentaram uma moderada ou significante melhora nos sintomas: 74% reportaram o estado de humor positivo ou muito positivo após seis meses de tratamento, bem maior que os 10% que responderam positivamente à mesma questão no início do estudo.[27]

No entanto, não é conhecido se o uso de *Cannabis* ou THC a longo prazo melhora os sintomas de TEPT ou se os pacientes pioram do quadro mórbido. Há uma falta de estudos clínicos controlados de larga escala, que poderiam trazer uma conclusão robusta sobre a eficácia e segurança da *Cannabis*, tornando possível seu uso no tratamento do TEPT.[28] Na revisão sistemática de fevereiro de 2017 *Medical Cannabis and mental health: a guided systemic review*,[29] realizada por Zach Walsh et al., alguns destaques foram:

- Condições de saúde mental são proeminentes entre as razões para o uso medicinal da *Cannabis*.
- A *Cannabis* tem potencial para o tratamento do TEPT e de transtorno por uso de substâncias.
- O uso da *Cannabis* não aparenta aumentar o risco de dano a si mesmo e/ou a outros.
- Mais pesquisas e estudos são necessários para caracterizar os impactos na saúde mental do uso medicinal da *Cannabis*.

## Terapêutica canabinoide

Dosagens orais baixas a moderadas, de 2 a 3 vezes ao dia, geralmente são a melhor estratégia para prevenir ansiedade e sintomas relacionados ao trauma. Muitos dos pacientes se beneficiam de preparações dominantes de CBD durante o dia na dose de 10 a 50 mg ao dia, e preparações com predominância de THC, antes de dormir, na dose de 5 a 20 mg/dia[30] (ver Figura 2).

Em indivíduos sensíveis ao THC, que experimentaram aumento da ansiedade mesmo com dosagens baixíssimas dessa substância, considerar uma tentativa com óleo rico em CBD ou até mesmo isolado entre 10 e 200 mg, 2 a 3 vezes ao dia (ver Figura 3).

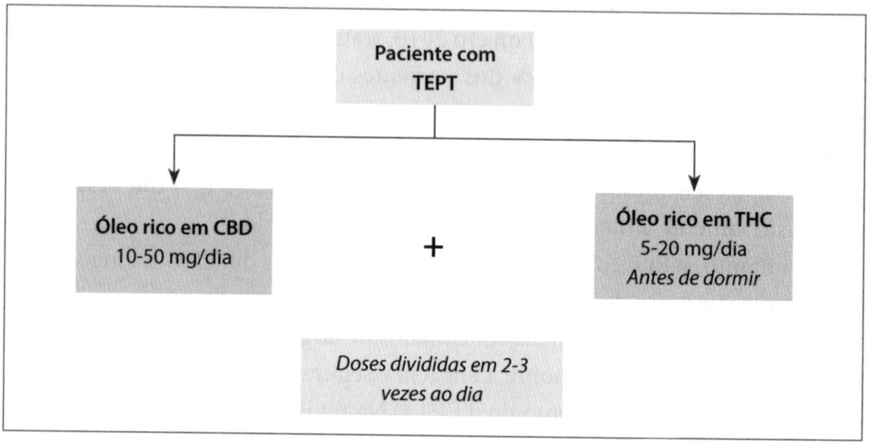


**FIGURA 2** Sugestões de dosagem de canabinoides em pacientes com TEPT.

CBD: canabidiol; TEPT: transtorno de estresse pós-traumático; THC: tetra-hidrocanabinol.

Fonte: Sulak, 2021.[30]

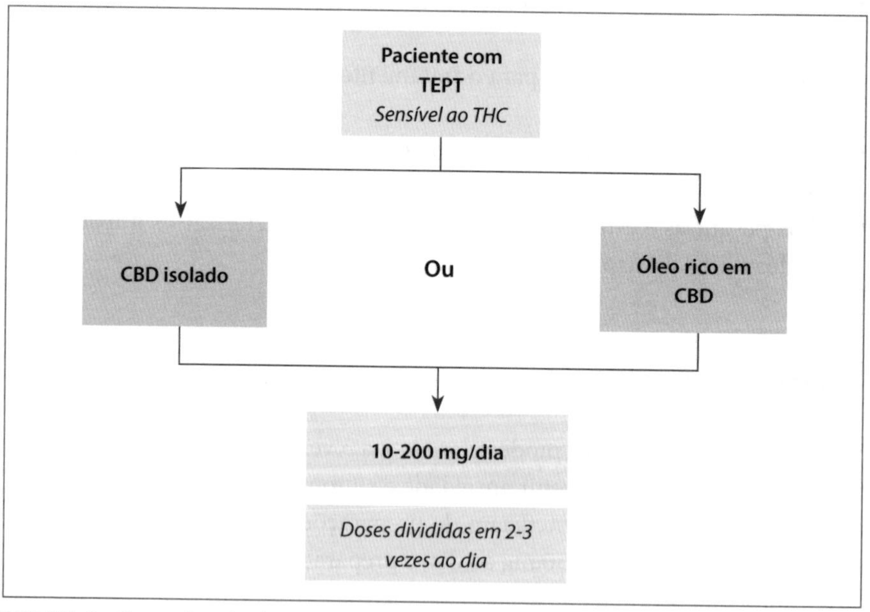


**FIGURA 3** Sugestões de dosagem de canabinoides em pacientes com TEPT sensíveis ao THC.

CBD: canabidiol; TEPT: transtorno de estresse pós-traumático; THC: tetra-hidrocanabinol.

Fonte: Sulak, 2021.[30]

Para pacientes que desejam utilizar canabinoides para ajudar na diminuição de benzodiazepínicos (BZD), é improvável que o uso concomitante aumente a depressão cardiorrespiratória, mas é provável que aumente o efeito ansiolítico e a sedação. O uso prolongado e em altas dosagens de *Cannabis*, que costuma levar à tolerância, pode piorar os sintomas basais de ansiedade ao longo do tempo e aumentar a probabilidade de sintomas de ansiedade durante a abstinência. Pacientes com níveis mais altos de autonomia e autocontrole têm maior chance de sucesso no tratamento de ansiedade. Por sua vez, pacientes com baixa autonomia, autocontrole falho e histórico de uso problemático de substâncias requerem monitoramento próximo.[30]

Preferencialmente inicia-se com dosagens orais baixas a moderadas de canabinoides, de 2 a 3 vezes ao dia, geralmente são a melhor estratégia para prevenir ansiedade e sintomas relacionados ao trauma.[31]

## Considerações finais

O papel dos canabinoides no alívio do TEPT está muito além da ideia de "fazer esquecer". Mais que isso, a modulação da reatividade emocional que eles propiciam permite que as pessoas integrem as memórias dolorosas, olhem para elas e aprendam a lidar com essas lembranças, em vez de suprimi-las antes que um estímulo desencadeie uma resposta esmagadora. A experiência pessoal em pacientes com TEPT tem demonstrado que o impacto dos canabinoides no transtorno extrapola o auxílio no padrão do sono, incluindo a melhora dos pesadelos e o alívio de sintomas de hiperatividade autonômica. De modo pragmático, parece catalisar os processos de psicoterapia, estes sim padrão ouro na terapêutica do quadro mórbido.

O canabidiol, por ter um efeito ansiolítico não sedativo, é muito útil no alívio dos sintomas físicos e psíquicos da ansiedade, muito presente nos quadros de TEPT. Todavia, o THC em dosagens baixas (até 7 mg/dia) costuma auxiliar tanto no padrão do sono quanto na diminuição dos pesadelos, utilizado por via sublingual, 1 hora e meia antes de deitar. No entanto, o uso crônico de dosagens altas de THC, geralmente sem a supervisão de um prescritor, primordialmente de *Cannabis* rica em THC fumada, pode cursar com diminuição dos receptores canabinoides, tolerância e um tônus alterado do sistema endocanabinoide, o que pode piorar o TEPT e sua evolução clínica.

## Referências bibliográficas


1. Manual diagnóstico estatístico dos transtornos mentais: DSM-V. Porto Alegre: Artmed; 2014.
2. Programa de Atualização em Psiquiatria – Propsiq, Ciclo 8. v.2. Porto Alegre: Artmed; 2018.
3. Davidson JT. Recognition and treatment of posttraumatic stress disorder. Depress Anxiety. 2001 Aug;286(5):584-8.
4. Trezza V, Campolongo P. The endocannabinoid system as a possible target to treat both the cognitive and emotional features of post-traumatic stress disorder (PTSD). Frontiers in Behavioral Neuroscience. 2013 Aug 9.
5. Passie T, Emrich HM, Karst M, Brandt SD, Halpern JH. Mitigation of post-traumatic stress symptoms by Cannabis resin: a review of the clinical and neurobiological evidence. Drug Testing and Analysis. 2012 May 3.
6. Spagnolo PA, Ramchandani VA, Schwandt ML, Kwako LE, George DT, Mayo LM, et al. FAAH gene variation moderates stress response and symtpom severity in patients with posttraumatic stress disorder and comorbid alcohol dependence. Alcohol Clin Exp Res. 2016 Nov;40(11):2426-34.
7. Silva HC, Berger W, Luz MP, Mendlowicz M, Coutinho E, Portella CM, et al. PTSD in mental health outpatient settings: highly prevalent and under-recognized. Rev Bras Psiquiatr. 2018.
8. Berger W, Mendlowicz MV, Marques-Portella C, Kinrys G, Fontenelle LF, Marmar CR, et al. Pharmacologic alternatives to antidepressants in posttraumatic stress disorder: a systematic review. Prog Neuropsychopharmacol Biol Psychiatry. 2009 Mar;33(2):169-80.
9. Luz MP, Coutinho ESF, Berger W, Mendlowicz MV, Vilete LMP, Mello MF, et al. Conditional risk for posttraumatic stress disorder in an epidemiological study of a Brazilian urban population. J Psychiatr Res. 2016 Jan;72:51-7.
10. Hoskins M, Pearce J, Bethell A, Dankova L, Barbui C, Tol WA, et al. Pharmacotherapy for post-traumatic stress disorder: systematic review and meta-analysis Br J Psychiatry. 2015 Dec;75:40-7.
11. Shalev A, LIberzon I, Marmar C. Post-traumatic stress disorder. N Engl J Med. 2017;376(25):2459-69.
12. Kaplan & Sadock's comprehensive textbook of psychiatry. 10.ed. Wolters Kluwer; 2017.
13. Ganon-Elazar E, Akirav I. Cannabinoids prevent the development of behavioral and endocrine alterations in a rat model of intense stress. Neuropsychopharmacology. 2012;37:456-66.
14. Rabinak CA, Angstadt M, Sripada CS, Abelson JL, Liberzon I, Milad MR, et al. Cannabinoid facilitation of fear extinction memory recall in humans. Neuropharmacology. 2013 Jan;64(1):396-402. doi: 10.1016/j.neuropharm.2012.06.063. Epub 2012 Jul 13. PMID: 22796109; PMCID: PMC3445738.
15. Berardi A, Schelling G, Campolongo P. The endocannabinoid system and post traumatic stress disorder (PTSD): from preclinical findings to inovative therapeutic approaches in clinical settings. Pharmacological Research. 2016;11:668-78.
16. Pertwee RG, Greentree SG, Swift PA. Drugs which stimulate or facilitate central GABAergic transmission interact synergistically with delta-9-tetrahydrocannabinol to produce marked catalepsy in mice. Neuropharmacology. 1988 Dec;27(12):1265-70.
17. Katona IN, Rancz EA, Acsády L, Ledent C. Distribution of CB1 cannabinoid receptor in the amygdala. 2001. p.9506-18.
18. Jetly R, Heber A, Fraser G, Boisvert D. The efficacy of nabilone, a synthetic cannabinoid, in the treatment of PTSD-associated nightmares: a preliminary randomized, double-blind, placebo-controlled cross-over design study. Psychoneuroendocrinology. 2015 Jan;51:585-8.
19. Fraser GA. The use of a synthetic cannabinoid in the management of treatment-resistant nightmares in posttraumatic stress disorder (PTSD). CNS Neurosci Ther. 2009 Winter;15(1):84-8.

20. Hill M, Patel S, Campolongo P, Tasker JG, Wotjak CT, Bains JS. Functional interactions between stress and the endocannabinoid system: from synaptic signaling to behavioral output. Journal of Neuroscience. 2010;30(45):14980-6.
21. Goldstein B. Cannabis revealed. 2016.
22. Lu AT, Ogdie MN, Järvelin MR, Moilanen IK, Loo SK, McCracken JT, et al. Association of the cannabinoid receptor gene (CNR1) with ADHD and post-traumatic stress disorder. Am J Med Genet B Neuropsychiatr Genet. 2008 Dec 5;147B(8):1488-94.
23. Neumeister A, Normandin MD, Pietrzak RH, Piomelli D, Zheng MQ, Gujarro-Anton A, et al. Elevated brain cannabinoid CB1 receptor availability in post-traumatic stress disorder: a positron emission tomography study. Mol Psychiatry. 2013 Sep;18(9):1034-40.
24. Hill MN, Bierer LM, Makotkine I, Golier JA, Galea S, McEwen BS, et al. Reductions in circulating endocannabinoid levels in individuals with post-traumatic stress disorder following exposure to the World Trade Center attacks. Psychoneuroendocrinology. 2013 Dec;38(12):2952-61.
25. Greer GR, Grob CS, Halberstadt AL. PTSD symptom reports of patients evaluated for the New Mexico Medical Cannabis Program. J Psychoactive Drugs. 2014 Jan-Mar;46(1):73-7.
26. Roitman P, Mechoulam R, Cooper-Kazaz R, Shalev A. Preliminary, open-label, pilot study of add-on oral Δ9-tetrahydrocannabinol in chronic post-traumatic stress disorder. Clin Drug Investig. 2014 Aug;34(8):587-91.
27. Schiller M. Tikun Olam study shows benefits of cannabis treatment for PTSD. 2017. Disponível em: https://www.cannabisbusinesstimes.com/article/tikun-olam-study-shows-benefits-of-cannabis--treatment-for-ptsd/; acessado em: 29 de junho de 2022.
28. Yarnell S. The use of medicinal marijuana for posttraumatic stress disorder: a review of the current literature. Prim Care Companion CNS Disord. 2015 May 7;17(3):10.4088/PCC.15r01786.
29. Walsh Z, Gonzalez R, Crosby K, S Thiessen M, Carroll C, Bonn-Miller MO. Medical Cannabis and mental health: a guided systematic review. Clin Psychol Rev. 2017 Feb;51:15-29.
30. Sulak D. Handbook of Cannabis for clinicians: principles and practice. 2021.
31. Backes M. Cannabis pharmacy: the practical guide to medical marijuana – revised and updated. Hachette UK; 2017. p.256-9.

# 23

# Transtorno do espectro do autismo

Vinicius de D. S. Barbosa
Francisney P. Nascimento
Marcio Wellington
Juan Carlos O. Moreno
Gessica Destro

## Introdução

Segundo o Manual de Classificação de Transtornos Mentais, o *Diagnostic and Statistical Manual of Mental Disorders* (DSM-V) o transtorno do espectro do autismo (TEA) está agrupado nos transtornos do neurodesenvolvimento infantil.[1] O TEA é uma condição heterogênea com múltiplas apresentações clínicas, que envolvem comprometimentos nas áreas de interação social e linguagem, incluindo sintomas emocionais, comportamentais, cognitivos, motores e sensoriais. A fisiopatologia ainda é pouco conhecida e pesquisas atuais sugerem o envolvimento de fatores genéticos, ambientais, inflamatórios, imunológicos, metabólicos em suas múltiplas interações como possíveis causas.[2]

A prevalência de TEA no mundo vem aumentando drasticamente nos últimos anos, chegando a 1 caso a cada 44 crianças pelo Centro de Controle e Prevenção de Doenças (CDC) americano em 2021. Sua ocorrência é 4 vezes maior em meninos do que em meninas, distribuindo-se igualmente entre diferentes grupos étnicos e socioeconômicos. Esse aumento pode estar atrelado à amplificação da classificação diagnóstica, com as sucessivas alterações de seus critérios, como também ao maior acesso à informação pela população, profissionais cada vez mais capacitados, além do aumento no número de pesquisas e na divulgação científica sobre o tema.[3] No entanto, a compreensão de que o ambiente pode modular mecanismos epigenéticos envolvidos na patogênese do TEA, e este também pode estar relacionado ao aumento da prevalência.

A partir do DSM-V ocorreram mudanças expressivas no diagnóstico do TEA, com foco na observação de um espectro, referindo-se a uma série de condições caracterizadas por comprometimento precoce na comunicação e interação social em múltiplos contextos, padrão restrito, repetitivo e estereotipado de comportamentos, atividades e interesses, além de alterações da percepção sensorial. O diagnóstico do TEA ocorre com avaliação clínica multiprofissional, não existindo exame laboratorial ou de imagem que possa confirmá-lo. Por se tratar de um diagnóstico multifatorial, com espectros diferentes, comumente ocorrem comorbidades associadas, como prejuízo de linguagem, deficiência intelectual, transtorno de déficit de atenção com hiperatividade (TDAH), transtornos do sono e do humor, ansiedade, sintomas psicóticos, entre outros.[4]

Os testes para avaliação diagnóstica são baseados em observações das características comportamentais e de informações dos pais e/ou cuidadores. Nesse sentido, os instrumentos de triagem, escalas e avaliações padronizadas vêm se mostrando necessários. Os mais importantes utilizados em pesquisas para o diagnóstico são a *Autism Diagnostic Interview-Revised* (ADI-R) e o *Autism Diagnostic Observation Schedule-Generic* (ADOS-2). Para avaliação do tratamento, a *Autism Treatment Evaluation Checklist* (ATEC) pode ser utilizada.[4] O teste WISC/WAIS é utilizado para avaliação de inteligência, como deficiência intelectual e altas habilidades. Além disso, outros testes também são úteis para avaliar as funções executivas, altas habilidades, comunicação e comorbidades como TDAH, depressão e ansiedade.

Segundo o DSM-V, o TEA é classificado em espectros com uma série de características que se apresentam em níveis de intensidade. Os níveis, apresentados na Figura 1, variam de acordo com o grau de funcionalidade e dependência do paciente, dividindo-se em três conforme a necessidade de suporte.[4]

Como o TEA não consiste em uma única condição médica, mas em um conjunto heterogêneo de fenótipos, seu tratamento deve ocorrer de forma individualizada. O tratamento não farmacológico deve ser multidisciplinar, com profissionais da nutrição, psicologia, fonoaudiologia, terapia ocupacional, fisioterapia e outros especialistas. Essas abordagens são focadas em estratégias cognitivas, comportamentais e desenvolvimentistas para promover autonomia e qualidade de vida para o paciente e seus familiares. As terapias específicas com maior evidência científica são baseadas em modelos comportamentais, como o *Applied Behavior Analysis* (ABA), que tem por objetivo desenvolver comportamentos desejáveis funcionais, ampliando a capacidade de raciocínio e flexibilidade cognitiva; essa é a técnica mais aplicada no Brasil. A terapia DIR/*Floortime*, que tem base desenvolvimentista e utiliza de forma estratégica a capacidade do próprio indivíduo, levando em conta a etapa do desenvolvimento em que o paciente se encontra e como ele processa as informações que

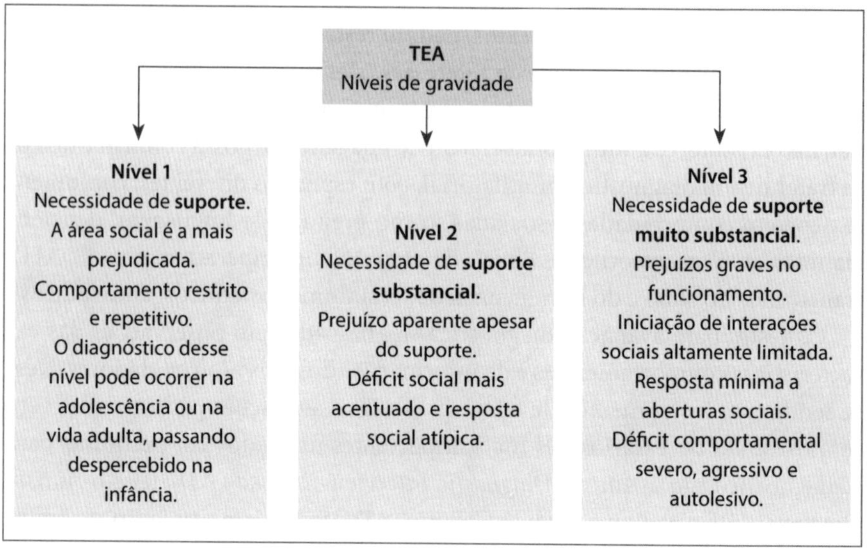


**FIGURA 1** Níveis de gravidade do espectro do autismo.
TEA: transtorno do espectro do autismo.
Fonte: adaptada de Aran et al., 2021.[5]

recebe do entorno, pode ser recomendada. O modelo DIR busca construir os alicerces para que o paciente possa pensar, se comunicar e se relacionar, respeitando suas características individuais e contando com a participação ativa da família nesse processo.[6]

Esses pacientes também podem apresentar patologias clínicas frequentes, como epilepsia, transtornos gastrointestinais, imunológicos, cardíacos e metabólicos, que devem sempre ser investigadas e tratadas. A intervenção psicofarmacológica para o TEA ainda é bastante pobre e pouco eficaz. Até o momento o Food and Drug Administration (FDA) ainda não aprovou nenhum fármaco específico para tratar os sintomas nucleares do transtorno. Dessa forma, a farmacoterapia utilizada atualmente tem limitados objetivos que visam melhorar os sintomas associados ao TEA. Dois antipsicóticos atípicos, risperidona e aripiprazol, são aprovados pelo FDA para tratamento dos sintomas de irritabilidade e agressividade. No entanto, a eficácia desses medicamentos é limitada, e grande porcentagem dos pacientes não é responsiva. Além disso, podem causar efeitos colaterais consideráveis sobre funções metabólicas.[7]

Assim, o uso *off-label* (fora da bula) de medicamentos para tratamento de sintomas associados ao TEA é comum e necessário. Medicamentos como os inibidores seletivos da recaptação de serotonina (ISRS), tais como escitalopram, fluoxetina, sertralina e fluvoxamina, são utilizados para comportamentos repetitivos, depressão, transtorno obsessivo-compulsivo (TOC) e ansiedade. Já os psicoestimulantes, como metilfenidato, são indicados para redução da hiperatividade e agressividade. Os efeitos adversos comuns dessas medicações são insônia, perda de peso e inapetência. Anticonvulsivantes e estabilizadores de humor também são utilizados, assim como fármacos alfa-2-agonistas como clonidina e guanfacina. Outros estão ainda em pesquisas, como memantina, metilfolato, ocitocina e naltrexone. Distúrbios no sono também estão presentes em muitos pacientes TEA, e nesse caso o uso de melatonina tem sido indicado para a regulação do sono.[7]

Recentemente, o uso de canabinoides tem sido investigado por diversos grupos de pesquisa como alternativa terapêutica para variados perfis do TEA. Vários estudos vêm demonstrando resultados promissores dessas moléculas, principalmente do canabidiol (CBD) e do delta-9-tetra-hidrocanabinol (delta-9-THC), que serão comentados com mais detalhes na sequência deste capítulo.[8]

Em artigo publicado por um grupo de pesquisadores israelenses, demonstrou-se a eficácia de canabinoides em sintomas do TEA, como comportamento disruptivo e repetitivo, alterações sensoriais, habilidades sociais, problemas alimentares e distúrbios do sono.[5]

## Evidências científicas

### A relação da neuroinflamação e o transtorno do espectro do autismo

Entre os mais variados mecanismos que tentam explicar os aspectos da fisiopatologia do TEA encontra-se o estado inflamatório, induzido por múltiplos mediadores, dentre eles as citocinas pró-inflamatórias. Estudos com amostras *post-mortem* e modelos animais sugerem que em alguns pacientes exista uma superprodução e subsequente aumento dos níveis de fator de necrose tumoral alfa (TNF-alfa) e interleucina-6 (IL-6) cerebrais. Adicionalmente, foi encontrada expressão aberrante de muitas citocinas e quimiocinas pró-inflamatórias, como interleucina-1 (IL-1), interleucina-8 (IL-8) e interleucina-12 (IL-12), bem como fator inibidor de migração de macrófagos e de crescimento derivado de plaquetas.[8]

O estado inflamatório associado ao TEA reflete no sistema nervoso central como inflamação cerebral crônica de baixa intensidade, processo do qual participam as células microgliais. Essas células originam-se a partir do saco vitelino e colonizam o cérebro, sendo as primeiras a responder às alterações patológicas no cérebro e realizando diversas funções, que podem ser benéficas ou prejudiciais.[8] Quando os sinais de infecção ou danos teciduais são detectados, a micróglia pode proliferar, migrar diretamente para os locais da lesão e liberar mediadores inflamatórios como citocinas e prostaglandinas. Ela também é responsável pela fagocitação de detritos e patógenos, liberação de citocinas, eliminação de toxinas, recrutamento de células *natural killer*, macrófagos, astrócitos e linfócitos. Ainda se encarrega da liberação de fatores neurotróficos, neurotóxicos e da supervisão da neurogênese. Regula as conexões neuronais, envolvendo estruturas sinápticas excessivas por meio do uso da cascata clássica do complemento, e modula a plasticidade neuronal pela liberação de neurotrofinas, como o fator neurotrófico derivado do cérebro (BDNF).[8]

A regulação dos padrões de maturação, diferenciação, ativação e funções da micróglia sofre modulação da sinalização do sistema endocanabinoide, que, por sua vez, depende do estado de ativação dessa célula. Micróglia e astrócitos modificam sua morfologia para se adaptar rapidamente às mudanças cerebrais, influenciando uns aos outros com uma série de sinais estimuladores, como citocinas, quimiocinas e adenosina trifosfato (ATP), para estruturar a resposta imune. Juntos, a micróglia reativa e os astrócitos formam uma cicatriz glial no local da lesão, fornecendo uma barreira estrutural para evitar maiores danos e promover o reparo tecidual. A ativação microglial exacerbada, exibida de forma proeminente em pacientes autistas, inclui aumento no número de células ou na densidade celular, alterações morfológicas e mudanças fenotípicas que são relacionadas a mecanismos de poda sináptica atenuada ou excessiva.[9] A poda sináptica adequada é essencial para o desenvolvimento de circuitos neurais funcionais, e seus defeitos interrompem o equilíbrio excitatório e inibitório das sinapses. A densidade sináptica alterada observada no tecido cerebral *post-mortem* de autistas é presumivelmente devida ao déficit na poda sináptica durante o neurodesenvolvimento decorrente da inibição da autofagia microglial.[10]

No estado patológico, a expressão de receptores canabinoides tipo 2 (CB2) na micróglia aumenta significativamente. De fato, o aumento do tônus endocanabinoide nao afeta apenas a migração, proliferação e liberação de citocinas pró-inflamatórias da micróglia, mas também a fagocitose, além de promover a transformação das células microgliais do fenótipo inflamatório para o fenótipo anti-inflamatório e neuroprotetor. A ativação de CB2 pode modular a resposta imune inflamatória reduzindo a liberação de citocinas pró-inflamatórias como IL-1-beta, IL-6 e TNF-alfa, e está se tornando um potencial alvo de intervenção para regulação imune, neuroinflamação e doenças neurodegenerativas.[10]

Com base nesses estudos, a intervenção do sistema endocanabinoide poderia regular a neuroinflamação por meio do CB2 para aliviar os sintomas do TEA.[10]

## Sistema endocanabinoide e sua relação com o transtorno do espectro do autismo

Alterações na funcionalidade do sistema endocanabinoide (SEC) contribuem para a patogênese de diversos transtornos psiquiátricos e neurológicos. As evidências indiretas para o envolvimento do SEC no TEA vêm da observação de que esse sistema está fortemente implicado na regulação da reatividade social e emocional, bem como na modulação de comportamentos muitas vezes alterados no TEA, como processos de aprendizagem e memória, suscetibilidade de convulsões e regulação do ritmo circadiano. Além disso, estudos de neuroimagem revelaram associações entre polimorfismos na codificação genética para receptor canabinoide tipo 1 (CB1) e responsividade de recompensa social, sugerindo que alterações de receptores CB1 podem contribuir para um déficit no processamento de recompensa social associado ao TEA. Consistente com isso, a redução da expressão do receptor CB1 foi encontrada em cérebros *post-mortem* de indivíduos com TEA.[9] Durante a inflamação ou outras lesões neurológicas, a expressão de CB2 no sistema nervoso central, especialmente em células gliais, é significativamente *up-regulated*. Antagonistas do receptor CB2 podem aliviar o comprometimento cognitivo, a sensibilidade epiléptica e a hiperalgesia.

Vale ressaltar que o tratamento com o antagonista CB2 também pode reduzir a sensibilidade do comportamento de ansiedade e epilepsia audiogênica, indicando que tanto o receptor CB1 como o CB2 estão envolvidos nessas respostas. Evidências neuroquímicas mostram que a ativação do receptor CB1 expresso na área tegmental ventral dos neurônios gabaérgicos inibe a transmissão gabaérgica e, por sua vez, estimula a neurotransmissão dopaminérgica no núcleo *accumbens*. Uma vez que as anormalidades de sinalização de dopamina têm sido relatadas tanto em pacientes quanto em modelos animais de autismo, a elucidação da relação entre o sistema endocanabinoide e o dopaminérgico no TEA poderá proporcionar uma melhor compreensão da sua etiopatogenia e consequentemente novas estratégias terapêuticas.[11]

## Terapêutica canabinoide

Nos últimos anos foram publicados diversos estudos sobre o uso de canabinoides em crianças com TEA, com o objetivo de controlar e tratar problemas comportamentais graves e suas comorbidades. Além disso, esses estudos buscam avaliar a análise de segurança e eficácia e demonstrar a atuação dos canabinoides no sistema nervoso central (SNC) em ressonância magnética por espectroscopia (RME) e, em nível periférico, por meio de biomarcadores metabólicos.[12]

Aran Adi et al.[13] realizaram um estudo retrospectivo que avaliou a tolerabilidade de *Cannabis* rica em CBD em crianças com TEA com sintomas comportamentais severos. Foi utilizada como parâmetro a Escala Global de Impressão (CGI), e todos os GGI ≥ 5, em crianças entre 5 e 18 anos, sendo 77% com baixo funcionamento e 83% do sexo masculino. A proporção de *Cannabis* no estudo foi inicialmente de CBD:THC (20:1), administrado por via sublingual 2 a 3 vezes ao dia e titulado a cada 2 a 4 semanas, para efeito de tolerabilidade (inicialmente 1 mg/kg/dia até o máximo de 10 mg/kg/dia). Os pacientes que não apresentaram resposta terapêutica com produtos (20:1) utilizaram outro produto com proporção (6:1) em um intervalo de 3 vezes ao dia em média 3,8 ± 2,6 mg/kg/dia de CBD e 0,29 ± 0,22 mg/kg/dia de THC. Naqueles que fizeram 2 vezes ao dia, a média foi de 1,8 ± 1,6 mg/kg/dia de CBD e de 0,22 ± 0,14 mg/kg/dia de THC. Cerca de 44% obtiveram resultado excelente, 24% melhora parcial, 20% sem alteração e 10% apresentaram piora. Alguns tiveram efeitos adversos como alterações do sono em 14%, geralmente resolvidas com ajuste da dose noturna. Outros efeitos colaterais incluíram inquietação, irritabilidade e inapetência.[13]

Em outro trabalho de Aran et al.,[5] foi realizado um estudo duplo-cego, randomizado, com *crossover*, para avaliar a resposta terapêutica dos sintomas comportamentais de pacientes com TEA quando submetidos ao tratamento com derivados canabinoides. Os tratamentos consistiam em:

- Um medicamento placebo oral.
- Extrato completo de *Cannabis* contendo CBD e THC em uma proporção de 20:1.
- CBD puro e THC puro nas mesmas proporções e concentrações.

A pesquisa foi desenhada de modo que todos os participantes recebessem todas as formulações medicamentosas. As formulações de *Cannabis* eram administradas oralmente de forma adicional a qualquer esquema medicamentoso prévio.[5] As concentrações finais de CBD e THC em ambas as soluções foram 167 mg/mL de CBD e 8,35 mg/mL de THC. Em cada período de tratamento, as doses se iniciaram em 1 mg/kg/dia de CBD e 0,05 mg/kg/dia de THC. Para crianças com peso entre 20 e 40 kg, a posologia de CBD foi aumentada em 1 mg/kg/dia diariamente, até o valor final de 10 mg/kg/dia. Quanto ao THC, a dose foi elevada em 0,05 mg/kg/dia, a cada dia, para um máximo de 0,5 mg/kg/dia, nos pacientes de mesmo intervalo de peso descritos anteriormente. Nos pacientes com peso > 40 kg o ajuste posológico máximo foi de 7,5 mg/kg/dia para CBD e de 0,375 mg/kg/dia para o THC. Neste último caso, a dose máxima em termos absolutos preconizada foi de 420 mg/dia para o CBD e de 21 mg/dia para o THC dividida em três doses diárias.[5]

Os canabinoides foram ministrados em associação a medicamentos de uso prévio em 72% dos participantes. A dose média de tratamento durante o primeiro período foi de 5,7 ± 2,6 mg/kg/dia de CBD no grupo do extrato completo de *Cannabis* e de 5,9 ± 2,7 mg/kg/dia de CBD no grupo de canabinoides puros.[5] A segurança e a tolerância ao fármaco mostraram-se positivas e não houve efeitos adversos severos relacionados ao tratamento. Além disso, não houve frequência relevante de efeitos colaterais leves. Os efeitos adversos mais comuns foram sonolência, redução do apetite, perda ponderal, cansaço, euforia e ansiedade. Todos os relatos envolveram episódios leves a moderados, não havendo descrição de manifestações severas.[5,13-15]

Os sintomas relacionados a comportamentos desafiadores e ao estresse parental não diferiram significativamente com a administração de canabinoides quando comparados ao placebo. No tocante a comportamentos disruptivos,

49% dos 45 participantes que receberam o extrato completo de *Cannabis* apresentaram uma melhora importante. Nos 45 pacientes que receberam canabinoides puros, 38% demonstraram resposta favorável.[13] No entanto, é importante destacar algumas limitações do ensaio clínico de Aran et al.[5] Em razão do baixo funcionamento adaptativo de alguns participantes, a aplicação de muitos itens dos questionários padronizados é inviável. Isso produz numerosas avaliações que não geram dados válidos, promovendo declínio da eficiência estatística.[13]

Atualmente, percebe-se que o uso da *Cannabis* medicinal (CM) é promissor, e já existem estudos que apontam um impacto fisiológico importante em pacientes durante o tratamento, como a pesquisa de Michael Siani-Rose et al. de 2021, que avaliou em torno de 65 biomarcadores metabolômicos em 18 crianças com TEA em uso de diversos modos de tratamento, como tintura, forma comestível em produtos variáveis de concentrações de THC (0,05-50 mg), CBD (7,5-200 mg), canabigerol (20-50 mg), canabinol (3-30 mg), ácido tetra-hidrocanabinólico (5-17 mg) e ácido canabidiólico (12-75 mg). Nesse caso foi realizada uma primeira coleta de saliva pela manhã com crianças que já faziam uso de CM há mais de um ano. As amostras foram submetidas a um sistema de eletroforese, e notou-se em torno de 65 metabólitos importantes.[16]

Os biomarcadores metabólicos oferecem um método atraente para quantificar, estratificar e personalizar o tratamento de CM para indivíduos com TEA. Os dados quantitativos acumulados de biomarcadores para formar perfis metabólicos, conhecidos como farmacometabolômica, são uma abordagem emergente da medicina personalizada. Os objetivos do estudo mencionado foram demonstrar as capacidades potenciais de uma nova classe de metabólitos, biomarcadores responsivos à *Cannabis*, para avaliar objetivamente o impacto do tratamento com CM e investigar as vias metabólicas afetadas pelo tratamento. Esse estudo reforça a importância de um tratamento personalizado a cada paciente.[16]

Entretanto, a melhor evidência até o momento nos indica a utilização de produtos *full spectrum* CBD:THC (20:1) em doses entre 0,5 e 10 mg/kg/dia para pacientes abaixo de 40 kg e de 0,5 a 7,5 mg/kg/dia para pacientes acima de 40 kg. Essa possibilidade prescritiva se dá pela via compassiva, visto que o TEA é uma condição órfã de tratamento para seus sintomas centrais, a segurança dos canabinoides, em especial produtos ricos em CBD e com baixo THC, e dos estudos que apontam para os bons efeitos terapêuticos com baixos riscos.[5] Na prática clínica é comum observarmos piora sintomática e exacerbação de alguns comportamentos em doses baixas até 25 mg/dia de CBD, que em sua maioria desaparecem após se atingir doses mais elevadas dessa substância. Conforme a curva em U invertido, característica dos efeitos do CBD, doses elevadas podem trazer efeitos colaterais como irritabilidade, aumento das estereotipias e sobretudo perda do apetite e emagrecimento.[5] Ao observar o surgimento desses efeitos adversos com a progressão da dose, indica-se o retorno à dose anterior e a manutenção desta por um período mínimo de três meses, para observação dos efeitos terapêuticos sustentados.

> É justamente o uso prolongado, com a neuroimunomodulação produzida pelos canabinoides, que irá promover melhor desenvolvimento do paciente, sempre associado ao acompanhamento terapêutico multidisciplinar, clínico e nutricional.[13]

A CM deve ser inicialmente associada ao tratamento vigente, com especial atenção aos pacientes em uso de ácido valproico devido ao aumento do risco de hepatotoxicidade e em uso de clobazam devido à potencialização de seus efeitos sedativos. A depender da resposta inicial, pode-se realizar ajustes em relação à proporção e à concentração de canabinoides, seja aumentando a proporção de THC até a relação de (6:1) CBD:THC, sobretudo em pacientes adultos e de maior gravidade, com observação atenta ao surgimento de aumento da ansiedade ou de sintomas psicóticos. Caso o paciente apresente risco para sintomas psicóticos ou se mostre intolerante aos efeitos do THC, mesmo em baixas proporções, a utilização de produtos *broad spectrum* ou isolados de CBD são uma alternativa mais segura. Normalmente são necessárias doses mais altas para as medicações isentas de THC, podendo atingir doses de 25 mg/kg/dia e sendo consequentemente mais frequentes os efeitos colaterais.[7,13-16]

**TABELA 1** Dosificação de canabinoides no transtorno do espectro do autismo

| Óleo *full spectrum* CBD:THC (20:1) | | |
|---|---|---|
| | **CBD** | **THC** |
| Doses (< 40 kg)<br>A faixa terapêutica mais comum fica entre 35 a 85 mg de CBD por dia | Início com 0,5 mg/kg/dia e dose máxima de 10 mg/kg/dia (dividida em 2-3 vezes/dia) | Início de 0,025 e dose máxima de 0,5 mg/kg/dia (dividida em 2-3 vezes/dia) |
| Ajuste de doses | 0,5 mg/kg/dia por semana | 0,05 mg/kg/dia por semana |
| Dose máxima | 400 mg/dia | 20 mg/dia |

CBD: canabidiol; THC: tetra-hidrocanabinol.
Fonte: Adi et al., 2019;[13] Siani-Rose et al., 2021;[16] Fletcher et al., 2020.[17]

## Considerações finais

Vemos que a *Cannabis* medicinal pode ser uma terapêutica segura e eficaz em pacientes no TEA por suas ações de diminuição da excitabilidade neuronal a partir da modulação do receptor CB1, e sobretudo pelos efeitos anti-inflamatórios em sua atuação no receptor CB2, inaugurando uma nova via de tratamento para essa condição.

## Referências bibliográficas


1. Diagnostic and Statistical Manual of Mental Disorders: DSM-5. 5.ed. American Psychiatric Association; 2013.
2. Carbone E, Manduca A, Cacchione C, Vicari S, Trezza V. Healing autism spectrum disorder with cannabinoids: a neuroinflammatory story. Neuroscience Biobehavioral Reviews. 2021 Feb;121:128-43.
3. Al-Dewik NI. Risk factors diagnosis, prognosis and treatment of autism. Frontiers in Bioscience. 2020;25(9):1682-717.
4. Frigaux A, Evrard R, Lighezzolo-Alnot J. ADI-R and ADOS and the differential diagnosis of autism spectrum disorders: interests, limits and openings. L'Encephale. 2019;45(5):441-8.
5. Aran A, Harel M, Cassuto H, Polyansky L, Schnapp A, Wattad N, et al. Cannabinoid treatment for autism: a proof-of-concept randomized trial. Molecular Autism. 2021 Feb 3;12(1).
6. Lindgren S, Doobay A. Evidence-based interventions for autism spectrum disorders. Iowa: The University of Iowa; 2011. p.206-1.
7. Henneberry E, Lamy M, Dominick KC, Erickson CA. Decades of progress in the psychopharmacology of autism spectrum disorder. J Autism Dev Disord. 2021 Dec;51(12):4370-94.
8. Zamberletti E, Gabaglio M, Parolaro D. The endocannabinoid system and autism spectrum disorders: insights from animal models. Int J Mol Sci. 2017 Sep 7;18(9):1916.
9. Krueger DD, Brose N. Evidence for a common endocannabinoid-related pathomechanism in autism spectrum disorders. Neuron. 2013 May 8;78(3):408-10.
10. Su T, Yan Y, Li Q, Ye J, Pei L. Endocannabinoid system unlocks the puzzle of autism treatment via microglia. Front Psychiatry. 2021;12:734837.
11. Aran A, Eylon M, Harel M, Polianski L, Nemirovski A, Tepper S, et al. Lower circulating endocannabinoid levels in children with autism spectrum disorder. Mol Autism. 2019 Jan 30;10:2.
12. Araujo DJ, Tjoa K, Saijo K. The endocannabinoid system as a window into microglial biology and its relationship to autism. Front Cell Neurosci. 2019;13:424.
13. Adi A, Hanoch C, Asael L, Nadia W, Esther H. Brief report: cannabidiol-rich Cannabis in children with autism spectrum disorder and severe behavioral problems: a retrospective feasibility study. Journal of Autism and Developmental Disorders. 2019 Mar;49(3):1284-8.
14. Bar-Lev Schleider L, Mechoulam R, Saban N, Meiri G, Novack V. Real life experience of medical Cannabis treatment in autism: analysis of safety and efficacy. Scientific Reports. 2019;9(1):200.
15. Barchel D, Stolar O, De-Haan T, Ziv-Baran T, Saban N, Fuchs DO, et al. Oral cannabidiol use in children with autism spectrum disorder to treat related symptoms and co-morbidities. Frontiers in Pharmacology. 2018;(9):1521.
16. Siani-Rose M, Cox S, Goldstein B, Abrams D, Taylor M, Kurek I. Cannabis-responsive biomarkers: a pharmacometabolomics-based application to evaluate the impact of medical Cannabis treatment on children with autism/spectrum disorder. Cannabis Cannabinoid Res; 2021 Dec 6.
17. Fletcher S, Pawliuk C, Ip A, Oberlander T, Siden H. Symptoms, adverse events, and outcomes in the use of medicinal Cannabis in children and adolescents with autism spectrum disorder: a scoping review protocol. JBI Evidence Synthesis. 2020 Nov 7;19(5):1251-8.

24

# Trauma raquimedular

Ricardo Ferreira de Oliveira e Silva

## Introdução

Definimos como trauma raquimedular (TRM) qualquer tipo de lesão traumática que acometa simultaneamente as partes estruturais do esqueleto axial e medula; mas, além da medula, as raízes nervosas também podem ser acometidas.[1] Essas lesões são mais frequentemente causadas por mecanismos indiretos, por exemplo, movimentos de hiperflexão e hiperextensão da coluna em traumas de alta energia, como acidentes de trânsito, mas em situações de conflito e locais com elevado índice de violência não é rara a ocorrência de TRM por traumas diretos, por exemplo, causados por projéteis de arma de fogo e lesões perfurantes.[2,3]

A Organização Mundial de Saúde (OMS) estima que todos os anos ocorram entre 250 mil e 500 mil novos casos por ano no mundo, tendo como causa em sua maioria acidentes de trânsito, quedas e violência.[4] Em países de baixa renda a incidência, mortalidade e gravidade das sequelas tendem a ser mais importantes do que nas nações com alto grau de desenvolvimento; isso reflete a importância da assistência médica e do suporte aos traumatizados medulares.[4,5]

A medula é muito mais do que um conjunto de cabos que transmitem o impulso elétrico. Ela faz parte do sistema nervoso central (SNC), começando logo abaixo do bulbo e se estendendo até a 1ª ou 2ª vértebra lombar. Da medula saem as raízes nervosas que se conectam em plexos, os quais vão agir em distintas áreas do corpo. Através desses plexos a medula exerce funções de comando e modulação com potencial interferência em todo organismo.[6]

Além de sua óbvia importância no tato e no movimento, a medula participa ativamente do comando e controle das funções respiratórias, cardiovasculares, metabólicas, digestivas e autônomas.[2,7] Dependemos totalmente das funções medulares para nossa sobrevivência. De acordo com a gravidade e a região danificada, pode não existir possibilidade de manutenção da vida mesmo com a utilização dos mais modernos medicamentos, procedimentos e equipamentos médicos. De forma simplista, quanto mais próxima for a lesão do início da medula, menor a chance de sobrevivência.[2,7,8] Apesar de toda lesão traumática medular ser uma condição de saúde grave, muitas vezes os danos podem ser parciais, resultando nas mais variáveis combinações de consequências temporárias ou definitivas. E todas as manifestações clínicas estarão presentes de acordo com a região e a extensão da lesão medular (ver Figura 1).[8]

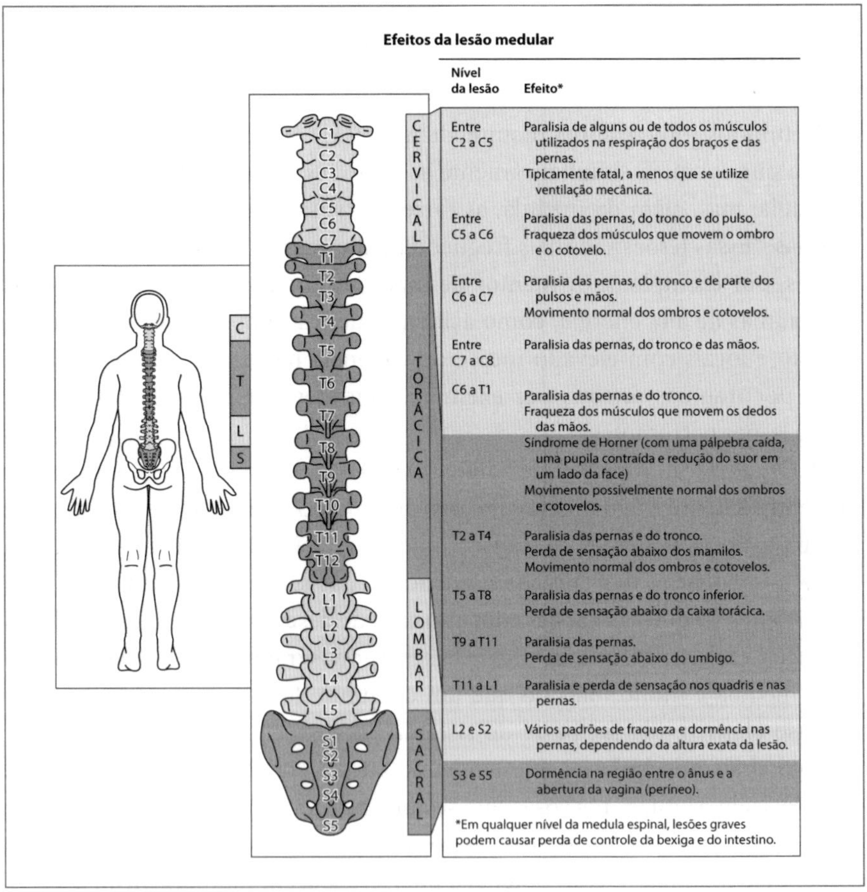


**FIGURA 1** Efeitos da lesão medular.

Fonte: adaptada de Michael Rubin.[9]

As lesões medulares traumáticas em decorrência de instabilidade espinal e/ou com estreitamento significativo do calibre do canal medular devem ser abordadas cirurgicamente o mais rápido possível. A cirurgia deve acontecer no máximo até 36 horas após o momento do trauma. Ela tem como finalidades restaurar a estabilidade entre os segmentos espinais, alinhar as vértebras e recalibrar o canal medular para descompressão do tecido medular, o que evitará lesões secundárias à dificuldade de suprimento sanguíneo da região medular comprimida e acelerará o processo de recuperação e reabilitação.[5]

Apesar de a necessidade de cirurgia em caráter emergencial parecer algo óbvio, o principal fator determinante no prognóstico dos pacientes e suas consequências parece ser a gravidade da lesão no momento do trauma.[5,8,10] Mesmo acreditando que a lesão medular do momento do trauma é o fator determinante para as consequências em longo prazo, até as primeiras 48 horas após a lesão é frequente a presença de choque medular. O choque medular causa disfunções neurológicas muito mais exuberantes do que o dano real acarretaria, dificultando a avaliação da extensão das disfunções e a definição de prognóstico. O choque medular faz parte dos mecanismos inflamatórios e metabólicos decorrentes da lesão traumática sobre o tecido medular e regiões próximas.[10]

Existem sinais clínicos, como o retorno do reflexo bulbocavernoso, que nos ajudam a delimitar o fim do choque medular. Apenas após chegarmos à conclusão do término do choque medular é possível definir a real gravidade da lesão e começar a identificar o grau de acometimento e disfunção neurológica.[1,2,10,11] Por meio de exame clínico minucioso e de suas repetições periódicas é possível caracterizar as disfunções consequentes da lesão medular e começar a definir estratégias de controle, reabilitação e prognóstico. Com essas avaliações é possível clinicamente determinar a localização e a extensão da lesão medular em função das disfunções neurológicas presentes.[1,2,10,11]

De forma aparentemente paradoxal, as imagens da ressonância magnética (IRM) na maioria das vezes não são capazes de definir diretamente a presença de lesão medular se ela for realizada pouco tempo após o TRM; por outro lado, se esse mesmo exame for feito após alguns dias do acidente, a IRM se torna uma ferramenta importante na determinação da localização, extensão e gravidade dos danos medulares, podendo ser útil na avaliação do prognóstico de recuperação das capacidades motoras.[12,13]

Embora existam outras classificações mais modernas, por sua simplicidade e relevância o escore proposto por Frankel ainda é o mais utilizado para classificar o grau de prejuízo das capacidades sensitivo-motoras. Trata-se de uma escala de A até E, sendo estratificados como E aqueles que não apresentam nenhuma alteração sensitiva e motora, e, no outro extremo, como tipo A os pacientes que não apresentam nenhuma capacidade sensitiva e motora abaixo do nível da lesão medular.[14-16] A literatura médica mostra que, pela classificação de Frankel, quem, após o término do choque medular, é classificado como D e C tem melhor prognóstico de recuperação, mas quem recebe a classificação como A e B tem menor chance de recuperação.[14-16]

## Consequências do trauma raquimedular

As consequências do TRM estão relacionadas diretamente do dano estrutural ao tecido medular e à assistência que as vítimas recebem. Em relação à assistência, sua importância extrapola o momento do trauma, podendo ser necessária por toda a vida.[1,2,5,8,11,12,17] Obviamente, disfunções que colocam em risco a sobrevivência, como alterações das capacidades cardiocirculatórias e respiratórias, demandam pronta assistência especializada no suporte avançado à vida. Mas, independentemente de sua gravidade, todos os pacientes necessitarão de avaliação multiprofissional para definição de grau de acometimento, minimização das consequências e máxima reabilitação funcional.[17,18]

As consequências mais notórias do TRM são as perdas parciais ou totais da sensibilidade tátil e das funções motoras. Entretanto, outras alterações frequentemente encontradas são: desenvolvimento de dores neuropáticas, movimentos e contraturas musculares involuntárias, disfunções esfincterianas, alterações das funções de vários órgãos, distúrbios metabólicos, vasculares, intestinais, sexuais e psíquicos (ver Figura 2).[19-23]

Cada consequência tende a demandar uma necessidade diferenciada de assistência e adaptações. Dependendo da gravidade, poderá haver a exigência de um grande número de medicamentos, terapias, procedimentos, aparelhos e profissionais dedicados a garantir o mínimo de sofrimento e o máximo de reabilitação.[25,26] Junto com as disfunções motoras, a dor neuropática e os espasmos musculares involuntários são usualmente as três alterações que mais maltratam e restringem a qualidade de vida do portador de lesão medular.[19,20] Quanto às disfunções motoras, nas últimas décadas vemos grande empenho da comunidade médico-científica internacional tanto na busca de alternativas para reconstrução das estruturas neurais danificadas no trauma como na utilização de implantes de eletrodos e até mesmo de equipamentos robóticos que permitam devolver algum grau de função e aumento da autonomia.[27-32] Técnicas moder-

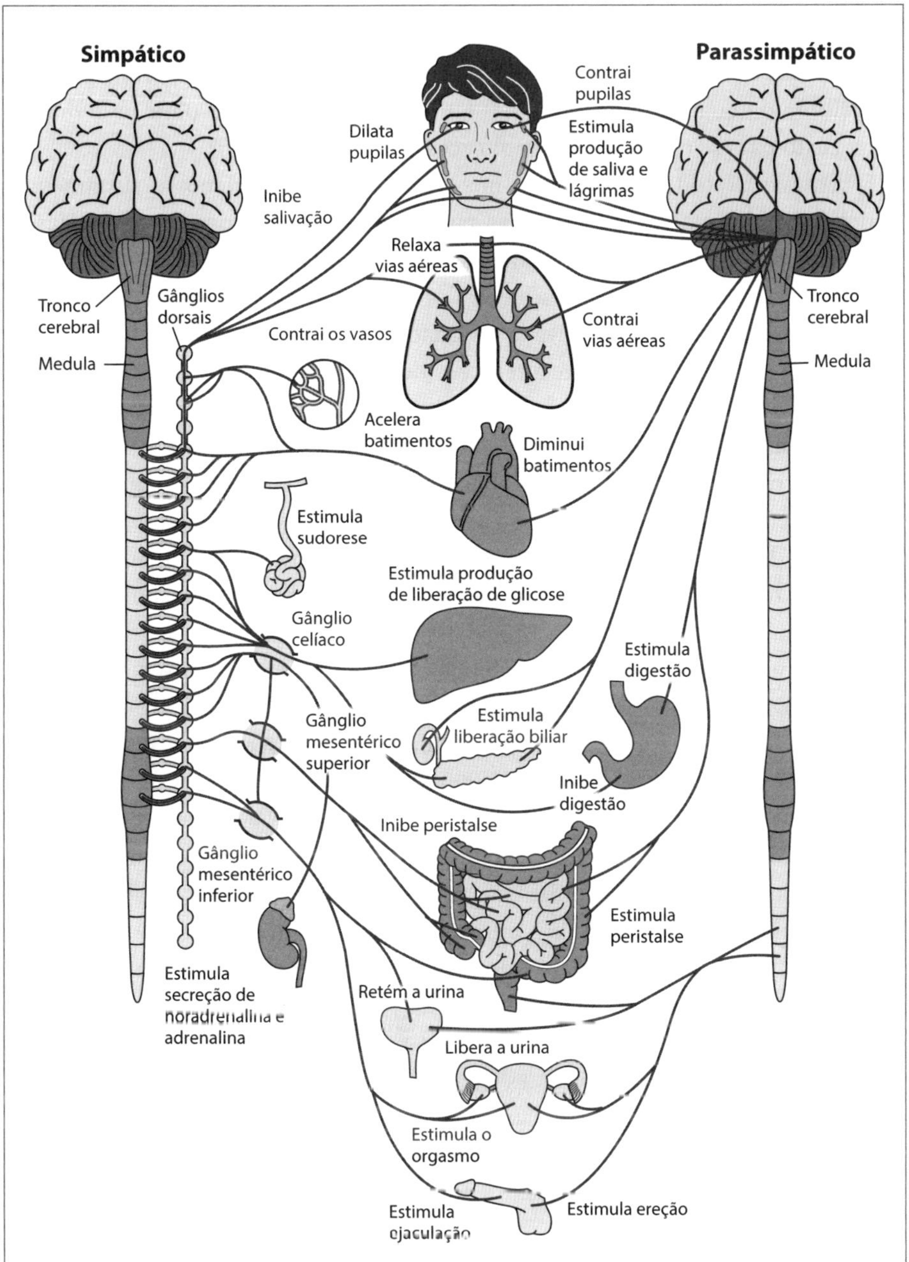


**FIGURA 2** Sistema nervoso autônomo.

Fonte: adaptada de Phillip Low.[24]

nas de reabilitação física baseadas na neuroplasticidade têm sido cada vez mais utilizadas em grandes centros, e têm se mostrado importantes ferramentas na melhora da qualidade de vida; mas ainda muito precisam evoluir na redução de custo para se tornarem de amplo acesso da população.[25,26]

Apesar de todos os avanços, nos últimos anos não vemos o surgimento de novas alternativas direcionadas para o controle das dores neuropáticas e contraturas musculares decorrentes do TRM.[33] São consideradas dores neuropáticas decorrentes do TRM aquelas dores que acometem regiões anatômicas compatíveis com a área inervada lesionada que, além da presença da dor em si, carregam necessariamente alterações de sensibilidade e frequentes associações com sensações de choque elétrico, coceira, formigamento, queimação e agulhadas.[19,20,34,35]

Outro sinal bastante característico de dor neuropática é a presença de anodinia, definida como a geração ou agravo da dor após estímulo normalmente incapaz de gerar dor, como um leve toque ou o vento de um ventilador.[34] Apesar de o diagnóstico de dor neuropática ainda carregar alguma subjetividade, questionários como o proposto pela escola francesa (*Douleur neuropathique* 4, ou simplesmente DN4) são instrumentos bastante úteis em seu diagnóstico.[36] O DN4 é composto por sete perguntas e três sinais verificáveis mediante testes simples para avaliar a sensibilidade. É considerado portador de dor neuropática aquele que obtém pelo menos quatro dos 10 pontos possíveis (ver Tabela 1).[36]

As contraturas musculares involuntárias decorrentes da lesão medular são chamadas de espasticidade. Elas são provocadas pela diminuição ou perda da capacidade de organização da contração e relaxamento das células musculares exercida pelo SNC.[19,37] A função do SNC sobre as fibras musculares tem paralelo com um maestro comandando músicos em uma orquestra. Sem o comando correto, as fibras musculares alternam períodos de relaxamento máximo e episódios de contrações por vezes vigorosas, sem um propósito funcional. Essa falta de coordenação tende a causar danos às fibras musculares com atrofias, encurtamentos, fibroses, deformidades nos membros, gasto energético desnecessário, fadiga e dores crônicas.[37]

TABELA 1 Questionário para diagnóstico de dor neuropática – DN4[a] – Versão brasileira[b]

| Por favor, nas 4 perguntas abaixo, complete o questionário marcando uma resposta para cada número | | |
|---|---|---|
| **Entrevista do paciente** | | |
| Questão 1: A sua dor tem uma ou mais das seguintes características? | | |
| 1. Queimação | SIM | NÃO |
| 2. Sensação de frio dolorosa | SIM | NÃO |
| 3. Choque elétrico | SIM | NÃO |
| Questão 2: Há presença de um ou mais dos seguintes sintomas na mesma área da sua dor? | | |
| 4. Formigamento | SIM | NÃO |
| 5. Alfinetada ou agulhada | SIM | NÃO |
| 6. Adormecimento | SIM | NÃO |
| 7. Coceira | SIM | NÃO |
| **Exame do paciente** | | |
| Questão 3: A dor está localizada numa área onde o exame físico pode revelar uma ou mais das seguintes características? | | |
| 8. Hipoestesia ao toque | SIM | NÃO |
| 9. Hipoestesia a picada de agulha | SIM | NÃO |
| Questão 4: Na área dolorosa a dor pode ser causada ou aumentada por: | | |
| 10. Escovação | SIM | NÃO |
| TOTAL: | | |

[a] Bouthassira D et al. Comparison of pain syndromes associated with nervous or somatic lesions and development of a new neuropathic diagnostic questionnaire (DN4). Pain. 2005 Mar;114(1-2):29-36.
[b] Ferreira KAS, Teixeira MJ. Dor é coisa séria. 2008 Jan;4(1):26-9.
Fonte: Van Den Kerkhof et al., 2018.[36]

## Assistência e tratamento das consequências dolorosas e musculares do trauma raquimedular

De acordo com a intensidade da dor neuropática e espasticidade, condutas específicas poderão ser necessárias. Técnicas de fisioterapia e acupuntura, em paralelo ou não com a utilização de medicamentos, podem ajudar a reduzir a intensidade dessas sequelas em alguns casos.[25,26,37] Nos casos refratários aos tratamentos convencionais podem ser indicados procedimentos cirúrgicos como o implante de eletrodo medular para neuromodulação eletromagnética do corno posterior da medula, colocação de cateter epidural para entrega direta de medicamentos como baclofeno, ziconotida e opioides através de bomba implantável, ou até mesmo as lesões intencionais das fibras nervosas responsáveis pelo estímulo doloroso.[38-41] Segundo o protocolo da IASP (International Association for the Study of Pain) e outros *guidelines* similares, os medicamentos com alto nível de evidência para controle de dor neuropática são drogas das classes dos antidepressivos tricíclicos ou de ação dual, gabapentinoides e opioides (ver Tabela 2). Quando a dor é localizada em uma área relativamente pequena, também é indicada a utilização transdérmica de medicamentos à base de lidocaína ou capsaicina.[34,35,42,43]

**TABELA 2** Medicamentos com alto nível de evidência para dor neuropática

| | |
|---|---|
| Antidepressivos tricíclicos<br>ou<br>Antidepressivos de ação dual | Amitriptilina<br>Nortriptilina<br>Duloxetina<br>Venlafaxina |
| Gabapentinoides | Gabapentina<br>Pregabalina |
| Opioides | Codeína<br>Tramadol<br>Oxicodona<br>Tapentadol<br>Fentanil<br>Buprenorfina<br>Morfina<br>Metadona |
| Tópicos | Lidocaína<br>Capsaicina |

Fonte: Finnerup et al., 2021;[34] Scholz et al., 2019;[35] Mu et al., 2017;[42] Bernetti et al., 2021.[43]

Essas classes de medicamentos devem ser usadas simultaneamente visando modificar, de forma multimodal, de vários modos ao mesmo tempo, as vias ascendente e descendente da dor, ou seja, dificultando a transmissão do impulso doloroso até a área do córtex cerebral responsável pela percepção da dor, e tonificando os processos moduladores da dor (ver Figura 3).[42-44]

No tratamento da espasticidade, as possibilidades fisioterápicas e medicamentosas são mais restritas, com resultados de fisioterapias isoladamente geralmente frustrantes. Relaxantes musculares e benzodiazepínicos são as classes medicamentosas mais frequentemente utilizadas. Apesar de esses medicamentos serem efetivos para muitos, a maioria dos usuários de drogas dessas classes apresentam sonolência, sedação e outros efeitos colaterais que dificultam a utilização desses medicamentos de forma contínua.[46-48] Em algumas situações a aplicação de toxina botulínica diretamente nos músculos acometidos pode ser uma opção. Essa toxina causa efetivo bloqueio temporário da capacidade de contração muscular. Entretanto, a aplicação da toxina botulínica pode ser bastante dolorosa, tem custo elevado e requer repique para manutenção da efetividade em média a cada quatro meses.[49] A escolha dos ativos dentro das classes medicamentosas se dá em função da intensidade da dor e espasticida-

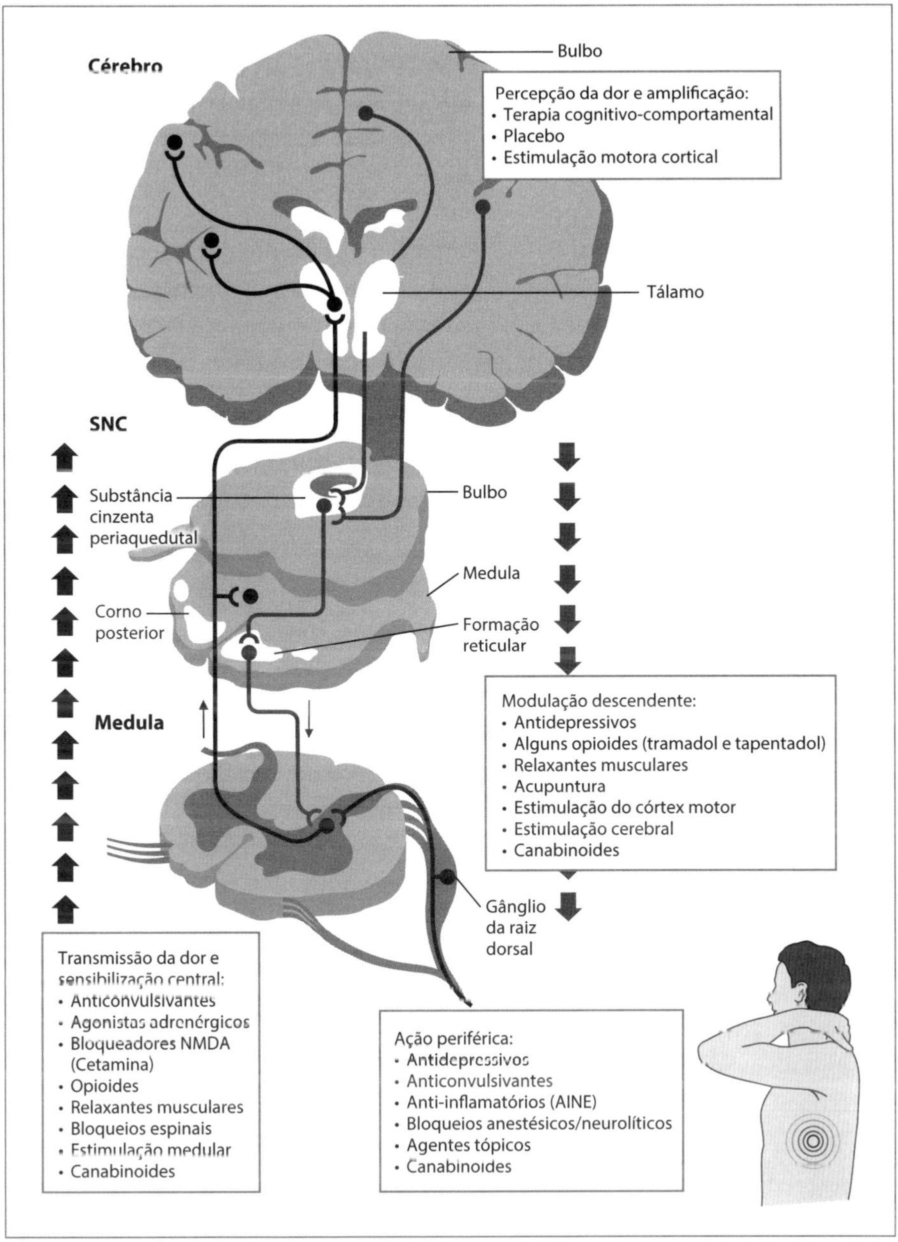


**FIGURA 3** Vias da dor e alvos de medicamentos.

Fonte: adaptada de Cohen, 2014.[45]

de, tolerabilidade individual aos efeitos colaterais e efetividade do controle dos sintomas. Muitas vezes é necessário modificar a prescrição duas ou mais vezes até ser possível observar algum resultado favorável.[50] Ao longo do tratamento, ajustes de doses e modificações de medicamentos também frequentemente são necessários em função do desenvolvimento de tolerância e perda de efetividade. A evolução clínica depende de fatores extremamente individuais e ainda não totalmente explicáveis pela ciência.[33,34,41-43,46,50]

A literatura médica atual estima que entre 30 e 50% dos portadores de dores neuropáticas crônicas não se beneficiam dos tratamentos vigentes em função da não percepção de efetividade na redução da dor ou da incapacidade de suportar os efeitos colaterais dos medicamentos, por isso são considerados portadores de dores neuropáticas crônicas refratárias.[51,52]

Apesar de consagrados e efetivos em muitas situações, os medicamentos e procedimentos que temos disponíveis não conseguem aliviar a dor e o sofrimento de grande parte dos pacientes com dores neuropáticas e espasticidade decorrentes de lesões medulares.[51]

## Evidências científicas

Em função do elevado percentual de insucesso e efeitos colaterais dos meios tradicionais para controle da dor neuropática e espasticidade decorrente de lesões medulares, associado com a crescente evidência científica da ação dos princípios ativos presentes na planta *Cannabis sativa* L. para diversas situações clínicas, nos últimos anos a utilização dos derivados dessa planta tem aumentado de maneira exponencial.[53,54] Creditam-se as ações terapêuticas da *Cannabis* aos efeitos de três classes de princípios ativos presentes na planta: fitocanabinoides, terpenos e flavonoides. Desses três, apenas os fitocanabinoides são praticamente exclusivos de algumas variedades da *Cannabis sativa*, por isso os fitocanabinoides são os ativos que tornam essa planta única e especial.[55,56]

Se por um lado ainda faltam evidências científicas de qualidade quanto à aplicabilidade clínica da *Cannabis*, já faz algum tempo que temos acesso a um vasto acervo de publicações de alta relevância focados na interação dos fitocanabinoides, principalmente em relação ao canabidiol (CBD), ao canabigerol (CBG) e ao tetra-hidrocanabinol (THC), sobre receptores atuantes em mecanismos similares aos medicamentos já consagrados para controle de dor neuropática e contraturas musculares.[57-60] Artigos da ciência básica mostram que esses canabinoides atuam em receptores dentro e fora do sistema endocanabinoide. Essas interações interferem na liberação de várias substâncias endógenas bastante conhecidas, como: prostaglandinas, ácido gama-aminobutírico (GABA), glutamato, serotonina, noradrenalina e dopamina. Os fitocanabinoides também têm ação direta no receptor de potencial transitório vaniloide tipo 1 (TRPV1), atrapalhando a ascendência do impulso da dor por fechamento dos canais de cálcio, de forma similar à lidocaína e à capsaicina.[57-59,61,62]

Dentre os fitocanabinoides mais utilizados se destacam o CBD e o THC como ativos mais relevantes no controle das consequências do TRM. Ambos têm ações bastante similares em vários receptores, como: CB1, CB2, receptor acoplado à proteína G 55 (GPR55), receptor 5-hidroxitriptamina A (5-HTA), receptores opioides, GABA-A e receptor ativado por proliferador de peroxissoma gama (PPAR-gama). A grande diferença entre eles está na forma de interação sobre o receptor CB1. Essa ação diferente no CB1 faz com que o CBD não cause efeito psicoativo dissociativo.[57-59,62-64] Na dependência da sensibilidade individual e da dosagem utilizada, o THC age com maior ou menor intensidade como agonista do receptor CB1, levando a alterações dos sistemas de recompensa e aversão, os quais são mediados diretamente pelos neurotransmissores dopamina e GABA. A esse mecanismo credita-se o efeito psicoativo do THC.[65] De acordo com a dose e as características pessoais, o efeito psicoativo do THC pode ser de maior ou menor intensidade, causando na maioria das vezes sensações de relaxamento, prazer e bem-estar. A psicoatividade do THC também pode interferir no aspecto emocional da dor e sofrimento impostos por questões objetivas e subjetivas das consequências do TRM.

Quando bem tolerado, os efeitos psicoativos do THC podem ter papel importante na aceitação e melhora da qualidade de vida, independentemente de sua efetividade na redução da dor.[65,66]

## Terapêutica canabinoide

Por não haver possibilidade de psicoatividade com CBD, muitos prescritores recomendam inicialmente a utilização de produtos com essa substância como fitocanabinoide dominante, titulando a dosagem de forma progressiva até ser observada melhora dos sintomas. Aqueles que não percebem alívio em dosagens superiores a 40 mg ou mais de CBD por dia são os que devem adicionar de forma gradual o THC a sua prescrição (ver Figura 4).[64] Essa recomendação não é baseada na maior efetividade do CBD, mas sim em sua maior segurança em relação ao THC. Por ser possível obter melhora dos sintomas com o CBD, para segurança do paciente não faz sentido iniciar com produtos com maior quantidade de THC, deixando esse fitocanabinoide como segunda opção, ou seja, nos casos que o CBD não ajudar.[57-59,62-66]

Outros fitocanabinoides também estão chegando ao mercado como opções terapêuticas. No caso da espasticidade e da dor, o CBG tem se mostrado bastante interessante por sua ação relaxante muscular e anti-inflamatória. Assim como outros fitocanabinoides menos frequentes na planta, no momento ainda faltam evidências sobre seu mecanismo de ação e efetividade. Dessa forma, esse e outros fitocanabinoides devem ser utilizados na ausência de resposta satisfatória com produtos que tenham CBD e THC como canabinoides dominantes.[67,68]

No Brasil o acesso aos derivados da *Cannabis* vem sendo regulamentado de forma cada vez mais ampla desde 2015, sendo reconhecida apenas a possibilidade de utilização pela via oral ou tópica.[69,70] Independentemente de nosso marco regulatório, em outros países a utilização pela via pulmonar também é permitida e reconhecida como eficiente e relativamente segura.[71] A via oral deve ser a preferencial, deixando-se a transdérmica para casos de dor localizada em pequenas áreas.[72] A via oral ou sublingual tem potencial de absorção dos fitocanabinoides de forma semelhante à via pulmonar, contudo as mucosas oral e gastrointestinal absorvem os fitocanabinoides de forma muito mais lenta do que os alvéolos pulmonares. Entretanto, essa absorção acontece de forma mais linear e com titulação de dose mais previsível. Novas apresentações hidrossolúveis baseadas em nanotecnologia estão chegando ao mercado prometendo aumentar drasticamente a capacidade de absorção e efetividade da administração oral.[73]

## Considerações finais

Em função da gravidade das consequências do TRM e do elevado índice de insucesso com os meios tradicionais de controle e reabilitação, torna-se absolutamente necessário buscar alternativas para limitar o sofrimento imposto pelas sequelas das lesões medulares. Embora ainda faltem ensaios clínicos de alta qualidade quanto à eficácia dos fitocanabinoides no controle da dor, espasticidade e

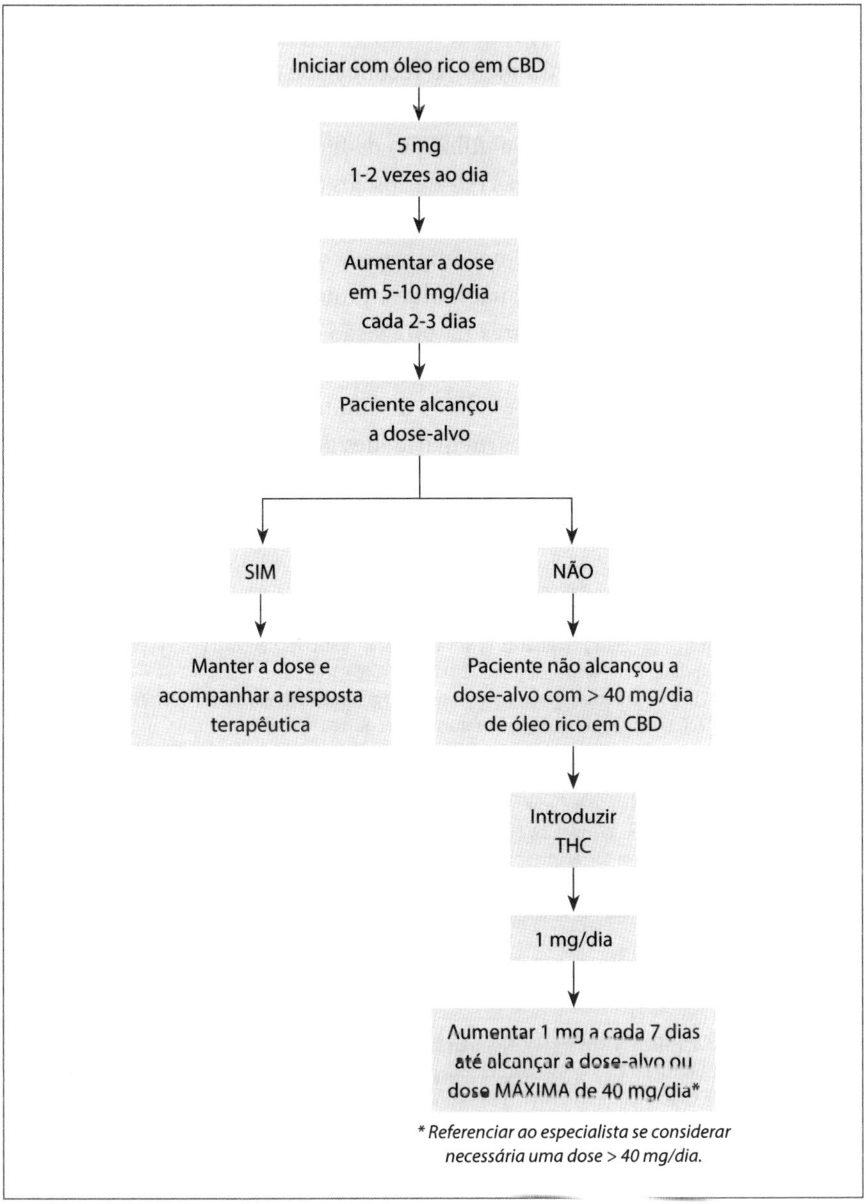


**FIGURA 4** Sugestão de titulação de dose e escolha de fitocanabinoide.

CBD: canabidiol; THC: tetra-hidrocanabinol.

Fonte: adaptada de Bhaskar et al., 2021.[64]

outras consequências do TRM, com os relatos de sucesso, o uso terapêutico cada vez maior dos derivados da *Cannabis*, a reconhecida segurança e as evidências científicas a respeito de como os canabinoides interagem com ser humano, neste momento já é possível justificar a utilização de fitocanabinoides em portadores de lesões medulares com sintomas refratários aos tratamentos já consagrados.

Com base na progressão do marco regulatório da *Cannabis* como medicamento, nos próximos anos veremos importante aumento da oferta e variedade de produtos derivados de canabinoides, junto com expectativas cada vez maiores dos pacientes e familiares na utilização desses produtos. Caberá aos médicos e demais profissionais de saúde buscar informações confiáveis a respeito das evidências científicas e relatos do mundo real, por trás da ação dos componentes da *Cannabis*, das particularidades da composição de cada produto e da individualização da assistência e tratamento para obtermos o máximo de efetividade, segurança e melhora da qualidade de vida dos nossos pacientes.

## Referências bibliográficas


1. Rouanet C, Reges D, Rocha E, Gagliardi V, Silva GS. Traumatic spinal cord injury: current concepts and treatment update. Arq Neuropsiquiatr. 2017 Jun;75(6):387-93.
2. Eckert MJ, Martin MJ. Trauma: spinal cord injury. SurgClin North Am. 2017 Oct;97(5):1031-45.
3. Joseph C. Characteristics and outcomes of gunshot-acquired spinal cord injury in South Africa. S Afr Med J. 2017 May 24;107(6):518-22.
4. Kumar R, Lim J, Mekary RA, Rattani A, Dewan MC, Sharif SY, et al. Traumatic spinal injury: global epidemiology and worldwide volume. World Neurosurg. 2018 May;113:e345-e363.
5. Badhiwala JH, Wilson JR, Witiw CD, Harrop JS, Vaccaro AR, Aarabi B, et al. The influence of timing of surgical decompression for acute spinal cord injury: a pooled analysis of individual patient data. Lancet Neurol. 2021 Feb;20(2):117-26.
6. Hardy TA. Spinal cord anatomy and localization. Continuum (MinneapMinn). 2021 Feb 1;27(1):12-29.
7. Anjum A, Yazid MD, Fauzi Daud M, Idris J, Ng AMH, SelviNaicker A, et al. Spinal cord injury: pathophysiology, multimolecular interactions, and underlying recovery mechanisms. Int J Mol Sci. 2020 Oct 13;21(20):7533.
8. Hicks KE, Zhao Y, Fallah N, Rivers CS, Noonan VK, Plashkes T, et al.; RHSCIR Network. A simplified clinical prediction rule for prognosticating independent walking after spinal cord injury: a prospectivestudyfrom a Canadian multicenterspinalcordinjury registry. Spine J. 2017 Oct;17(10):1383-92.
9. MDCM, New York Presbyterian Hospital-Cornell Medical Center. Disponível em: https://www.msdmanuals.com/pt/casa/multimedia/image/onde-a-medula-espinhal-está-lesionada; acessado em: 13 de outubro de 2022.
10. Ahuja CS, Schroeder GD, Vaccaro AR, Fehlings MG. Spinal cord injury: what are the controversies? J Orthop Trauma. 2017 Sep;31(Suppl 4):S7-S13.
11. Yue JK, Winkler EA, Rick JW, Deng H, Partow CP, Upadhyayula PS, et al. Update on critical care for acute spinal cord injury in the setting of polytrauma. Neurosurg Focus. 2017 Nov;43(5):E19.
12. Tarawneh AM, D'Aquino D, Hilis A, Eisa A, Quraishi NA. Can MRI findings predict the outcome of cervical spinal cord injury? A systematic review. Eur Spine J. 2020 Oct;29(10):2457-64.

13. Freund P, Seif M, Weiskopf N, Friston K, Fehlings MG, Thompson AJ, et al. MRI in traumatic spinal cord injury: from clinical assessment to neuroimaging biomarkers. Lancet Neurol. 2019 Dec;18(12):1123-35.
14. Khorasanizadeh M, Yousefifard M, Eskian M, Lu Y, Chalangari M, Harrop JS, et al. Neurological recovery following traumatic spinal cord injury: a systematic review and meta-analysis. J Neurosurg Spine. 2019 Feb 15:1-17.
15. Kirshblum S, Botticello A, Benedetto J, Donovan J, Marino R, Hsieh S, et al. A comparison of diagnostic stability of the Asia impairment scale versus Frankel classification systems for traumatic spinal cord injury. ArchPhys Med Rehabil. 2020 Sep;101(9):1556-62.
16. Frankel HL. Ascending cord lesion in the early stages following spinal injury. Paraplegia. 1969 Aug;7(2):111-8.
17. Karsy M, Hawryluk G. Modern medical management of spinal cord injury. Curr Neurol Neurosci Rep. 2019 Jul 30;19(9):65.
18. Kriz J, Sediva K, Maly M. Causes of death afterspinalcordinjury in the Czech Republic. Spinal Cord. 2021 Jul;59(7):814-20.
19. Finnerup NB. Neuropathic pain and spasticity: intricate consequences of spinal cord injury. Spinal Cord. 2017 Dec;55(12):1046-50.
20. Müller R, Landmann G, Béchir M, Hinrichs T, Arnet U, Jordan X, et al. Chronic pain, depression and quality of life in individuals with spinal cord injury: mediating role of participation. J Rehabil Med. 2017 Jun 28;49(6):489-96.
21. Hamid R, Averbeck MA, Chiang H, Garcia A, Al Mousa RT, Oh SJ, et al. Epidemiology and Pathophysiology of neurogenic Bladder after spinal cord injury. World J Urol. 2018 Oct;36(10):1517-27.
22. Ferro JKO, Lemos A, Silva CPD, Lima CROP, Raposo MCF, Cavalcanti GA, et al. Predictive factors of male sexual dysfunction after traumatic spinal cord injury. Spine (Phila Pa 1976). 2019 Sep 1;44(17):1228-37.
23. Migaou H, Youssef IBH, Boudokhane S, Kilani M, Jellad A, Frih ZBS. Troubles sexuels chez les patients atteints de lesions médullaires [Sexual disorders among spinal cord injury patients]. Prog Urol. 2018 Dec;28(17):980-6. French.
24. Phillip Low, MD, College of Medicine, Mayo Clinic. Disponível em: https://www.msdmanuals.com/pt-br/casa/dist%C3%BArbios-cerebrais,-da-medula-espinal-e-dos-nervos/dist%C3%BArbios-do--sistema-nervoso-aut%C3%B4nomo/considera%C3%A7%C3%B5es-gerais-sobre-o-sistema-nervoso-aut%C3%B4nomo; acessado em: 13 de outubro de 2022.
25. Hachem LD, Ahuja CS, Fehlings MG. Assessment and management of acute spinal cord injury: from point of injury to rehabilitation. J Spinal Cord Med. 2017 Nov;40(6):665-75.
26. Duan R, Qu M, Yuan Y, Lin M, Liu T, Huang W, et al. Clinical benefit of rehabilitation training in spinal cord injury: a systematic review and meta-analysis. Spine (Phila Pa 1976). 2021 Mar 15;46(6):E398-E410.
27. Megía García A, Serrano-Muñoz D, Taylor J, Avendaño-Coy J, Gómez-Soriano J. Transcutaneous spinal cord stimulation and motor rehabilitation in spinal cord injury: a systematic review. Neurorehabil Neural Repair. 2020 Jan;34(1):3-12.
28. O'Shea TM, Burda JE, Sofroniew MV. Cell biology of spinal cord injury and repair. J Clin Invest. 2017 Sep 1;127(9):3259-70.
29. Nielson JL, Haefeli J, Salegio EA, Liu AW, Guandique CF, Stück ED, et al. Leveraging biomedical informatics for assessing plasticity and repair in primate spinal cord injury. Brain Res. 2015 Sep 4;1619:124-38.
30. Havelikova K, Smejkalova B, Jendelova P. Neurogenesis as a tool for spinal cord injury. Int J Mol Sci 2022 Mar 28;23(7):3728.
31. Mekki M, Delgado AD, Fry A, Putrino D, Huang V. Robotic rehabilitation and spinal cord injury: a narrative review. Neurotherapeutics. 2018 Jul;15(3):604-17.
32. Sayenko DG, Rath M, Ferguson AR, Burdick JW, Havton LA, Edgerton VR, et al. Self-assisted Standing enabled by non-invasive spinal stimulation after spinal cord injury. J Neurotrauma. 2019 May 1;36(9):1435-50.

33. Viswanath O, Urits I, Burns J, Charipova K, Gress K, McNally A, et al. Central neuropathic mechanisms in pain Signaling pathways: current evidence and recommendations. Adv Ther. 2020 May;37(5):1946-59.
34. Finnerup NB, Kuner R, Jensen TS. Neuropathicpain: from mechanisms to treatment. Physiol Rev. 2021 Jan 1;101(1):259-301.
35. Scholz J, Finnerup NB, Attal N, Aziz Q, Baron R, Bennett MI, et al.; Classification Committee of the Neuropathic Pain Special Interest Group (NeuPSIG). The IASP classification of chronic pain for ICD-11: chronic neuropathic pain. Pain. 2019 Jan;160(1):53-9.
36. Van Den Kerkhof EG, Stitt L, Clark AJ, Gordon A, Lynch M, Morley-Forster PK, et al. Sensitivity of the DN4 in screening for neuropathic pain syndromes. Clin J Pain. 2018 Jan;34(1):30-6.
37. Rabchevsky AG, Kitzman PH. Latest approaches for the treatment of spasticity and autonomic dysreflexia in chronic spinal cord injury. Neurotherapeutics. 2011 Apr;8(2):274-82.
38. Fontaine D. Spinal cord stimulation for neuropathic pain. RevNeurol (Paris). 2021 Sep;177(7):838-42.
39. Kumru H, Benito-Penalva J, Kofler M, Vidal J. Analgesic effect of intrathecal baclofen bolus on neuropathic pain in spinal cord injury patients. Brain Res Bull. 2018 Jun;140:205-11.
40. Brinzeu A, Berthiller J, Caillet JB, Staquet H, Mertens P. Ziconotide for spinal cord injury-related pain. Eur J Pain. 2019 Oct;23(9):1688-00.
41. Burchiel KJ, Hsu FP. Pain and spasticity after spinal cord injury: mechanisms and treatment. Spine (Phila Pa 1976). 2001 Dec 15;26(24 Suppl):S146-60.
42. Mu A, Weinberg E, Moulin DE, Clarke H. Pharmacologic management of chronic neuropathic pain: Review of the Canadian Pain Society consensus statement. Can Fam Physician. 2017 Nov;63(11):844-52.
43. Bernetti A, Agostini F, de Sire A, Mangone M, Tognolo L, Di Cesare A, et al. Neuropathic pain and rehabilitation: a systematic review of international guidelines. Diagnostics (Basel). 2021 Jan 5;11(1):74.
44. Serrano Afonso A, Carnaval T, Videla Cés S. Combination therapy for neuropathic pain: a review of recent evidence. J Clin Med. 2021 Aug 11;10(16):3533.
45. Cohen SP, Mao J. Neuropathic pain: mechanisms and their clinical implications. BMJ. 2014 Feb 5;348:f7656.
46. Sáinz-Pelayo MP, Albu S, Murillo N, Benito-Penalva J. Espasticidad em la patología neurológica: actualización sobre mecanismos fisiopatológicos, avances em el diagnóstico y tratamiento [Spasticity in neurological pathologies: an update on the pathophysiological mechanisms, advances in diagnosis and treatment]. Rev Neurol. 2020 Jun 16;70(12):453-60. Spanish.
47. Barbosa PHFA, Glinsky JV, Fachin-Martins E, Harvey LA. Physiotherapy interventions for the treatment of spasticity in people with spinal cord injury: a systematic review. Spinal Cord. 2021 Mar;59(3):236-47.
48. Holtz KA, Szefer E, Noonan VK, Kwon BK, Mills PB. Treatmentpatternsofin-patientspasticitymedication use aftertraumaticspinalcordinjury: a prospectivecohortstudy. Spinal Cord. 2018 Dec;56(12):1176-1183.
49. Palazón-García R, Benavente-Valdepeñas AM. Botulinum toxin: from poison to possible treatment for spasticity in spinal cord injury. Int J Mol Sci. 2021 May 5;22(9):4886.
50. Nafziger AN, Barkin RL. Opioid therapy in acute and chronic pain. J Clin Pharmacol. 2018 Sep;58(9):1111-22.
51. Sisignano M, Lötsch J, Parnham MJ, Geisslinger G. Potential biomarkers for persistent and neuropathic pain therapy. Pharmacol Ther. 2019 Jul;199:16-29.
52. Gurba KN, Chaudhry R, Haroutounian S. Central neuropathic pain syndromes: current and emerging pharmacological strategies. CNS Drugs. 2022 May;36(5):483-516.
53. Aviram J, Samuelly-Leichtag G. Efficacy of cannabis-based medicines for pain management: a systematic review and meta-analysis of randomized controlled trials. PainPhysician. 2017 Sep;20(6):E755-E796.

54. Cristino L, Bisogno T, Di Marzo V. Cannabinoids and the expanded endocannabinoid system in neurological disorders. Nat Rev Neurol. 2020 Jan;16(1):9-29.
55. Radwan MM, Chandra S, Gul S, ElSohly MA. Cannabinoids, phenolics, terpenes and alkaloids of cannabis. Molecules. 2021 May 8;26(9):2774.
56. Odieka AE, Obuzor GU, Oyedeji OO, Gondwe M, Hosu YS, Oyedeji AO. The medicinal natural products of Cannabis sativa Linn.: a review. Molecules. 2022 Mar 4;27(5):1689.
57. Anthony AT, Rahmat S, Sangle P, Sandhu O, Khan S. Cannabinoid receptors and their relationship with chronic pain: a narrative review. Cureus. 2020 Sep 14;12(9):e10436.
58. Pertwee RG. Pharmacological actions of cannabinoids. Handb Exp Pharmacol. 2005;(168):1-51.
59. Stasiłowicz A, Tomala A, Podolak I, Cielecka-Piontek J. Cannabis sativa L. as a natural drug meeting the criteria of a multitarget approach to treatment. Int J Mol Sci. 2021 Jan 14;22(2):778.
60. D'hooghe M, Willekens B, Delvaux V, D'haeseleer M, Guillaume D, Laureys G, et al. Sativex® (nabiximols) cannabinoid oromucosal spray in patients with resistant multiple sclerosis spasticity: the Belgian experience. BMC Neurol. 2021 Jun 22;21(1):227.
61. Lowe H, Toyang N, Steele B, Bryant J, Ngwa W. The endocannabinoid system: a potential target for the treatment of various diseases. Int J Mol Sci. 2021 Aug 31;22(17):9472.
62. Muller C, Morales P, Reggio PH. Cannabinoid Ligands Targeting TRP Channels. Front Mol Neurosci. 2019 Jan 15;11:487.
63. Capano A, Weaver R, Burkman E. Evaluation of the effects of CBD hempextractonopioid use and quality of life indicators in chronic pain patients: a prospective cohort study. Postgrad Med. 2020 Jan;132(1):56-61.
64. Bhaskar A, Bell A, Boivin M, Briques W, Brown M, Clarke H, et al. Consensus recommendations on dosing and administration of medical Cannabis to treat chronic pain: resultsof a modified Delphi process. J Cannabis Res. 2021 Jul 2;3(1):22.
65. Bloomfield MAP, Hindocha C, Green SF, Wall MB, Lees R, Petrilli K, et al. The neuropsychopharmacology of cannabis: a review of human imaging studies. Pharmacol Ther. 2019 Mar;195:132-61.
66. MacDonald E, Farrah K. Medical Cannabis use in palliative care: review of clinical effectiveness and guidelines: an update. Ottawa (ON): Canadian Agency for Drugsand Technologies in Health; 2019.
67. Nachnani R, Raup-Konsavage WM, Vrana KE. The pharmacological case for cannabigerol. J Pharmacol Exp Ther. 2021 Feb;376(2):204-12.
68. Robaina Cabrera CL, Keir-Rudman S, Horniman N, Clarkson N, Page C. The anti-inflammatory effects of Cannabidiol and cannabigerol alone, and in combination. Pulm Pharmacol Ther. 2021 Aug;69:102047.
69. Ministério da Saúde. Agência Nacional de Vigilância Sanitária (Anvisa). Resolução da Diretoria Colegiada (RDC) n. 327. Disponível em: https://www.in.gov.br/en/web/dou/-/resolucao-da-diretoria-colegiada-rdc-n-327-de-9-de-dezembro-de-2019-232669072?fbclid=IwAR1jYGi6CbZdypepGNyJznMGQfo_GI8t9trn3R1YXMfBMMrY7Uf6JYZ_5U8; acessado em: 10 de outubro de 2022.
70. Ministério da Saúde. Agência Nacional de Vigilância Sanitária (Anvisa). Resolução da Diretoria Colegiada (RDC) n. 335. Disponível em: https://www.in.gov.br/en/web/dou/-/resolucao-rdc-n-335-de-24-de-janeiro-de-2020-239866072; acessado em: 10 de outubro de 2022.
71. Ware MA, Wang T, Shapiro S, Collet JP; Compass studyteam. Cannabis for the management of pain: assessment of safety study (Compass). J Pain. 2015 Dec;16(12):1233-42.
72. Xu DH, Cullen BD, Tang M, Fang Y. The effectiveness of topical cannabidiol oil in symptomatic relief of peripheral neuropathy of the lower extremities. Curr Pharm Biotechnol. 2020;21(5):390-402.
73. Nakano Y, Tajima M, Sugiyama E, Sato VH, Sato H. Developmentof a novel nano-emulsion formulation to improve intestinal absorption of cannabidiol. Med Cannabis Cannabinoids. 2019 Apr 4;2(1):35-42.

# Índice remissivo

## B

## D

# F



# G



# H

## Q



## R

## S

## T

## U



## V